# 名中医蒋丽霞

## 医论医案精粹

 主 编 蒋丽霞

全国百佳图书出版单位
中国中医药出版社
·北 京·

**图书在版编目（CIP）数据**

名中医蒋丽霞医论医案精粹 / 蒋丽霞主编 . —北京：
中国中医药出版社，2023.3
ISBN 978-7-5132-7913-0

Ⅰ . ①名… Ⅱ . ①蒋… Ⅲ . ①医论—汇编—中国—现
代 ②医案—汇编—中国—现代 Ⅳ . ① R249.7

中国版本图书馆 CIP 数据核字（2022）第 218541 号

---

**中国中医药出版社出版**

北京经济技术开发区科创十三街 31 号院二区 8 号楼
邮政编码 100176
传真 010-64405721
河北省武强县画业有限责任公司印刷
各地新华书店经销

开本 710×1000 1/16 印张 17.25 彩插 0.5 字数 285 千字
2023 年 3 月第 1 版 2023 年 3 月第 1 次印刷
书号 ISBN 978-7-5132-7913-0

定价 88.00 元
网址 www.cptcm.com

服 务 热 线 010-64405510
购 书 热 线 010-89535836
维 权 打 假 010-64405753

微信服务号 zgzyycbs
微商城网址 https://kdt.im/LIdUGr
官 方 微 博 http://e.weibo.com/cptcm
天猫旗舰店网址 https://zgzyycbs.tmall.com

如有印装质量问题请与本社出版部联系（010-64405510）

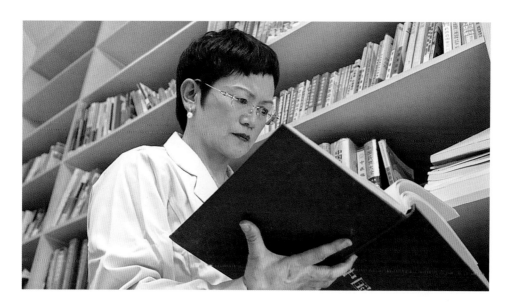

蒋丽霞教授钻研经典、学无止境

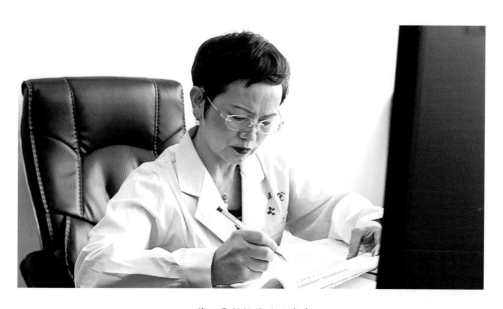

蒋丽霞教授修改医案中

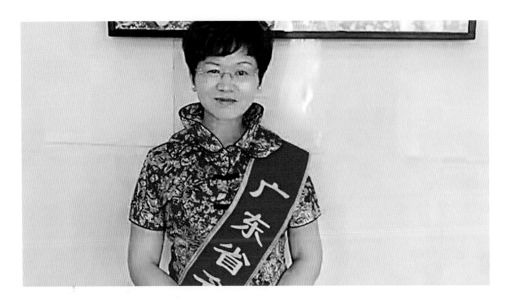

蒋丽霞教授荣获"广东省名中医"称号

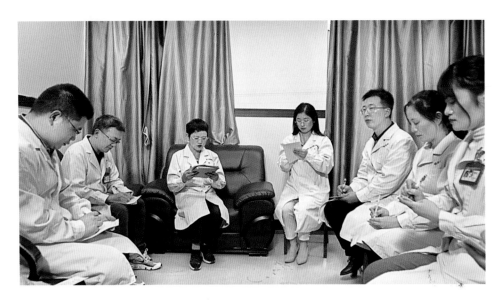

蒋丽霞教授带领学生进行病案研讨

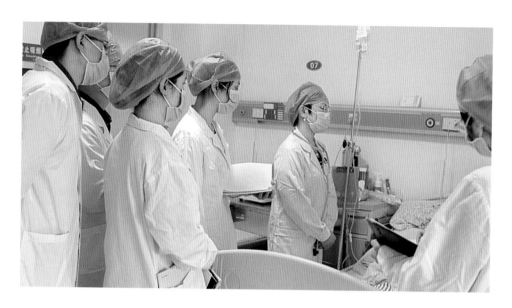

蒋丽霞教授教学查房中

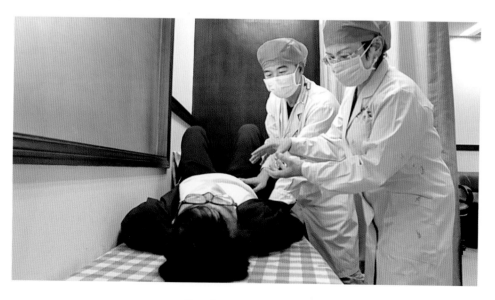

蒋丽霞教授诊治患者中

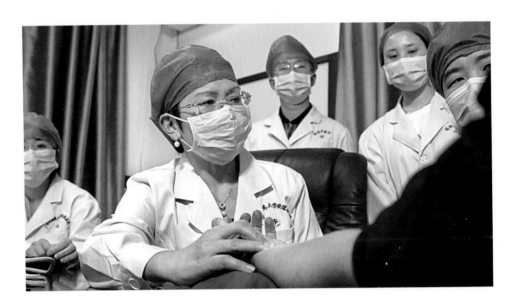

蒋丽霞教授临床带徒

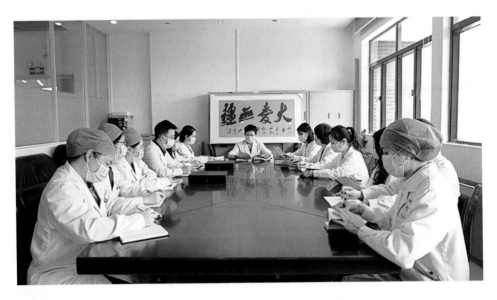

蒋丽霞教授授业解惑、诠释大医精诚

# 主编简介

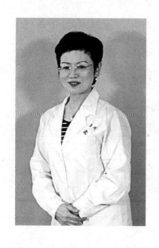

　　蒋丽霞，主任中医师，广州中医药大学教授。邓铁涛中医医学奖获得者、广东省名中医、广东省三八红旗手、佛山名医、顺德区医学领军人才，入选"中华中医药学会第一批科学传播专家"及"岭南名医榜"，并被收录于《世界名医大全》。首批全国优秀中医临床人才研修项目学员，广东省首批"省名中医师承项目"、广东省中医药局"蒋丽霞省名中医传承工作室"、广东省中医师承"薪火工程"、顺德区首批名中医师承"杏林传灯"等项目指导老师。

　　出身于医学世家，毕业于湖南中医药大学，从事中医及中西医结合临床工作40年，曾在德国及国内多家三甲医院进修学习。连续8年作为项目负责人开展省中医药继续教育项目，举办省继教项目、本专业学术报告及讲座57次。主编并出版《痛证的中医疗法》《中医保健全书》《黄帝内经养生祛病法》等医学著作，在国家级、省级期刊发表专业论文数十篇，参与省级科研项目7项，独立承担省、市科研项目6项，并获科技进步奖两项。

　　**擅长**：妇儿科病、老年病、肝病及疑难杂症的中医治疗，运用膏方养生防病、治疗顽疾卓有成效。临床善于配制膏方及运用经方时方治疗营养不良、小儿发育迟缓、咳喘、咽炎、鼻炎、风疹、黄褐斑、胃肠炎、遗尿、高尿酸血症、痛风、失眠、月经不调、乳腺增生、绝经前后诸症、子宫肌瘤、卵巢囊肿、盆腔炎、不孕不育、产后疾患、各种痛症及心肺疾病等。

**社会任职：**世界中医药学会联合会古代经典名方临床研究专业委员会常务理事，世界中医药学会联合会痰证专业委员会常务理事，世界中医药学会联合会高血压专业委员会常务理事，世界中医药学会联合会名医传承工作委员会理事，中华中医药学会膏方分会常务委员，广东省传统中医药学研究会常务副会长，广东省中医药学会药膳食疗专业委员会副主任委员，广东省中医药学会中医膏方专业委员会副主任委员，广东省自然医学研究会中医膏方专业委员会副主任委员，广东省中西医结合学会高血压专业委员会副主任委员，广东省保健协会中医治未病专业委员会副主任委员，广东省临床医学学会中医自然医学专业委员会副主任委员，广东省自然科学基金、科技厅科技项目与医药卫生科技项目评审专家，广东省医学会医疗事故技术鉴定专家，广东省医药评标委员会专家等。曾担任佛山市第十届、第十五届人大代表，顺德区第十三届、第十四届、第十五届人大常委，顺德区第十届政协常委，在承担人大、政协工作28年期间，撰写提案建议数十篇，并获优秀奖。

# 潘 序

医学之精，难于举业！

中医药文化博大精深，蕴藏着极为丰富的人类防治疾病的经验，是中华民族灿烂文化的瑰宝，也是中华民族贡献给世界的宝贵财富。科学是有连续性和继承性的，特别是中医学。中医学随着数千年的中国历史进程，在不断发现、积累、充实、整理的过程中，其整体思维、辨证论治理论、理法方药经过无数次的实践验证而日臻完善。

蒋丽霞教授出身于医学世家，自幼就对中国传统文化情有独钟，1979 年入读湖南中医学院（今湖南中医药大学），对中医学满怀热忱、勤奋钻研。她从医近四十春秋，凭着坚韧执着和严谨细致的治学风格和坦荡真诚的处世作风，从一位中医医学生成长为学术上有观点、临床上有特色、继承上有传人的名中医。她熟读中医典籍，善用经方，守方而不拘泥于方，常出奇制胜，收到良好的效果；曾运用经方成功排出胆管结石、温经汤治疗晚期宫颈癌、瓜蒌薤白白酒汤治疗冠心病心绞痛、小青龙汤治疗肺心病、桂枝甘草龙骨牡蛎汤治疗神经精神疾病等，疗效显著，屡起沉疴；处方用药既有经方的规矩，也有后世验方的方圆，可谓回春妙手，是谓良工。

欣闻《名中医蒋丽霞医论医案精粹》历经数载匠心耕耘，即将付梓，吾为之高兴。医何尚乎有案，案何尚乎有方。方者，效也；案者，断也。案有理有法，穷其因，详其证而断以治。方有君有臣，有正有反，有奇有偶，因其过，去其偏而持乎平。平即治，治即愈矣。盖医案之作，因证求因，以因求治，因治制方，以方观效。医之有案，如史之有传，不仅为医者传也！

夫医之为道大矣哉！今读其所著医论医案，信乎蒋教授之学，真能明阴洞阳。组方用药动静结合，扶正祛邪，升清降浊，中病即止。理法方药井然有序，贵中尚和，配伍精当，阴阳五行参伍错综，迭相为用。气有偏胜，故理有扶抑，其间轻重疾徐，酌其盈，济其虚，补其偏，救其弊，审察乎毫厘之际，无凑合之弊，无堆砌之嫌，用药如用兵矣。全书朴实无华，然传承中医经典之旨却无处不在，临床创新亮点纷呈。研读之，察寒热虚实脉证，严于辨狱；攻补和解方阵，重于行军！爱叙其著书之颠末于此，使人知其用心之所存云，于此益识蒋教授之学，钩元提要，博而能约，实足发前人之奥，为后学之津梁也！自可感受其临床大家之风范，非根邸之深，经验之富，其孰能与于斯！

从蒋丽霞教授这部用心血凝成的经验集中，我们可窥见她医者仁心的初心不悔，手到病除的高超医术；看到她渴望中医后继有人，祈盼他们茁壮成长的拳拳热望；也深切地体会到她孜孜以求、精益求精、实事求是、一丝不苟的科学态度。这种精神就是我们倡导的、人们崇尚的大医精神，就是所称的中医之魂。

中医大家能把他们的经验以中医理论整理出来，行诸文字，继承传播下去，是民族责任感的表现，对中医药的发展功德无量。而这些经验必将随着历史的进程，随着医学科学的发展，越来越显现出其不可替代、无可比拟的价值，这也是我们中医人为之呕心沥血、前赴后继、倾心投入、顽强奋争的根本原因。尽管回首过去我们历尽坎坷，展望前景仍将困难重重，但是我们坚信：道路是曲折的，前途是光明的，未来的医学展现在我们面前的必定是关不住的满园春色，而中医恰是这个大花园中最醒目、最艳丽的一枝奇葩。

新冠肺炎疫情之下，中医学已经走出国门，进入世界医学的金色殿堂。它是一颗璀璨的明珠，必然会对人类的健康作出重大的贡献。每当吾看到仁贤志士为振兴中医而作出的努力，都会被深深感动，中医事业太需要这样的努力，太需要这样努力的中医人！值此机会，愿蒋教授的这部著作能嘉惠学林，并传之久远，谨序！

国医大师 潘敏求

2022 年 12 月

# 邱 序

中医药文化是中华民族优秀传统文化的瑰宝，是一门诠释人与自然相互关系的全息科学，具有简、便、廉、验的优势和治疗疾病效果明显的特点，为繁衍不息的中华民族提供了健康保障，也得到了世界医学领域的逐步认识和肯定。当前，中医药事业发展正面临着前所未有的历史机遇，如何发扬中医、传承国粹，是历史赋予我们的使命。

学好中医，经典是基础，传承是关键。熟读经典与跟师学习要相辅相成，两者缺一不可。学习与传承名老中医的宝贵经验是弥补中医院校教育不足的一个重要环节。近年来，国家及各级政府高度重视名老中医药专家的经验整理，在全国范围内遴选名家并成立传承工作室，此举对整个中医学术的发扬光大起着非常重要的推动作用。

蒋丽霞教授出生于岐黄世家，在业界享誉盛名，是广东省名中医、邓铁涛中医医学奖的获得者。蒋教授深耕杏林39载，精勤不怠，笔耕不辍，兢兢业业，孜孜不倦，连续8年举办广东省中医药继续教育项目。愚深深为其决心和坚持所感动！无论治学还是处世，蒋教授始终是严谨的，坚持实事求是，力戒虚伪浮泛。

愚与蒋教授结识颇有渊源，在中医"治未病"理论在心脑血管疾病预防中的应用学术会议上，她根据"人行坐动转，全仗元气""久病必有瘀"及"治病之要诀，在明白气血"，提出以气虚血瘀理论为基础，以祛瘀通络治法为切入点，用药突出活血化瘀和补气相结合的观点，用于治疗心血管病、疼痛、乳腺病、高血压病及帕金森等内科疾病，屡起沉疴，让愚印象深刻，收益颇丰。

欣闻《名中医蒋丽霞医论医案精粹》即将付梓，中医药事业薪火相传，后继有人乎！看着她书桌上那一笔一画撰写和反复修改、堆积盈尺的书稿，眼前便会浮现出蒋教授青灯黄卷、埋首书案的身影，她的勤奋和执着令吾等敬佩。

蒋丽霞教授勤于实践、敏于观察、善于总结，在学术上颇多建树。她在斟酌古今、融会贯通的基础上，不断总结自己的丰富经验，临床取得满意的疗效。她坚持临床、科研两手抓，临证诊病之余主持多项省级科研项目，主编《黄帝内经养生祛病法》《中医保健全书》和《痛证的中医疗法》等多本著作，在国家、省级学术刊物上发表专业论文数十篇。她在中医学领域辛勤耕耘，开拓进取，不断地超越自我，取得了令人瞩目的成就，先后荣获"全国优秀中医临床人才""邓铁涛中医医学奖""广东省名中医"等荣誉称号。

从医多年，蒋丽霞教授深知为医之道，她将自己对患者的崇高责任感都融入对医学事业孜孜不倦追寻和求索中，殚精竭虑，业绩斐然，堪为时代的表率。她带领医院率先开展治未病工作，成为国家治未病健康工程试点单位。作为"佛山市'十三五'重点专科"及顺德重点中医内科专科学科带头人，她推动传统疗法创新，研制中药验方50余种，在传统优势、人才基础、影响范围、周边形势、专科潜力等方面进行科学论证，不断学习医学新经验、新技术、新医学模式，使中医药服务的潜力和活力得到进一步的开拓和增强。

蒋丽霞教授还十分重视中医人才的培养，不遗余力地扶掖后学，夜寝夙兴，亲自为学生修改病历，亲口向学生传授经验，她丰富的临床经验及镇定自若处理各种疑难杂症的名医风范，给学生们留下了深刻的印象。她先后带教了多位中医学博士研究生、硕士研究生及其他骨干医师，为中医药事业的薪火相传、继往开来发挥了积极作用，可谓是"五秩拼搏，医海泛舟功业传；半生耕耘，杏林浇灌桃李盛"。

这本《名中医蒋丽霞医论医案精粹》对蒋丽霞教授的临证经验和学术思想进行了全面梳理和总结，具有较强的理论研究价值和实践参考价值，对学习、研究中医理论和从事相关临床工作的朋友来说，是一本难得的好书。据悉，参与本书编撰的同志分别来自"蒋丽霞省名中医传承工作室"、广东省中医师承"薪火工程"、顺德区首批名中医师承"杏林传灯"项目及其同仁，他们怀着对中医前辈的无限崇敬和对中医事业的执着追求，在蒋教授的带领下，历时数载，克服困难，广集精华，汇成本书，以飨同道，惠泽患者。

在此书即将出版之际，我希望这本经验集能拥有更多的读者，也希望青年中医读者们能学习蒋丽霞教授的治学精神和为医道德，更好地继承名医的经验，把中医学的优良传统发扬光大，使杏林之风吹暖人间，以造福于民众。

谨此为序。

全国名中医 邱健行

2022 年 11 月

# 自 序

**医之为道大矣! 医之为任重矣!**

余置身于中医临床一线 39 载,诊治了数十万例患者,一路仁济,不忘初心,不断前行。在悬壶生涯中,不仅体会到了时代的进步、科学的普及和人们观念的更新,同时也看到由于生活习惯、社会环境和工作方式发生了太多的变化,从而引起人们新的痛苦和疾病。基于职业的责任感和对患者的同情与关爱,也出于对中医事业的执着和热爱,余不断地去思考,去探索,去寻求答案。正是在这个过程中,屡屡被传统中医的理论和临床验效所折服。

曹孟德曾慨然吟诗道:"老骥伏枥,志在千里,烈士暮年,壮心不已。"作为一名在杏林苑中耕耘了多年的医务工作者,总结自己的临床经验和学术理论,为人类的健康与中医学术的发展作出应有的贡献,既是余的心愿,也是余的责任。可是,由于长年忙于诊务,加之年届花甲,精力渐衰,书稿编撰一度无暇顾及,推迟了多年。余生于医学世家,幼承庭训,耳濡目染之下,尤好岐黄之学;既长又有幸就读于湖南中医学院,方能勤求古训,博采众方,推究剖析,舍短用长。工作年间,曾在德国及国内多家三甲医院进修学习,略有会心处,辄付诸笔端,以备日后之参证,数十年间积笺盈尺矣。此前已主编、编著并出版医学著作三部,在国家和省级学术刊物上发表专业论文数十篇,参与省级科研项目 7 项,独立承担省、市科研项目 6 项。然心犹未足,思欲负笈名门,广求诸师心传,遂赴长沙百草堂侍诊熊继柏先生(从 1979 年余步入湖南中医学院的殿堂起,熊老就担任我的《内经》老师),并于"全国优秀中医临床人才研修班"中承蒙孙光荣教授谆谆教诲。两位国医大师屡起沉疴,用药如神,效如桴鼓,让余广受教益,老师们"大医精诚"的仁心,丰富的教学、临床经验成为余从医生涯的学习典范和指路明灯。

余自业医以来，以古为师，亦或间出新意，以济古法所未及。虽未能发皆中鹄，而郑重不苟之心，固有可自信者。余创立了以祛瘀通络固本法为代表的院内经验方共5种（冠1方、冠2方、颈椎方、心方、降压方），在治疗心脑血管疾病气虚血瘀证方面开辟了新的有效途径。在辨治疼痛专科、妇儿科、老年病、肝病、危重疑难杂症时，以气虚血瘀证理论为基础、以祛瘀通络固本法为切入点并形成了鲜明的益气活血学术思想和临证风格。"六欲七情，为道为患！"在诊疗过程中对患者进行身心两治，疗效显著。遵循"生理–心理–社会"的现代医学模式，结合情志因素对疾病的影响，善用疏肝解郁的柴胡类方辨治并配合心理疏导治疗，达到身心一体化诊疗，"医病医心"。此外余率先在区内开展了中医体质辨识，积极探讨针对"欲病"及中医偏颇体质状态的干预方案。运用经方，治疗胆汁反流性胃炎所引起的呃逆、病态窦房结综合征等病，处方时能药证相合，效如桴鼓，从而总结出"经方临床应用一得""病态窦房结综合征治验"等临床体会（《中华临床医学研究进展》收录，获优秀论文奖），以及《以中药为主治愈胆结石、胆囊炎并发高渗性非酮性糖尿病昏迷》《激素配伍中药缓解系膜增殖性肾小球肾炎一例》等实例材料报告。同时，深感《调整阴阳是中医治则的核心》（此文已发表在《国际中医药临证精华》，获优秀论文奖），注重"金元四家医学心理学思想对临床的指导意义"。以上这些心得体会均承蒙老师们的悉心指导。

2019年庚子鼠年春节，新型冠状病毒肺炎疫情肆虐全球，余带领团队研制中医药"抗疫六宝"（新冠肺炎预防中药方、抗疫颗粒剂配方、芳香避秽香囊、灵参饮、素馨饮、保健沐足方），为复工复产企业员工筑起"中医药防疫屏障"，颇受社会赞誉。医院定期煎煮新冠肺炎中药预防方剂及灵芝药膳饮等，供应全院员工服用，增强员工免疫力，未病先防，实现全院零感染。余的一位美国朋友，夫妻俩新冠核酸检测均为阳性，发热干咳，气促乏力，在美居家隔离，情急之下联系上余，视频面诊，谨慎辨治处方，纯中药治疗后诸症缓解，核酸转阴。余始终坚信，辨证施治，随证处方，面对新冠肺炎疫情防治，中医药同样能发挥重要的作用。

近年来余为力促中医事业发展，倾力做好中医传承工作。近8年来，每年均作为项目负责人开展省中医药继续教育项目，并参与"省名中医师承项目工作室"建设，致力于做好传、帮、带，培养中医专业人才，推动中医事业的发展。

余的学生们在日常跟师学习中书写了数百篇经典学习心得、数千份医案，在临证诊治中积累了中医对内、外、妇、儿常见病乃至疑难杂症的广博认知，提高了中医治疗和调理疾病的能力。迄今所存之案日益增多，同道们复促梓行，窃不自揆，竟徇其请，因即其信于心而应于手者，遂聊录一二，编撰了《名中医蒋丽霞医论医案精粹》，近40载的从医经验，或可为医林之借镜钦！今不佞不揣谫陋，略分门类并附管窥之见，以冀高明之教正焉。

本书分为上、下两篇，上篇为临证经验，下篇为医案精选，共收集临证病案100余个，类编成册，所加"体会"直披不传之秘。本书主要由广东省中医药局"蒋丽霞省名中医传承工作室"、广东省中医师承"薪火工程"、顺德区首批名中医师承"杏林传灯"等项目的师生团队、同仁总计22名人员参编，其中有博士研究生、硕士研究生11名。余要感谢所有的参编者，他们都是优秀的临床医生，把业余时间都献给了这本书，为其认真写稿和校对清样。

最后，本书能够顺利出版，余要衷心感谢潘敏求国医大师及全国名中医邱健行教授多年来的支持和帮助，百忙中抽时间审阅书稿，并欣然为本书作序，激励余和中医同仁永远前进，实在令余感动万分！是书编撰过程中，余的领导、同仁及诸位亲朋好友们不遗余力，多方关切支持，谨此一并致谢！

若夫病证众矣，治法繁矣，虽古之名医，犹不能以一身尽历天下之病变也，何况小子，敢以管蠡之见，妄事窥测乎！谨作此书奉献于世。若对来者有所启发，对中医振兴有所推动，则甚慰。是为序。

蒋丽霞

2022 年 10 月

# 目 录

## 上篇：医论篇

## 下篇：医案篇

# 后　记

上　篇

医论篇

　　余从事临床工作近 40 年，涉及内科、妇儿科、老年病、皮肤疾病及疑难杂症等，遥承经旨，逐渐形成了自己独具特色的学术思想。本书上篇为医论，主要介绍临证经验，包括内科疑难杂症诊疗经验、中医药辨证论治策略、原创中医理论及创新中医理论，以既往真实诊疗的病案为基础，介绍余临床诊疗效果和经验，供交流学习。

　　上篇介绍的临证经验主要包括以下方面：

　　**1. 内科杂病重视气机升降**　对病机的认识，余注重"气机升降"在疾病形成中的作用。正如《素问·举痛论》所言"百病生于气也"，气机升降失常是脾胃系病证、肺系病证、肝胆系病证形成的关键，同时也可影响心肾水火升降、膀胱清浊分消、肝肾水木滋涵等，形成内科杂病、疑难证候。当气机失调，则脏腑功能及其之间的联系出现异常，可表现出多种病理状态。余从医多年，诊察无数，深谙此道。知其病机，辨其证候，巧用气药，往往能屡显奇效。故将"脏腑气机升降"论治内科杂病之经验陈于篇首，和盘托出，以飨同道。

　　**2. 寒热错杂证从"阴火论"论治**　在寒热错杂证的治疗上，余常以"阴火"论之。所谓阴火，李东垣《脾胃论》谓之曰："心火者，阴火也，起于下焦，其系系于心，心不主令，相火代之。"谓"阴火"乃上逆之相火。"阴火"的治疗以甘温补中培土、辛散升举清阳，配合苦味的药物直折火势，补中升阳、甘寒泻火则愈。

　　**3. 心脑血管疾病以益气活血为大法**　在心脑血管疾病的治疗上，余则喜以益气活血法治疗。心脑血管疾病的发生大多是年老体衰、久病重病之后，脏腑功能减弱，气血生化乏源，以致元气虚弱，不能推动血液的正常运行，血液瘀滞脉道，形成以气虚为本、血瘀为标的慢性疾病。益气活血法系益气药与活血药相结合的治法，该法以"气为血帅"作为理论基础，并结合临床气虚能产生血瘀的病理依据所制定，用以治疗气虚血瘀病证。

　　**4. 治疗脾胃病以调和肝脾为核心**　通过多年的临床实践，余以为肝脾两脏生理相关，病理互及，肝常有余，脾常不足，故余以肝脾立法治疗脾胃病，以调肝为要，健脾不离调肝，治肝当先实脾，明辨虚实，肝脾同治。如"疏肝健脾、和胃并调"治疗胃痛，"疏肝理气，健脾培土"治疗胃癌，"调肝运脾，培土止泻"治疗慢性腹泻，均以"肝脾调和"为核心理论。

**5. 治疗癌症主张扶正祛邪、攻补兼施相结合** 癌症之病机关键在于阴阳气不相顺接，气滞血瘀痰凝。人身各处，但凡一处阳气不到，便是病；寒湿为患，十占八九；情志内伤亦为要因。余以中医药治疗癌症，临证要义为扶正祛邪并用，固护胃气为第一要领，常用治法有补气养阴、清热解毒、活血化瘀、软坚散结、消肿止痛等。运用中医药进行整体辨证施治是治疗癌症的一个有效手段，在具体运用时如何整体辨证施治、辨证辨病结合用药，是治疗癌症能否成功的关键。

**6."治风为要，调和营卫"治疗皮肤病** 皮肤病症多疑难，余则以"治风为要，调和营卫"为法，总结出"风邪在表宜疏风，风邪郁表宜宣散，风邪久羁宜通络""调和营卫，敛营益阴，固卫益表"的治则，并列举白癜风等疑难病的治疗思路。

**7. 养心治病，相得益彰** 在现代心理疾病的治疗方面，余承袭金元四大家的学术流派。因金元时期社会动荡，人民疾苦，情志疾病多见，故分别从刘完素、李东垣、张从正、朱丹溪生平经历、学术形成过程等方面探究其治疗情志疾病的思想，并与现代精神心理学相结合，提出内伤杂病多与情志相关，治疗应当重视调适情志，疏解诱因，善用疏肝解郁柴胡类中药辨治，并配合言语安慰治疗，达到身心一体化诊疗的效果。

**8. 强调正确用药，善用膏方** 膏方作为中医八种传统剂型之一，具有补虚扶弱、防病治病、抗衰延年之效，适宜人群极为广泛。余喜用膏方贯穿临床保健养生及疑难病症的治疗中，通过膏方的个性化调治，帮助机体从整体上恢复阴阳平衡的稳态。同时，余亦讨论中药方剂及病证的"对立共存"、辨证看待"是药三分毒"，拓展临证思路。

# 一、从"脏腑气机升降"论治内科杂病经验概要

气机升降理论是中医理论的重要内容，气机升降是生理活动的重要形式；人体脏腑气机升降失调，谓之病气，百病丛生。余临证注重气机调顺，对内科杂病、疑难证候，常从"脏腑气机升降"论治，辨证施治活用"气药"，屡见奇效。今总结余治气之经验如下，以飨同道。

## （一）脏腑气机生理学说

中医理论对"气"的认识源于中国古代哲学，认为气是构成宇宙万物的共同本源。气机升降理论源于《内经》，认为人受天地之精气而生，与四时阴阳感应，谓之天人合一，正如《素问·宝命全形论》所言："天地合气，命之曰人。"故人体的生理活动为天地自然之气升降运行的息影。《素问·六微旨大论》中论及自然之气升降运行之律，"升已而降，降者谓天；降已而升，升者谓地。天气下降，气流于地；地气上升，气腾于天"，于人体之气机，则可类为"高下相召，升降相因"，以脏腑气机论之，可概括为以下方面：

人体气机以中焦脾胃为枢轴，脾升胃降，肝肾之气左升，心肺之气右降。脾气升，则运化水谷精微以灌溉四旁五脏六腑；胃气降，则受纳、腐熟水谷，传导糟粕于肠腑，排泄出体外。脾气上行则肝随脾升，肝气升则疏达气机，调节血量；脾气升散亦能散精，上归于肺，肺气降则"通调水道，下输膀胱"。胃气下行则胆火、大小肠之气亦随之下降；心火下降则下济肾水，肾水上升则上承心火。

气机升降失常，出入无序，则百病丛生，可成气虚、气逆、气滞、气乱、气结、气上、气耗等象，致脏腑交联受阻，或五脏生克失化，即《素问·举痛论》所言"百病生于气也。"《素问·阴阳应象大论》曰："清气在下，则生飧泄，浊

气在上，则生膜胀。"《景岳全书·杂证谟·诸气》论述："夫所谓调者，调其不调之谓也。凡气有不正，皆赖调和。如邪气在表，散即调也；邪气在里，行即调也；实邪壅滞，泻即调也；虚羸困惫，补即调也。"清·周学海《读医随笔》曰："内伤之病，多病于升降，以升降主里也；外感之病，多病于出入，以出入主外也……升降之病极，则亦累及出入矣；出入之病极，也累及升降矣。"均指明气机升降失司是脏腑病变的重要病机。余临证常从中辨病气，用升降之药调治脏腑气机，临床疗效甚佳。

## （二）脏腑气机升降论治杂病

### 1. 脾胃为枢纽，升降要相宜

脾胃为气机升降之枢纽，正如《医碥·五脏生克说》曰："脾胃居中，为上下升降之枢纽。"又《脾胃论·脾胃虚实传变论》云："元气之充足，皆由脾胃之气无所伤，而后能滋养元气。若胃气之本弱，饮食自倍，则脾胃之气既伤，而元气亦不能充，而诸病之所由生也。"

余重视气机升降理论，认为脾胃位居中焦，为上下气机之枢，脾气主升，胃气主降，升降相济，上下相通，阴阳周游，循环往复。脾运以升为健，脾能升清，则水谷精微生化不息，灌洒五脏六腑；胃纳以降为和，胃气通降，带动肠腑气机，使糟粕下行，排泄畅顺。脾不升清则中焦郁滞、脏腑失养，可见脘腹胀满、肢软乏力、目眩等，胃失和降则胃脘疼痛、呃逆嗳气、便秘等。故脾胃气机失常为脾胃病的关键病机，治疗当以恢复气机升降为要。

在调理脾胃气机的基础上，余自拟"健脾和胃方"，并加减化裁，治疗脾胃病，屡奏奇效。方由党参30g、砂仁5g、白术15g、谷麦芽各30g、云苓20g、陈皮6g、薏苡仁15g、淮山药20g、莲子15g、黄芪15g、扁豆25g、炙甘草10g等药物组成。若湿邪困脾，脾失健运，治当化利湿邪，辅以调理肝脾及升阳之品，以性味辛散的柴胡、升麻、葛根、防风等药升发脾阳，藿香、白豆蔻芳香化湿宣上焦气机，少佐桂枝调中下二焦气机；若兼表湿加防风、独活，使湿从汗而解兼升阳；若脾气亏虚抑或脾阳不振，致运化无力，不能升举甚至中气下陷，摄纳无力，则予以益气健脾，辅以升举，方用补中益气汤升阳举陷，并辅以少量枳壳、大腹皮以降辅升；若湿困脾胃，胃气不降致呕吐者，予竹茹、少量代赭石多能见效；顽固呕吐者改投半夏泻心或生姜泻心汤辛开苦降，寒温并调；又或胃气不降、浊阴上逆之呃逆、嗳气、口臭者，用厚朴、旋覆花、丁香降逆胃气，并佐以少量葛根助胃降逆，以升助其降，升已而降，降已而升，升降相宜，阴阳交感；若因过食辛辣，或烦劳郁怒及热病伤及阴津，胃阴不足，气化失调致食少、脘腹疼痛者，治当遵叶天士养胃阴悦胃法，治予润降，以沙参麦冬饮加竹茹清胃热、枳实降胃气、淡豆豉悦胃升清。

叶天士有言："脾宜升则健，胃宜降则和。"脾胃同属中土，两者升降相宜，中枢运转不息，脏腑才得以有水谷精微滋养，肌肤筋骨才得以气血流动濡润。

### 2. 肺为华盖，宣发肃降并举

肺失肃降、气机上逆是肺系病症的根本病理变化。肺为娇脏，肺主气，司呼吸，肺脏疾病首先体现在气机的升降出入异常，病邪闭阻肺络，肺气闭而不宣，则出现咳嗽、喘逆等症状。正如《内经》病机所言"诸气郁，皆属于肺"。肺又主宣发与肃降，宣为升发，是指肺气具有向上、向外升宣、布散的生理功能；肃为顺降，即指肺气具有向下通降和使呼吸道分泌物排出的生理功能。如肺宣发失司，则水谷精微无以宣发输布至周身而出现皮肤腠理开阖失司、皮毛失养等，表现为汗证、皮肤干燥瘙痒等；如肺肃降失司，则水液无以下降，可出现小便不通、糟粕不下等症。正如《素问·经脉别论》谓之："食气入胃，浊气归心，淫精于脉，脉气流经，经气归于肺，肺朝百脉，输精于皮毛……以决死生。"

因肺主气司呼吸、主行水、朝百脉、主治节，故肺脏气机升降常与他脏密切相关。首先，肺和脾胃的气机关联表现为：脾气健运，脾土左升，胃土右旋，则肺气得以宣降。反之，若湿困脾土，肝脾不升，气无以降，肺气不降，则易发咳嗽、喘逆之证。又如，肺肾二脏之气机亦相互为用，肺为水之上源，肾为主水之下源，上下气机交应，带动上下水源循环流动；如气机失调，气不运水，则水液泛流无司而成诸饮，同时水道疏泄无度而成诸淋。再如，肺与肝者，肝主升发，肺主肃降，肝生于左，肺降于右，肝升肺降，升降协调。若肝升太过，肺降不及，则见肝火犯肺证，可治以佐金平木法，清肺泻肝以调畅气机。

### 3. 调理肝胆气机升降

朱丹溪在《格致余论·阳有余阴不足论》明确提出："司疏泄者肝也。"肝为刚脏，将军之官，喜调达而恶抑郁；胆为中精之腑，性宜通泄，胆气以下降为顺；肝主谋虑，胆司决断，肝升胆降，气机调和，则能脾胃得运，气血调顺，三焦通利，神志清明，心神安定。若肝胆气机升降失调，可生诸多疾病。如肝升太过，肝火上炎，治宜清肝泻火；肝血不足，阴虚不能潜阳，则阳亢于上，治宜滋阴潜阳；肝风内动，治宜镇肝息风或养血息风。肝气不舒，木郁气滞，治宜疏肝解郁，恢复升降。胆气下降不利，则气机上逆，治宜利胆降逆；胆气虚怯，则决断失常，心神易惊，情志异常，治宜温胆补虚。

余常从肝论治妇科杂病、不孕症等。女子以肝为先天，肝主疏泄，女子素来多郁，故易肝气不舒。常用香附、郁金、柴胡、延胡索、薄荷、合欢花、枳壳、佛手、青皮、玫瑰花等疏肝理气之药，其中香附为气病之总司，疏肝解郁，又为调经要药；郁金、柴胡疏肝行气解郁；延胡索行气止痛；薄荷疏肝散气；合欢皮安神解郁；枳壳破气消积；佛手疏肝理气，和中化痰；青皮疏肝破气，善治肝气郁滞之乳房胀痛；玫瑰花行气解郁，理气而不辛燥，和血而不破血，作用缓和。余临证常取以上诸药加减，调和气血，使肝气和顺，则余症易除。

### 4. 心肾升降，水火相济

肾阳主一身之气化，肾气温煦各脏，以升为宜；肾阴为精血来源，营养五脏，上济心火。肾气升腾，肾阴内守，五脏六腑方升降如常。余从实践经验中总结出肾气宜蒸化升腾、肾阴宜内藏潜降的观点，认为肾阴肾阳一升一降，气化与滋养相辅相成，人体精气才化生有源。故取张景岳"阴中补阳，阳中补阴"之义，滋阴药中加入升发气化之品，如肉桂、附子等味；于补阳药中加入滋填潜降之物，如熟地黄、桑椹、枸杞子诸药。

临床上，对心肾不交之失眠、心火炽盛之口疮以及更年期心阴不足、肾阴亏损、心肾阴虚之自汗、盗汗等诸症，均可以左归饮为基础方加减，效如桴鼓，可从下篇医案中详读。

### 5. 升清降浊，通调膀胱

小便艰涩不通，亦谓"淋沥者，乙木之陷于壬水也"，肝木疏泄失常、膀胱气化不利、肺气开宣失司等均可造成膀胱水道异常，而成诸淋、癃闭等症。治疗宜调运各脏气机，升清泌浊，使疏泄之令畅达，同时健运中焦枢机，如《灵枢·口问》云："中气不足，溲便之为变。"余常以党参、黄芪、白术、茯苓等以补中健运，升麻、荷叶升腾脾之清气，炒谷麦芽开胃，使脾升胃降，中土气机得调。同时重用泽泻利尿通淋，标本兼治。又或少佐桔梗开宣肺气，调治水之上源；稍佐山萸肉补益肾元，使膀胱恢复气化开合，水道得治。

### 6. 滋水涵木，上治清窍

足厥阴肝经上会于颠顶，水木升降失调，可致脑窍失养。肝主藏血，肝经抑郁不畅，中焦生化乏源，可使精微物质无以上荣头面，故余临床治疗眩晕、头痛之症，常以柴胡、当归、白芍、川芎养血疏木熄风；若因肝气升发太过，又以钩藤、蒺藜、石决明降逆肝气；同时以薏苡仁、白术、党参渗湿而补脾土。头为诸阳之会，手足三阳经均上循于头部，"火为阳而水为阴，水中之气，是为阳根……肝以厥阴风木，生于癸水，癸水温升，而化血脉"，肝气调达亦赖于肾水之充，故同时予滋养肾阴。可见脏腑气机升降失调不是单一病变，亦可涉及多脏。

## （三）理气药升降归类及药对经验

在用药方面亦和脏腑气机升降相宜，余强调应用药物的升降之势，带动脏腑气机按照正常道路运行，如桔梗配伍枳壳或厚朴，桔梗升宣祛痰，枳壳降气宽中，一升一降，共治外感咳嗽；麻黄、苏叶配伍杏仁，麻黄、苏叶发表散寒，杏仁通降肺气；桔梗配伍枳实、厚朴，桔梗宣开肺气，枳实降气下行，厚朴下气平喘；荆芥、薄荷配伍苏子，荆芥辛温解表，薄荷疏风解表，苏子降气消痰；僵蚕配伍射干，僵蚕宣风止痛，射干苦寒解毒。皆为一宣一降搭配，以解表宣散为主，用量上宣散药剂量大于肃降药。

此外，余常取升降配伍的方剂，如仲景的半夏泻心汤，东垣的清暑益气汤、升阳散火汤等，均为升降并用之方，均有升举清阳之气的药物，如党参、葛根、升麻、柴胡等；也有其性卜降的药物，如当归、黄柏、麦冬、石膏之类。升提者，或补益脾土，或升举清气；下降者，或重坠敛下，或苦寒泻火，一升一降，气机调畅，清气上升，浊气下降，周转不息。

## （四）医案举隅

林某，女，72 岁，退休职工。初诊：2021 年 4 月 3 日。

主诉：胃脘痛 2 年余，加重 1 年。患者 2 年前无明显诱因出现胃脘痛，偶有反酸，烦躁易怒，伴心悸。平素寐差，入睡难，多梦，晨起口苦，无头晕头痛耳鸣，纳可，喜温饮，大便溏每天 2～3 次，小便正常。舌红有齿印、苔白腻、脉弦。

中医诊断：胃脘痛（肝郁脾虚）。西医诊断：慢性胃炎。

患者平素情志失调，肝气郁结，故而烦躁易怒；肝之疏泄失调，横逆犯胃，胃失和降则胃脘痛、反酸；肝气郁而化热，热扰心神则心悸不安，心神失宁则寐差、多梦；肝木乘土，脾气运化失司，不能上呈津液，故口苦而喜温饮，下不能运化五谷精微而便溏。舌红有齿印、苔白腻、脉弦，四诊合参，证属肝郁脾虚，治以疏肝和胃、理气止痛兼健脾化湿为法。选用柴胡疏肝散合陈夏六君子汤加减，遣方如下：柴胡 15g，黄芩 10g，法半夏 10g，当归 10g，郁金 15g，麸炒枳壳 15g，醋香附 10g，醋延胡索 20g，白芍 10g，陈皮 5g，黄连 5g，淡竹叶 10g，炙甘草 5g，党参 20g，鸡内金 15g，麸炒白术 15g，茯苓 10g，山药 30g，薏苡仁 50g，牡蛎 25g，姜厚朴 15g，砂仁 15g，7 剂，水煎服，日 1 剂。

二诊：2021 年 4 月 11 日。服药后诸症明显改善，胃脘痛、反酸缓解，左下腹隐痛，大便调。继前药去淡竹叶、姜厚朴、麸炒枳壳，加干姜。7 剂，水煎服，日 1 剂。

三诊：2021 年 4 月 18 日。诸症明显改善，胃痛、睡眠好转。继前方加减继服 2 月余，诸症皆愈，精神良好。

按：本案为脾气虚弱，肝气克土证胃痛。《内经》首先提出胃痛的发生与肝、脾有关。脾胃居于中焦，中焦受阻，土虚木克，气机郁滞则克脾犯胃，脾为后天之本，脾胃之气为一身之气的枢机，中气虚弱则枢转气机被郁，导致中焦脾胃之气升降失调，气血运行受阻，出现肝胃不和的一系列证候。治疗必须求本，标本结合，故疏肝理气，畅通气机，调理脾胃而使脾胃功能恢复。

因胃为阳土，喜润恶燥，为五脏六腑之大源，主受纳、腐熟水谷，其气以和降为顺，不宜郁滞。方中白芍养肝敛阴、和胃止痛，与柴胡相伍一散一收，助柴胡疏肝，相反相成，共为主药；配麸炒白术泻脾气之壅滞，调中焦之运行，与柴胡同用一升一降，加强疏肝理气之功，以达郁邪；白芍、甘草配伍缓急止痛、疏理肝气以和脾胃，且具有保护胃黏膜屏障和修复黏膜之作用；姜厚朴、半夏、陈皮以宽胸畅通，宣泄郁气；香附、郁金、延胡索理气和胃止痛，且有助于消除上腹痛不适等症；薏苡仁、山药利湿健脾；砂仁乃醒脾调胃要药，尤善化湿醒脾、行气温中。诸药相伍，共奏疏肝和胃、理气止痛兼以健脾化湿之功。

## （五）结语

气机是维持人体生理机能的重要基础，人体之气升降出入，周流不休，内至五脏六腑，外达皮毛筋骨，带动人体升清降浊，阴阳调和，升降有序。《素问·经脉别论》云："饮入于胃，游溢精气，上输于脾，脾气散精，上归于肺，通调水道，下输膀胱，水精四布，五经并行。"黄元御认为："气含阴阳，则有清浊，清则浮升，浊则沉降，自然之性也"，均指出气机在人体内的生理作用。当气机失调，则脏腑功能及其之间的联系出现异常，可表现出多种病理状态，脏腑疾病的形成和演变，均与气机升降出入运动的障碍或失调相关，运用气药升降浮沉之性，配伍成方，使升降有序，调治病理升降失常之偏，或升提、或沉降、或发散、或收敛、或升降并用、或浮沉共施，可达到临床治愈的最终目的。

# 二、"阴火论"治疗寒热错杂证临证体会

"阴火"有别于外感发热和阴阳偏颇所引起的"阴虚内热",是因脾胃元气虚损、阳气郁闭而产生的内伤之火,可广泛存在于五脏六腑中,或虚或实,寒热错杂。仲景所述之"客气",以胃阳不足、虚阳上逆为病理基础,日久发生寒热错杂的病机演变。李东垣"阴火"理论的提出,完善了阴阳失调理论,更丰富了仲景对于中气不足而生寒热错杂证候的认识与治疗。他提出的"阴火"理论虽然内容丰富,却略于具体,以致后代医家见仁见智,莫衷一是。

受现代气候环境与饮食习惯的影响,临床患者脾胃常存在一定程度的阳虚,从而引起阳气变动的异常,易形成寒热错杂的消化系统证候群。余常将"阴火论"运用于寒热错杂证的辨证论治中,治疗上应做到寒热兼顾,温清合用,以达阴阳调和,以平为期,通过扶正达到祛邪的目的,常获奇效。现将余运用"阴火论"治疗寒热错杂证的些许拙见总结如下。

## (一)阴火的病理基础是脾胃气虚

气是人体生命活动的动力和源泉,它既是脏腑功能活动的反映,也是脏腑功能活动的产物。脾为元气之本,脾胃受损,元气亏虚,则阴火内生,脏腑失调,诸病易于发生。脾胃气虚,元气不足则阴火亢盛,元气充沛则阴火自然消失,二者相互制约。若脾胃气虚,则元气亏虚,阴火内生,谷气下流,阴火上乘。脾胃居于中焦,是升降运动的枢纽,升则上输心肺,降则下归肝肾,故脾胃健运才能维持脏腑的正常功能。

## （二）"阴火论"临证要旨

"蒸蒸燥热"的本质乃脾胃气虚，由于脾胃气虚，荣气下流于肾，挤占相火之位，使之上乘土位而成"阴火"。李东垣在《脾胃论》中所言："盖阴火上冲，则气喘而烦热，为头痛、为渴，脉洪。"此皆由于脾胃之气下流，使"其心肺无所秉受，皮肤间无阳，失其荣卫之外护，故阳分皮毛间虚弱，但见风寒或居阴寒处，无日阳处，便恶之也。"阐明了阴火的证候特点。

余用"阴火论"学说治疗假热证时强调，一定要透过发热假象，抓住脾胃气虚的本质。仔细察小便、察舌、望神色、听声息等，从错杂的症状中透过"热""实"的假象，抓住脾胃气虚的本质。临证时须抓住如下几点：①该类疾病多因延医日久而使脾胃气虚，病程一般较长；②须有脾胃气虚的证候，甚至有滑脱见证，如腹胀、便溏或泻下清稀、脱肛、子挺、遗尿、遗精等；③在复杂的见证中，即使"热"证明显，出现了舌苔黄或黄腻等，但若见到舌质淡胖、边有齿印、脉濡细迟缓等脾胃气虚的征象，即可运用"阴火"理论进行治疗。

## （三）阴火的治疗原则

李东垣强调"伤其内为不足，不足者补之""大忌苦寒之药损其脾胃"，重视脾胃阳气升发，认为"升阳气"就是"降阴火"，脾胃阳气升发则元气自旺，浊热阴火自潜，从而创立了甘温除热法。方剂有补中益气汤、补脾胃泻阴火升阳汤、黄芪肉桂柴胡酒煎汤、升阳散火汤、当归龙胆汤、升阳除湿汤等数十方，无不含有补气升阳之意，体现了甘温除热的治疗原则。而对于上热下寒的寒热错杂证，余运用郑钦安的潜阳封髓丹，把潜阳丹与封髓丹合用，临床上常取得满意的疗效。

潜阳的方法：阳虚导致的阴火上潮证，可采用潜阳的方法，镇潜虚阳外越之势，可使真龙归位。潜阳丹一方目的是为了"此际一点真阳，为群阴阻塞，不能归根，若欲归根，必须荡尽群阴，乾刚复振。"潜阳丹（西砂一两姜汁炒，附子八钱，龟甲二钱，甘草五钱）一方正是针对此种情况而设。《医理真传·潜阳丹用药意解》曰："潜阳丹一方，乃纳气归肾之法也。夫西砂辛温，能宣中宫一切阴邪，又能纳气归肾。附子辛热，能补坎中真阳，真阳为君火之种，补真火即是壮君火也。况龟甲一物，坚硬，得水之精气而生，有通阴助阳之力，世人以利水滋阴目之，悖其功也。佐以甘草补中，有伏火互根之妙，故曰潜阳。"

封髓的方法：封髓丹一方，乃纳气归肾之法，亦上、中、下并补之方也。《医理真传·封髓丹用药意解》曰："夫黄柏味苦入心，禀天冬寒水之气而入肾，色黄而入脾，脾也者，调和水火之枢也，独此一味，三才之义已具。况西砂辛温，能纳五脏之气而归肾，甘草调和上下，又能伏火，真火伏藏，则人身之根蒂永固，故曰封髓。其中更有至妙者，黄柏之苦合甘草之甘，苦甘能化阴。西砂之辛合甘草之甘，辛甘能化阳。阴阳合化，交会中宫，则水火既济，而三才之道，其在斯矣。此一方不可轻视，余常亲身阅历，能治一切虚火上冲，牙疼、咳嗽、喘促、面肿、喉痹、耳肿、目赤、鼻塞、遗尿、滑精诸症，屡获奇效，实有出人意外，令人不解者。余仔细揣摩，而始知其制方之意，重在调和水火也，至平至常，至神至妙，余经试之，愿诸公亦试之。"

余在临证运用中，每于补脾升阳方中少佐黄柏、牡丹皮，更有利于降阴火，阴火的潜降又有助于脾胃阳气的升发。脾为气之本，肺为气之母，补中益气汤中以黄芪为君，补肺益卫气而固腠理；臣以人参、甘草补脾胃之气以泻火；白术苦甘温，除胃中湿热，当归和血脉，为之佐；清阳陷于下，故用气清味薄之柴胡、升麻为使，引芪、参等甘温之气上升，升举下陷之清气还于脾胃，也使少阳生发之气上煦心肺，甘温除热剂正是为补气升阳降冲而设。

## （四）医案举隅

患者刘某，男，56岁。初诊：2020年3月18日。

主诉：腹痛、便下脓血半年。患者于半年前饮食不洁出现腹胀、腹痛、便下脓血，每日达10余次，初步诊断：溃疡性结肠炎。多次在附近医院治疗，病情时好时坏，至今未愈，为进一步诊治遂来求诊。自诉仍阵发腹痛、腹胀，便下脓血每日3～4次，以晨起为著，发热恶寒，饮食纳差，极度疲乏。要求中医治疗，查舌淡胖、苔白腻，脉沉迟无力。

辨证：脾肾亏损，湿邪内阻，阴火内生。

治则：温补脾肾、祛湿止泄、升阳降火。

处方：补中益气汤合四神丸加减。生黄芪、人参、焦白术、陈皮、升麻、柴胡、苍术、石榴皮、肉豆蔻、补骨脂、吴茱萸、炮干姜、炮附片、焦乌梅、炒粟壳、焦三仙、黄连、甘草。水煎服，一日一剂，分两次服。

上方连服 7 剂再诊，自诉腹胀、腹痛、腹泻较前明显减轻，饮食少增，未再发热。药已中病，效不更方。守方再服 14 剂，诸症消失。半年后来诊，血常规、便常规及血生化均正常，精神较佳，饮食正常，诉诸症未再发作。

## （五）体会

李东垣创立的甘温除热法进一步发展了扶正祛邪理论，为治疗正气虚损引起的假热证拓展了新的思路。余在临证运用中，对于脾胃气虚证的治疗，每将补脾升阳贯穿于补土学说理法方药多个方面，运用"阴火论"治疗寒热错杂证，通过复杂现象看清本质，用扶正以祛邪之法，固护病家的胃气，体现"治病必求于本"，说明中医辨证论治的重要性，希望能为临床治疗寒热错杂证提供行之有效的思路和方法。

# 三、益气活血法治疗心脑血管疾病

益气活血法是益气药与活血药相结合的治法，源于《内经》。《素问·阴阳应象大论》提出了"定其血气，各守其乡，血实者宜决之，气虚宜掣引之"的原则，王清任认为："凡遇是症，必细心研究，审气血之荣枯，辨经络之通滞……所以治病之要诀，在明白气血"，确立益气活血法，对后世影响深远。在现代医学发展的今天，益气活血法的作用已被现代医学科学研究所证实，并在临床治疗中显示了它的强大生命力。

笔者在辨治疼痛专科、妇儿科、老年病、肝病、危重疑难杂症时，以气虚血瘀证理论为基础，并创立了以祛瘀通络固本法为代表的经验方共5种（冠1方、冠2方、颈椎方、心方、降压方），为治疗心脑血管疾病气虚血瘀证方面开辟了新的有效途径。

笔者认为心脑血管疾病多因气血亏虚，脏腑功能衰退，日久伤及正气，各种致病因素引起人体内部阴阳失调、气血失和，病机特点多以本虚标实、虚实夹杂为主。在心脑血管疾病的各种临床辨证类型中，几乎都可见到气虚血瘀的证候表现，若能把握好气虚血瘀病机及益气活血法的运用，临床上可取得满意的疗效。

## （一）缺血性脑血管病

### 1. 气虚是缺血性脑血管病的发病基础

《灵枢·刺节真邪》篇云："虚邪偏客于身半，其入深，内居荣卫，荣卫稍衰，则真气去，邪气独留，发为偏枯。"其所言偏枯一类疾病因"荣卫稍衰，则真气去"所致，揭示了"（真）气虚"是中风发生的重要病理基础。李东垣提出"气虚致中"学说，认为元气虚衰，虚气流滞，脉络瘀阻，发为中风。王清任更明确指出本病虚在元气，"亏损元气是其（中风）本源"。可见中风一病，虽缘多端，然气虚为中风之根本。

### 2. 血脉瘀滞于脑是缺血性脑血管病的主要病理改变

血液之所以环流不止，主要依赖气的推动。《血证论》曰："运血者，气也。"《仁斋直指方》更明确地指出："气为血帅，气行而血行，气止则血止。"气虚推动血流力量减弱，则致血行缓慢，流行不畅，瘀阻于脉络而成血瘀。单纯的气虚一般不会导致中风，只有气虚日久，气病及血，因虚致瘀，发展到一定程度，影响了血液的正常运行，造成瘀血阻塞脉络，内有所瘀，外有所激，导致瘀血闭阻脑窍，方可发为中风。

### 3. 气虚血瘀是缺血性脑血管病的关键坏节

"气为血之帅，血为气之母"。中老年元气亏虚，帅血无权，导致气血瘀滞，脉络痹阻，肢体失养而偏废，气虚是促成"血瘀"的条件；血行以载气，血瘀则气不行，气以行为用，气滞日久则可导致气虚。王清任《医林改错》指出："元气既虚，必不能达于血管，血管无气，必停留而瘀"，明确地把气虚视为导致血行瘀滞的重要原因，阐明了气虚、血瘀二者在病理上的相互联系。

### 4. 益气活血是治疗缺血性脑血管病的重要方法

在治疗缺血性脑血管病时，必须气血同治，不活血无以化其瘀，不活血无以通其经。活血化瘀具有调节血液循环，促进脑代谢和抗凝作用，能通经活络，散结除癥，祛瘀生新。但是，活血必先行气，行气必先补气。"气为血帅"，益气使气行以消脉中之瘀，气旺以资新血生化之源，为治本之要；活血则瘀除脑通，新血得生，为治标之法。益气与活血同治，有化瘀不伤正之妙，故为治疗缺血性脑血管病的根本大法。

### 5. 医案举隅

王某，男，53 岁，干部。2019 年 4 月 10 日初诊。主诉：左半身麻木乏力 3 月余，加重伴疲乏无力 3 天。患者 3 月前晨起突感左半身麻木无力，活动受限。曾在当地医院就诊，诊断为脑梗塞、高血压。治疗予以血塞通、B族维生素等口服及静脉点滴丹参注射液，病情有所缓解。近3天来上述症状再次发作并伴有全身疲乏无力，故前来求中医诊治。现症：患者左侧肢体麻木乏力，活动受限，伴有气短、健忘、头晕、头痛、全身疲乏无力，无恶心呕吐。查体：血压（BP）160/110mmHg，舌质淡、苔白、脉弦缓。头颅CT示：右侧基底部有一陈旧性梗死灶。

辨证：气虚血瘀，风中经络。

治法：益气活血通络，兼以平肝熄风。

方用补阳还五汤加减：黄芪、当归、赤芍、桃仁、红花、地龙、丹参、生山楂、天麻、远志、水蛭、路路通、桑寄生、川牛膝、天竺黄。7剂，水煎服，日1剂，每日2次。

二诊：服药7剂后患者诉所有症状明显减轻，精神状况也较以前好，左侧肢体麻木减轻。上方去桑寄生，加川芎10g，再服7剂。

三诊：患者诉药后肢体麻木消失，再无其他不适。为巩固疗效，嘱其继服7剂。随访半年未复发。

按：综观此例患者病史、诱因、症状、舌脉等可知，本病属气虚血瘀所致中风，故治以益气活血通络，兼以平肝熄风。用补阳还五汤为主化裁，取其补气活血以通络，此种活血通络法化瘀而不伤正气；再加丹参、生山楂、水蛭、路路通等祛心脑瘀血；桑寄生、川牛膝补肝肾之虚；天麻、天竺黄、远志等平肝熄风化痰。气血同治，服药20多剂后病情得以痊愈。由此可见，益气活血法治疗缺血性脑血管病疗效良好。

## （二）冠心病

### 1. 气虚血瘀是冠心病的病机关键

冠心病属于中医"胸痹心痛"等范畴。胸痹的病因病机中医文献有很多记载，如《素问·调经论》曰："寒气积于胸中而不泻，不泻则温气去，寒独留，则血凝泣，凝则脉不通。"指出本病的病机为"阳微阴弦"，认为阴寒内盛是本病发病的关键。而血属阴而主静，气属阳而主动，血不能自行，必须依靠气的推动。

《血证论》曰："运血者即是气"，王冰注《素问·五脏生成》亦曰："气行血乃流。"心气的盛衰与心搏的强弱、节律以及气血的运行等密切相关，心气充沛才能保持正常的心力、心率和心律，心脏才能进行正常的舒缩活动，血液才能在脉内运行。若心气虚弱不足则运血无力，可致血液流行缓慢，血液运行不畅乃致血停成瘀，瘀血一旦形成，必然影响脉道的通利，临床往往可以见到心悸、胸闷、气短乏力、自汗、舌淡苔白、脉细弱无力或结代等症。

总体来说，冠心病的病因病机归纳起来主要就是"本虚标实"。因禀赋不足、气血亏虚或其他因素引起气血耗损，致血液运行无力，血流艰涩成瘀而闭阻心脉，故发为胸痹。既往文献里关于胸痹的病因病机还有痰浊为患，但笔者认为，痰浊是一种中间病理产物，其真正的"本"还在于中气不足，脾失健运，而痰浊本身的致病机理是痰浊内生，血脉痹阻，涩滞成瘀，从而导致胸痹。所以其"本"就是中气不足，其"标"是瘀血内阻。结合临床经验，笔者认为在冠心病症状较明显的发作期，常以瘀血痹阻心脉为主，心气虚证候易被掩盖，采取活血益气往往奏效，同时对瘀血征象明显的患者，在以活血化瘀治疗后，气虚症状也随之缓解；而症状缓解期气虚征象较为突出，以益气为主，佐以活血化瘀往往效佳，气虚征象明显者，在采用益气为主治疗后，瘀血症状亦随之减轻。可见气虚血瘀是冠心病的病机关键。在气虚血瘀基础上，还可夹痰浊、气滞、阳虚，但究其产生之根本，仍是气虚血瘀。

## 2. 益气活血是冠心病的重要治法

气虚血瘀作为冠心病的基本病理变化，其演变是多方面的。如气虚不能运化水湿，则水湿停聚成痰；津血同源，同为滋润濡养之阴液，津液不得气之运化，凝而为痰，血亦滞于脉中；还可因气虚不运，血滞脉中而形成气滞血瘀之证。血脉痹阻，气血运行不畅，心肾失去气血濡润滋养，久则心肾亏虚进一步加重，形成因虚致实、因实致虚的恶性循环。临床治疗一般是遵循"急则治其标，缓则治其本"的原则。冠心病本虚以气虚为主，标实以血瘀为主，故益气活血是冠心病的治疗大法。笔者认为，对于冠心病的治疗，在心绞痛发作期间，活血治疗起效快，病情缓解明显，而益气活血治疗既能改善心绞痛，又能提高心功能，为心绞痛缓解期一种较理想的治疗方法。

### 3. 医案举隅

李某，男，48 岁，工人。2018 年 8 月 21 日就诊。主诉：反复发作心前区闷痛、气短 1 年，加重 5 天。患者近日因劳累在工作中自感心前区阵阵隐痛，疼痛时牵至左肩背部，每日发作 3 ～ 4 次，每次持续 1 ～ 3 分钟，并伴有胸闷气短，动则喘息，心悸乏力，懒言，面色㿠白。舌淡暗有瘀斑，舌下血脉青紫，脉细涩。发作时心电图示：ST 段 $V_1$ ～ $V_3$ 呈水平下移 0.1 ～ 0.2mV，T 波 aVF 导联倒置，$V_1$ ～ $V_3$ 导联低平。超声心动图查有冠心病改变。血脂检查：胆固醇、甘油三酯与脂蛋白均增高。西医诊断为冠心病，稳定型劳累性心绞痛。中医证断为胸痹（气虚血瘀证）。治以益气活血，通络止痛。方用：生黄芪 30g，党参 30g，丹参 30g，葛根 15g，川芎 12g，当归 12g，山楂 12g，石菖蒲 10g，降香 10g。日 1剂，5 天后心绞痛基本缓解。心电图示：T 波 aVF 倒置变浅，ST 段 $V_1$ ～ $V_3$ 水平下移已回升。继以上方加减治疗，服药 2 周后诸症消失，复查心电图大致正常。

按：综观此例症状、舌脉，明显属气虚血瘀之胸痹，以益气活血立法，方中黄芪为补气之首药，为君，可增强心肌收缩力，改善心肌功能，改善微循环，党参、当归以协黄芪补中益气、养血益脾，丹参、川芎、当归活血行血，葛根益气升清降浊，山楂、石菖蒲、降香以行气散瘀，诸药合用，达益气活血、通络止痛之效。

## （三）高血压病

### 1. 气虚血瘀是高血压病的主要病机

高血压病多见眩晕乏力，动则气短，头痛部位固定，舌质淡暗，脉多弦涩或细涩，属中医眩晕、头痛等范畴。《灵枢·卫气》曰："上虚则眩。"《灵枢·口问》曰："上气不足，脑为之不满，耳为之苦鸣，头为之苦倾，目为之眩。"《景岳全书·杂证·眩晕》曰："头眩虽属上虚，然不能无涉于下。盖上虚者，阳中之阴虚也；下虚者，阴中之阳虚也""眩晕，掉摇惑乱者，总于气虚于上而然。"可见气虚为中老年人发为眩晕的主要病理基础。同时，气虚推动无力，血行迟缓则形成血瘀。故气虚往往导致血瘀，而瘀血内阻，脑失濡养，便发眩晕。明·虞抟提出"血瘀致眩"，明·杨仁斋《仁斋直指方》曰："瘀滞不行，皆致眩晕。"因此气虚血瘀是高血压病的主要病机。

### 2. 益气活血是高血压病的主要治法

老年高血压病之头晕目眩，或头痛，神疲乏力，面色无华，脉细涩等均为气血虚衰表现。阴阳在人体表现为气血，气和血相互作用，是构成阴阳本质的物质基础。气血不足则阴阳虚衰，在此基础之上导致"血气虚、脉不通"、因虚致实、虚中夹瘀的病变机制。笔者认为治疗老年高血压病应注意两点：①气血虚衰，补气为主。②因虚致瘀，补虚祛瘀，重在补虚。正如《景岳全书·杂证·眩晕》所云："伐下者必枯其上，滋苗者必灌其根。所以凡治上虚者，犹当以兼补气血为最。"又如《证治准绳·杂病·眩晕》云："中气虚弱而动者，补其上而安之；上焦精明之气虚不能主持而动者，亦当补中焦之谷气推而扬之。"故补中益气、养血活血是高血压病的主要治法。

### 3. 医案举隅

黄某，女，78岁，离休干部，2020年4月7日就诊。主诉反复头痛头晕20余年，加重15日。20年前因头晕多次于外院测血压160～170/90～95mmHg，诊断为高血压病，先后服用罗布麻、圣通平、寿比山、科素亚等降压药物，血压控制欠佳。近年来头晕发作频繁，最高血压210/90mmHg，予洛汀新、圣通平、科素亚联合用药，血压在150～170/80～90mmHg，伴有胸闷、四肢无力、麻木，曾服用平肝、柔肝、滋阴潜阳中药治疗效果不明显。刻诊：头晕，面色萎黄，四肢麻木，气短懒言，纳呆，舌淡暗边有齿印，苔白，脉沉细涩。血压175/85mmHg。中医辨证属脾胃虚弱，气血不足，络脉瘀阻。治疗以健脾益气、活血通络为法。药物组成：黄芪、党参各30g，三七10g，炙甘草6g，白术、当归各10g，陈皮、升麻、柴胡各9g，熟地黄、丹参各30g。水煎服，日1剂。5剂后眩晕减轻，饮食渐增，效不更方再进15剂，诸症痊愈，血压130/75mmHg。

按：本例高血压病属脾胃虚弱、气血不足致清气不升，脑失所养，发为眩晕；气虚血行不畅，络脉失和，故伴有头痛及诸症。方用补中益气汤加减健脾益气、活血通络，黄芪、党参、甘草补脾益气，定眩；白术健脾除湿；升麻升举下陷之气，柴胡鼓舞少阳之气上行；陈皮理气降气兼制升麻、柴胡之升而不过；三七、当归、熟地黄、丹参活血养血。诸药合用，切中本病病机，故疗效显著。

## （四）结语

益气活血法在心脑血管病中的临床应用较为广泛，疗效显著，副作用小，具有独特的优势。临床治疗心脑血管疾病过程中，不仅应看到气滞、血瘀、痰浊、寒凝等标实的外在表现，更要注重气虚为发病之本，治疗以益气活血为基本治法，辨证与辨病相结合，才能抓住重点，取得良好的临床疗效。

# 四、"肝脾调和"理论调治脾胃病经验举隅

鄙人出身医学世家，自幼既承庭训，深知熟背经典之重。国医大师熊继柏和孙光荣两位老师遣方用药严谨，教导我临证既通常法，又善变通，还须讲究因人、因时、因地制宜辨证论治，我常思之，收益颇丰。本人临证擅用肝脾调和法治疗肝脾失调、肝胃不和证和肝气犯胃等病证，使脏腑整体功能和谐，调整气血，通达其身。现根据多年临床实践，将调和肝脾法辨证施治临证经验梳理总结如下，供同道及中医学者探讨。

## （一）"肝脾调和"的学术内涵

以阐发肝和脾相关生理功能、病理变化机理及其证治方药的中医肝脾相关理论，作为中医五脏相关学说的子系统，具有丰富的理论内涵。肝居下焦，气主升华，通达诸脏腑内外；脾胃属于中焦，升清降浊，为气机升降之枢。脾属土，居中焦，主运化水谷；肝主疏泄，调畅五脏六腑气机，协调脾胃升降，"土得木而达"。中医认为"肝为将军之官"，主疏泄、主藏血，肝既可疏泄脾土，助其运化水湿，可疏利三焦，通调水道，助力脾胃气血，使全身气机疏通畅达，气血和调，经络通利，脏腑功能协调正常。这与《素问·阴阳应象大论》所说"肝生筋，筋生心……心生血，血生脾……"相呼应，与《血证论》所说"木之性主于疏泄。食气入胃，全赖肝木之气疏泄之，而水谷乃化"相统一。在传承和理解中医学术思想上，鄙人强调临床"求病本、明病机"的重要性和内涵，并要求跟师者务必对肝脾理论进行深刻思考和反复悟道，从而实现用药精当，法贵灵活，治病必求本。

## （二）"疏肝健脾、和胃并调"治疗胃痛

胃痛是中医内科最常见的病证之一，可见于西医学的多种慢性胃部疾病，如消化性溃疡、慢性胃炎、功能性消化不良，为外感湿热邪气和内伤饮食不节所致。《素问·六元正纪大论》曰："木郁之发……民病胃脘当心而痛，上支两胁，膈咽不通，食饮不下"，《素问·至真要大论》曰："厥阴司天，风淫所胜，民病胃脘当心而痛"。朱丹溪《丹溪心法》曰："脾病者，食则呕吐，腹胀喜噫，胃脘痛，心下急"，明确指出心痛实指胃脘痛，以中焦脾胃病变为主。望闻问切，舌脉合参，辨证为肝胃不和、肝气犯胃。患者气郁恼怒而伤肝，肝失疏泄，横逆犯胃，气机郁滞，故而胃脘胀满，攻撑疼痛，连及胸胁；肝气郁滞，胃失和降，则嗳气频繁；肝胃郁热，故烦躁，嘈杂泛酸；气机不利，肠道传导失常，故大便不畅；脉弦为肝气郁结之象。故以疏肝理气、健脾和胃为治法，辨证后施以小柴胡汤、柴胡疏肝散加减。柴胡疏肝解郁，以祛发病之源，为君药；当归、白芍养血柔肝，香附、延胡索、郁金理气止痛，并增强柴胡疏肝解郁之力，为臣药；四君子汤健脾益气，与疏肝理气之剂相伍，以达扶土抑木之功效；半夏与黄芩相伍，辛开苦降，清解肝胆郁热，共为佐药；陈皮、枳壳、砂仁理气和胃，鸡内金消积健脾，海螵蛸、牡蛎收敛固涩除酸，共为使药。诸药相伍，共奏疏肝理气、健脾和胃之功效。

## （三）"疏肝理气，健脾培土"治疗胃痞

胃痞又称痞满，患者自觉心下痞塞，触之无形，按之柔软，临床多表现为上腹部胀满不舒。胃痞相当于西医学的慢性胃炎（包括浅表性胃炎和萎缩性胃炎）、功能性消化不良、胃下垂等疾病，以胃痛为主症者，诊为"胃脘痛"；以胃脘部胀满为主症者，诊为"痞满"。若胃痛或胃脘部胀满症状不明显者，可根据主要症状诊断为"反酸""嘈杂"等病。胃在生理上以和降为顺，在病理上因滞而病，本病主要与脾胃虚弱、情志失调、饮食不节、药物、外邪［幽门螺杆菌（Hp）感染］等多种因素有关，上述因素损伤脾胃，致运化失司，升降失常，而发生气

滞、湿阻、寒凝、火郁、血瘀等，表现为胃痛、胀满等症状。

慢性萎缩性胃炎与肝、脾两脏失衡密切相关。Hp 感染属邪气范畴，且多具热、毒的性质，临床 Hp 相关胃脘痛证型以肝胃蕴热、脾胃湿热、胃中蕴热多见。正如《内经》所言："邪之所凑，其气必虚"，《血证论》谓："木之性主于疏泄。食气入胃，全赖肝木之气以疏泄之，而水谷乃化"。肝主疏泄，调畅五脏六腑气机，协调脾胃升降，"土得木而达"。胃痞的表现主要在胃，但无论在临床验证上，还是在病理方面，又无不与肝脾密切相连，因此，治疗胃痞常疏肝理气、健脾培土，这与《功能性消化不良中医诊疗专家共识意见（2017）》里提及的中医药治疗胃痞的诊疗规范相吻合。辨证为肝胃不和证，治疗以疏肝和胃为法，予小柴胡汤、乌贝散加减以疏肝和胃、抗酸止痛，酌加山药、浮小麦护胃益气；香附、郁金行气宽中；脾胃为后天之本，本人临床强调固护脾胃之气，使邪去不伤正，故加砂仁、茯苓、白术、薏苡仁健脾益气、祛湿和胃；又因久病多瘀，故多以莪术、延胡索化瘀止痛。对于治疗后患者上腹部胀满不适症状缓解，仍有嗳气、口苦表现的患者，则加茵陈、灵芝以清热化湿，白及以收敛生肌。值得一提的是，临床上不少患者未使用西药治疗，仅以中药辨证 HP 由阳转阴，体现了中医药治疗幽门螺旋杆菌相关性胃炎具有较大优势。

## （四）"调肝运脾，培土止泻"治疗慢性腹泻

慢性腹泻指病程至少在 4 周以上，常在 6～8 周，或间歇期在 2～4 周的复发性腹泻。其临床表现以腹泻、腹痛为主，轻者表现为大便次数增多，不成形，重者则大便溏薄稀软，甚至水样便，日数次、十数次不等，有时大便带有脓血黏液。脾胃病病因虽多，但究其源，脾胃虚弱乃其根本，正如李杲所言"内伤脾胃，百病由生""百病皆由脾胃伤而生也。"慢性腹泻属于中医"泄泻""久泻"范畴。

肝藏血而主疏泄，脾统血而主运化，脾又为气血生化之源。脾的运化有赖于肝的疏泄，脾胃的运化功能有赖于脾的升清和胃的降浊相互协调。如果肝失疏泄，则影响脾胃升清降浊，导致"肝脾不调"，可见精神抑郁，胸胁胀满，腹胀腹痛，泄泻便溏。正如《血证论》云："木之性主于疏泄，食气入胃，全赖肝木之

气以疏泄之，而水谷乃化；设肝之清阳不升，则不能疏泄水谷，渗泄中满之症，在所不免。"若忧郁忿怒，精神焦虑紧张，易致肝气郁结，木郁不达，横逆乘脾犯胃；或思虑过度，脾气受伤，土虚木贼，均可使气机升降失调，肠道功能失常，清浊不分，相杂而下，形成该病。又如《景岳全书·泄泻》谓："凡遇怒气便作泄泻者，必先以怒时挟食，致伤脾胃，故但有所犯，即随触而发，此肝脾二脏之病也，盖以肝木克土，脾气受伤而然。"临床上常以调肝理气运脾立法。

肝脾不调的慢性腹泻，症见腹痛、腹泻，便前腹痛，便后缓解，或食后欲厕，紧张则泻，烦躁易怒，胸胁胀满，失眠多梦，舌淡红或舌红，苔白，脉弦或细弦。本人认为，此证当标本同治，"见肝之病，当先实脾"。遣方拟痛泻要方之意，合乌梅丸加减主之，药用香附、木香、苍术、白术、砂仁、防风、大腹皮、乌药、白芍、乌梅、干姜、黄连。上述诸药合用，共奏调肝运脾、消腹胀痛、止泻之功，临床用之效果甚佳。

## （五）医案举隅

黎某，女，48岁，公司职员，2021年12月6日初诊。主诉：反复胃痛3年。患者近3年以来反复胃脘部胀痛，有胸痛及烧心感，伴反酸、嗳气，常有恶心、咽喉部不适，平素易烦躁，纳可，喜温饮，大便每天2～3次，排便不爽，小便黄。LMP：2021年11月19日，量少，色暗红，有血块，有痛经，经前乳房胀痛，少腹坠胀痛明显，白带正常。舌苔薄白，脉弦。胃镜检查：慢性非萎缩性胃窦炎伴胆汁反流。中医诊断：胃痛（肝胃不和，肝气犯胃）。西医诊断：胆汁反流性胃炎。

本案患者气郁恼怒而伤肝，肝失疏泄，横逆犯胃，气机郁滞，故而胃脘胀满，攻撑疼痛，连及胸胁；肝气郁滞，胃失和降，则嗳气频繁；肝胃郁热，故烦躁，嘈杂泛酸；气机不利，肠道传导失常，故大便不畅；脉弦为肝气郁结之象。治疗以疏肝理气、健脾和胃为法，遣方如下：北柴胡、黄芩、法半夏、当归、郁金、麸炒枳壳、香附、延胡索、白芍、海螵蛸、炙甘草、党参、鸡内金、麸炒白术、茯苓、牡蛎、砂仁、陈皮。7剂，水煎服，日1剂。

二诊：2021年12月13日。胃胀、反酸较前缓解，无恶心，矢气频作，纳可，大便成形，小便黄，夜尿每晚1～2次。继前方加醋莪术以攻逐滞气。7剂，水煎服，日1剂。

三诊：2021年12月20日。胃痛、反酸、嗳气进一步减轻，现月经第一天，经前乳房胀痛较前减轻，少腹隐痛，少许腰酸。前方当归改为当归尾，加强活血祛瘀之功；加素馨花、威灵仙以疏肝解郁、行气通经止痛。7剂，水煎服，日1剂。

随访两月未复发，且经前不适明显好转。

按：本案为肝胃不和、肝气犯胃所致胃痛。《沈氏尊生书》指出："胃痛，邪干胃脘病也……唯肝气相乘为尤甚，以木性暴，且正克也。"脾胃的受纳运化，中焦气机的升降，有赖于肝之疏泄，如《素问·宝命全形论》所说的"土得木而达"。医家叶天士云："厥阴顺乘阳明，胃土久伤，肝木愈横。"亦提示了肝气不疏、木旺乘土为本案的主要病机。治疗当以疏肝理气、健脾和胃为法。

方中柴胡疏肝解郁，以祛发病之源，为君药；当归、白芍养血柔肝，香附、延胡索、郁金理气止痛，并增强柴胡疏肝解郁之力，为臣药；四君子汤健脾益气，与疏肝理气之剂相伍，以达扶土抑木之功效；半夏与黄芩相伍，辛开苦降，清解肝胆郁热，共为佐药；陈皮、枳壳、砂仁理气和胃，鸡内金消积健脾，海螵蛸、牡蛎收敛固涩除酸，共为使药。诸药相伍，共奏疏肝理气、健脾和胃之功效。

## （六）结语

肝脾相关理论是中医学五脏相关理论的重要组成部分，理论渊源于《内经》《难经》，应用于《伤寒论》，可见肝脾两脏在气机调节方面关系密切。肝脾相关理论本身起源于中医经典，故应熟背经典，才能做到用药精当，灵活用法，精准辨证。若气郁伤肝，肝失疏泄，横逆犯胃，气机郁滞，则疏肝理气，健脾和胃；若肝气郁结，木郁乘土，痰湿内生，痰与气互相搏结者，则疏肝、理气、化痰，予柴胡疏肝散以"和"肝；若肝气郁结，邪热犯胃，肝胃郁热，逆而上冲，予疏肝和胃。注重主诉、精准辨证、遣方有道是临证有效的关键。我也常常告诫自己，要牢记并践行"有时去治愈，常常去帮助，总是去安慰"的大医精诚精神，急患者之所急，想患者之所想。

# 五、中医药治疗癌症临证体会

随着社会的快速发展，各种不健康的生活方式衍生出的各类疾病高发，尤其是恶性肿瘤的高发病率、高致死率更是让人"谈癌色变"！目前手术、化疗、放疗等已经成为治疗肿瘤普遍的做法。如何针对不同的治疗阶段，采用不同的中医治疗模式，发挥控制肿瘤、防治复发转移、改善症状、减轻不良反应、提高生存质量、延长患者的生存期，是个重要的课题。

余从医近40年，诊治了很多妇儿科、老年病、肝病及疑难杂症，对癌症患者更是宗"凡阴阳之要，阳密乃固""肾为先天之本""脾（胃）为后天之本""以恬愉为务，以自得为功"遣药组方，临床上辨证论治，做到因人因时因地制宜，屡获效验。有位外地宫颈癌晚期患者赴一权威专科医院求治时被告知"住院手术意义已不大"，并言"估计春节难捱过去"，其家属辗转找到余予中药调治，度过了3个春节……中医药在恶性肿瘤的临床治疗中发挥了不可小觑的作用，常用治法有补气养阴、清热解毒、活血化瘀、软坚散结、消肿止痛等。医承有道，今总结余治疗癌症的中医药临证体会，以飨后者。

## （一）关于癌症的病因病机

### 1. 人身各处，但凡一处阳气不到，便是病

《素问·生气通天论》言："阳气者，若天与日，失其所，则折寿而不彰。"阴阳的关系不是对等的，阳气是主要的，阳主阴从。《内经》强调"凡阴阳之要，阳密乃固。"阳气失于敷布，阴寒得以凝聚是肿瘤的基本病因病机。人之阳气的多少取决于脾胃。元阳虽藏于肾，但要后天脾胃的滋养，元气升降出入的运行也依赖脾升胃降的斡旋之能。如果进行中西医比较，西医学免疫系统的功能属于中

医学脾功能的范畴。免疫系统是人体对抗肿瘤的最后一道防线，脾胃虚寒是易于发生肿瘤的体质类型。

### 2. 寒湿为患，十占八九

损伤人体阳气者，寒湿之邪最重，阳气受损则易形成阴证。《素问·举痛论》言："寒气客于小肠膜原之间，络血之中，血泣（涩）不得注于大经，血气稽留不得行，故宿昔而成积疾。"已经明确表示"因寒而成积"。《景岳全书·新方八阵》说："夫寒之为病，有寒邪侵于肌表者，有生冷伤于脾胃者，有阴寒中于脏腑者，此皆外来之寒，生于无形无响之间，初无所感，莫测其因。"张景岳总结寒的成因说："或因禀受，可因丧败，以致阳气不足，多见寒从中生。"

人体的津液精血靠阳气的推动才能运行，寒湿伤阳则津液精血的运行缓慢甚至停滞，易于形成瘀血、痰湿、食积等有形之邪。有形之邪又会阻碍气机，形成恶性循环。因此，肿瘤患者除肿瘤本身表现出的诸多症状以外，多数表现为口不渴，或渴不欲饮，或喜热饮，手足厥冷，小便清长，大便溏，舌色淡或暗紫，舌体胖大，苔白腻而润，脉沉细或紧硬等一派阳虚阴盛之象。有的肿瘤患者有口渴烦热、恶热、喜凉饮食、持续高热或低热不退等现象，此为假热或标热，不能把它作为辨证用药的唯一证据而恣用寒凉。这种假热源于真寒，寒主收引，阻遏气机，气机升降出入受阻，郁而化热。此时再用寒药清热，无异雪上加霜，则犯虚虚实实之戒。

### 3. 情志内伤

《素问·血气形志》言："暴忧之病也。"《素问·疏五过论》言："必问尝贵后贱，虽不中邪，病从内生，名曰脱营。尝富后贫，名曰失精，五气留连，病有所并。"薛立斋的《外科枢要》认为肉瘤之生始于"郁结伤脾"。肿瘤患者中大多数人有情志事件的刺激，有的患者治疗后效果不错，但由于精神的刺激又使病情加重。忧患则气结，气结则阳气不通，阳气不通出现在何脏何经络，则肿瘤就有可能发生在何处。

## （二）中医药治疗癌症临证要义

### 1. 扶正祛邪并用，固护胃气为第一要领

《素问·血气形志》言："凡厥利者，当不能食，今反能食者，恐为除中，食以索饼，不发热者，知胃气尚在，必愈。"厥阴病主方要用乌梅丸而不是乌梅汤，大概也是恐其"以汤灭火"反而成害，故以丸药缓图，以复其阳。

有胃气则生，无胃气则死。肿瘤患者大多数已病入三阴，固护胃气尤为重要。在药物的剂量上应准确把握，特别是在实施汗、吐、下法及应用寒凉之品时尤当注意。放化疗及手术后的晚期患者每见纳呆、腹胀、体倦乏力、便溏或便秘等胃腑衰败之症，很多患者不是死于肿瘤而是死于胃腑衰竭。本脏自衰用理中汤；火不生土用附桂理中汤；湿浊盛者芳化，理中汤加苍术、藿香、白蔻仁、佩兰、砂仁之属；土壅木郁、木不疏土用生黄芪、桂枝尖。健中焦必补火，对于脾胃阳虚的人，当以理中或附子理中剂补脾阳，扶助胃阳，及早消除寒凝是最主要的。若用辛甘之药滋胃，当生当浮，使生长之气旺。中焦为上下之枢，升降之本，中焦阻隔则上下不通，当运中土以溉四旁，可用理中合半夏、秫米、砂仁。腹胀虚者，治宜塞因塞用，补大气，用理中加黄芪、砂仁，忌一切行气破血之品（厚朴、青陈皮、枳实壳）；腹胀实者用通法，大黄附子细辛汤加减，即温下。无论肿瘤发生在何脏腑，只要有脾胃虚寒的症状，只能先固护中气而舍其他。无论中医、西医，无论用寒用热，都应在不伤胃气的基础上治疗。

### 2. 温阳散寒是基本治疗思路

四逆汤、附桂理中丸、真武汤、麻黄附子细辛汤是温阳散寒基础方。肺部肿瘤可用四逆汤合小青龙、四逆合阳和汤、四逆合千金苇茎汤，咯血加仙鹤草、三七粉；胸腔积液可加葶苈大枣泻肺汤；胸痛加蜈蚣、全蝎；间用理中汤、补中益气汤，培土以生金。消化系统肿瘤以附桂理中加砂仁、半夏为主方，肝胆肿瘤可加吴茱萸、当归、赤白芍、三棱、莪术、茵陈、鸡矢藤等；腹水可用真武汤、桂枝去芍加麻黄细辛附子汤；腑气不通多因阴寒凝阻，当用破冰解凝之剂（大黄

附子细辛汤加吴茱萸；若出现肠梗阻当用张锡纯硝菔通结汤，便下即止）。肾、膀胱、脑部肿瘤用四逆汤、桂枝茯苓丸、大黄䗪虫丸、麻黄细辛附子汤、真武汤、八味地黄汤为主，间用理中汤。子宫、卵巢肿瘤用四逆汤、当归四逆汤、温经汤，紫石英、吴茱萸常用。高热不退或长期低烧多为本寒标热，治疗应以四逆、理中辈、当归四逆、麻黄附子细辛汤为主方，临床随证使用，屡获疗效。

## （三）中医药治疗癌症四种模式

### 1.防护模式

主要适用于手术前后、放化疗期间、靶向治疗期间的患者。如有些患者本身精神差，容易疲乏，手术后容易出现并发症，通过应用补气的中药如党参、黄芪、仙鹤草等，可以减轻手术引起的疲劳症状。放疗患者出现放射治疗部位的放射性炎症，可以用六神丸、云南白药等治疗。化疗患者出现白细胞、血小板下降等骨髓抑制症状，同样可以中药调理，比如升白细胞的中药包括黄芪、党参、茯苓、鸡血藤、菟丝子、苦参、灵芝、虎杖、地榆等，升血小板的中药包括仙鹤草、花牛衣、大枣、商陆等，还有一些中成药如阿胶浆、八珍颗粒、牛血宝、养正合剂、乌鸡白凤丸等都有生血的作用。还有化疗引起的腹痛腹泻等消化道反应，治疗便秘可选用火麻仁、郁李仁、大黄等，治疗腹泻可选用五味子、乌梅、山茱萸、淮山药、炒白术、芡实等。通过中药治疗，可减轻这些治疗手段引起的不良反应，促进患者机体的功能尽快恢复，改善这些不适的症状，提高生活质量。

### 2.维持模式

主要适合有合并症，体质状况差，以及各种原因不适合手术切除和多药化疗的人群。如临床上很多老年的肺癌患者，发现来就诊的时候就是中晚期，不能手术，本身体力状况比较差，而且除了肿瘤还有冠心病、高血压等很多其他疾病，标准的化疗方案这些老年患者是耐受不了的，这时候可以应用中医药。在化疗过程中，配合祛除毒邪的抗肿瘤中药，加强化疗的疗效，让肿瘤处于一个相对稳定的状态，目的就是控制肿瘤的生长，延缓疾病的进展，提高患者的生活质量，延长生存的时间。

### 3. 治疗模式

适用人群是不适合或不接受手术、放化疗、靶向治疗这些治疗手段的患者。因为西医治疗手段对患者的身体条件也是有要求的，有些患者因为体质太差，接受治疗效果往往会适得其反，此时可以单纯中医药治疗，通过辨证论治，合理地使用汤药加成药，内服加外用等，一方面扶助人体的正气，一方面祛除肿瘤毒邪，也能够达到控制肿瘤生长、减轻症状、延长生存时间的目的。

### 4. 康复模式

适用人群是手术后或者化疗后状况比较好的患者，也就是说癌症没有转移扩散，手术切除得很干净，不需要放化疗，定期复查就行；或者大夫说手术和术后的放化疗都做完了，治疗告一段落，定期复查就可以了。肿瘤患者虽然西医治疗结束了，但是为了避免复发和转移，中医治疗此时势在必行，通过中医的治疗达到防止复发、加快康复的目的。

## （四）医案举隅

何某，女，71岁，病历号00048245。初诊日期：2013年1月3日。主诉：下腹痛，阴道分泌物增多并带血性分泌物3月。患者平素劳累，纳差，素体羸弱；自2012年8月起出现下腹胀痛，放射至腹股沟，并出现阴道分泌物增多，间有血性分泌物，同年10月外院行阴道镜下病理活检，诊断为宫颈癌晚期，同年11月赴广州某医院要求手术治疗被拒，并言"难捱过春节"，经人介绍来诊。就诊时述下腹胀痛，阴道分泌物黏稠状，黄白相间，恶臭味，带血液，人消瘦，畏寒怕冷，咳嗽有白黏痰，纳差，腹痛，夜不能寐，小便清长，大便溏，一日三次，舌淡胖有齿印，苔白厚腻，脉沉细。查体：腹股沟触及2个花生米大小的淋巴结。

西医诊断：宫颈癌晚期；中医诊断：癥瘕（脾虚痰湿结聚）。

治则：健脾祛湿，软坚散结。

患者素体脾虚，水湿不能运化，聚而为痰；肿瘤的发生与"痰滞作祟"密切相关。痰饮既是许多癌症的致病因素，又是癌症发展过程中的病理产物。"脾为生痰之源，肺为贮痰之器"，故发为咳嗽；痰为阴邪，其性黏滞，易伤阳气，故见畏寒怕冷；久则必致气虚阳弱，失却运化之功，故见消瘦，小便清长，大便溏。气虚失运反过来又进一步加重痰浊凝滞，进而影响生化，壅塞气机，阻滞血行，不通则痛，发为腹痛，放射至腹股沟部，痛则夜不能寐，继而变生百病，最终形成顽痰老痰，胶结凝积于阴道，故出现阴道分泌物增多，出现血性分泌物、恶臭等症状，最终发为癥瘕。四诊合参，辨证为脾虚痰湿结聚，方用参苓白术散加开郁二陈汤加减：陈皮、茯苓、薏苡仁、党参、炒麦芽、白术、淮山、砂仁、黄芩、绵茵陈、木香、郁金、法夏、柴胡、龙胆、威灵仙、灵芝。水煎服，日1剂，共14剂。

二诊：2013年1月14日。患者腹痛减轻，分泌物量较前减少，食欲饭量较前改善。正气存内，邪不可干，先固护正气为主，加黄芩、半枝莲祛湿软坚散结，继进14剂。

三诊：2013年2月7日。治疗1个月后，患者精气神较前改善，体重增加，食欲增加，腹痛减轻，血性分泌物较前减少，仍有分泌物较多，腥臭味。原方加白花蛇舌草、败酱草、蒲公英、黄柏、鳖甲、栀子等加强祛湿化痰、软坚散结之功。患者因事须返乡，中药携带回乡继服1个月。中药治疗2个月后，患者上症缓解，返回韶关。以后一直由家人来院代拿中药或处方寄去韶关。

四诊：其间因阴道流血于2015年7月5日上午再由家属送来诊治，加黄精、当归、川芎、熟地以止血养血、怡养胃气。家人言及当初广州某医院曾建议家人放弃治疗，经过中医药治疗，现老人已度过了3个春节，感激不尽。

## （五）体会

脾为中焦土脏，职司运化，脾虚则痰湿内生，况培土方能生金，故痰湿内蕴为肿瘤其病之标，脾气虚弱实为病机之本。治疗可化痰湿于健脾之中，健脾祛湿，除痰散结，补泻并行，根据痰湿与脾虚这一对病机标本的辩证关系，祛痰和健脾为治疗关键，临床应注重将二者有机结合，兼顾两端。方中党参、白术、茯苓、薏苡仁、栀子等药味共奏健脾化湿防其化热之功，选取半夏、龙胆、威灵仙、半枝莲、白花蛇舌草、鳖甲等药味化痰散结。健脾每多重用党参，以其为四君子汤之君药，益气健脾，固护中焦，助气血生化之源。健脾祛湿、除痰散结这一基本治法体现了标本兼顾、补泻并行的思想。

运用中医中药进行整体辨证施治是治疗癌症的一个有效手段，任何癌症何期病例都可施用中医中药辨证施治，在具体运用时如何处理好整体辨证施治、辨证辨病结合用药，是治疗癌症能否成功的关键。

# 六、"治风为要，调和营卫"治疗皮肤病证经验概要

余从医近 40 载，略谙经典，临证机变，屡愈难症，治疗皮肤病症颇有经验，今在《内经》《伤寒论》的基础上提出"治风为要，调和营卫"的治疗思想，现浅议于下。

## （一）"治风为要，调和营卫"理论精要

风为百病之长，皮为人体卫外之表，易为风邪所乘，故皮肤诸症首责之风邪。风性趋上，故皮肤肌腠易受累；风胜则痒，故皮肤瘙痒无度；风善行而数变，故皮肤病症往往时发时止，皮疹走窜不定；风为阳邪，易化热化火，故皮疹多色红；风常无形，故皮疹消退可不留痕迹。

营卫理论可溯源于《内经》，至仲景《伤寒论》趋于系统。营气由水谷精微中的精华部分化生，运行脉中，有营养全身和化生血液的作用。《素问·痹论》云："营者，水谷之精气也，和调于五脏，洒陈于六腑，乃能入于脉也。"《灵枢·邪客》云："营气者，泌其津液，注之于脉，化以为血。"卫气则由水谷精微中慓悍滑利部分化生，运行脉外，有防御外邪、温养全身和调控腠理的生理功能。《素问·痹论》云："卫者，水谷之悍气也，其气慓疾滑利，不能入于脉也。"《灵枢·本藏》云："卫气者，所以温分肉，充皮肤，肥腠理，司开阖者也。"卫气由肾气温煦而生，肾气不足常致卫气虚，易感生他邪；肺为华盖，主宣发肃降，肾气蒸腾温化水气上至于肺，由肺布散体表，故"卫散发于上焦"。卫气源于水谷之气的濡养，故"卫滋养于中焦"。

营气来源于水谷精微，与卫气互根互用。无营，则卫无所依而外泄；无卫，则营阴无以输布全身。可见，营卫调和是皮肤腠理正常开阖的生理基础，是皮肤抵御外邪的屏障。

## （二）"风邪在表宜疏风，风邪郁表宜宣散，风邪久羁宜通络"

皮肤诸症，究其外邪，虽有风、湿、燥、血虚、虫毒等诸多不同因素，但其卫外不固，风邪客表，走窜肌肤而致痒最常见，以风邪为首。

风为百病之长，皮肤为人体卫外之表，易为风邪所乘。鄙人认为，皮肤病症虽复杂多样，但其疾病过程多有风寒束表、营卫不和之类病机。临床上遵循"风邪在表宜疏风，风邪郁表宜宣散，风邪久羁宜通络"，同时以敛营益阴、调和营卫为法，疗效甚佳。

### 1. 风邪在表宜疏风

风邪袭表，初中肺卫，宜辛凉宣透之品，因势利导，解表疏风于外，常用辛凉轻剂，轻宣疏散。常用银翘散加减，其中银花、连翘、薄荷等为辛凉解表之品，善散肺经风热邪气，透热达表，擅治外感风热，温病初起，又能疗疮毒。酌加升麻发表透邪，清热解毒，升阳举陷。当风邪初袭肌表时，余常用银翘类方疏散风邪，透表解郁，防邪入里而伤及气营。

### 2. 风邪郁表宜宣散

风邪郁表，气郁不行，宜辛温宣散之品，解表开郁，祛风于外，余常用消风散加减。方中荆芥、防风为解表祛风要药，为君；随证酌加羌活、白芷等辛温之品，芳香辛散，身轻质清，长于发表散风透疹，擅治表邪外束之风邪诸证，能宣散郁表之风邪，祛风止痒，使风邪复从表而出；或少佐生地、当归等清热养血，以防变及营阴。

### 3. 风邪久羁宜通络

风邪久羁，久病入络，见反复皮肤瘙痒、留印，疤痕色暗，肤色甲错等，必用搜风通络之品，通行经络，祛腠理经络之风邪。余常用乌蛇、蝉蜕、僵蚕之类。乌蛇味甘咸而性平，入肺脾二经，能祛风湿、通经络，擅走窜，治"诸风瘙瘾疹，疥癣，皮肤不仁，顽痹诸风"。蝉蜕味甘而性寒，入肺肝二经，具有疏散风热、利咽开音、透疹息风之功效，蝉衣乃蝉之皮蜕，能行脏腑经络，旨在以皮治皮。僵蚕味辛咸而性平，归肝、肺、胃经，本品味辛行散，能祛风通络，味咸又能散风热以止痒。若风邪久羁，久病入络，风邪久郁于经络，发泄无路，常致皮肤剧痒，余常用该药对治疗慢性皮肤病见皮肤剧痒、局部斑痕瘀暗难消者。

## （三）调和营卫，敛营益阴，固卫益表

余治疗皮肤病，以桂枝汤为调和营卫基础方。桂枝汤为仲景群方之冠，用之"外证得之解肌和营，内证得之化气调阴阳"。方由桂枝、赤芍、大枣、生姜、甘草组成，方中桂枝辛温，解肌祛风，芍药酸苦微寒，敛阴和营，二者一散一收，奏调和营卫之功；生姜辛温，助桂枝调卫；大枣甘温益胃，助芍药和营；甘草甘缓，调和诸药。若风寒者，见瘙痒重、风团色白，舌质淡白、苔薄白，脉浮缓等，酌加蛇床子辛温散寒、祛风止痒；若湿热盛者，见疱疹、脓疱、糜烂，舌质红、苔厚白或微黄，脉滑或滑数等，去姜枣，予地肤子、苦参、土茯苓清热化湿；若热重者，兼有身热、面赤、口渴喜饮，舌质红苔黄，脉数等，去姜枣加连翘、白鲜皮、生石膏清热泻火；若血热者，见斑疹红紫，口干渴，少量频饮，舌质暗红、苔薄白、脉沉数等，去姜枣加紫草、牡丹皮、大青叶活血凉血；若燥热津伤者，见便秘、皮肤苔藓样变，口干渴不多饮，舌质红，苔薄白干，脉细等，加玄参、生地黄滋阴润燥；若气滞血瘀者，见血痂、色素沉着、瘢痕，舌质暗红、苔薄白，脉短或涩而有力等，加牡丹皮活血化瘀；若血虚生风化燥者，见抓痕、皮屑、皲裂，舌质淡白、苔薄少，脉细或虚等，加养血滋营之药，重用大枣、熟地黄、桑椹等；若气虚者，兼见纳少、乏力、便溏，舌质淡白、苔薄白，脉弱等，加益气扶正之品，重用大枣、白术、黄芪、五指毛桃等。

## （四）"治风为要，调和营卫"论治皮肤顽症

### 1. 慢性荨麻疹反复发作、缠绵难愈

中医称之为"瘾疹"。《金匮要略·中风历节病脉证并治第五》曰："寸口脉

迟而缓，迟则为寒，缓则为虚，营缓则为亡血，卫缓则为中风。邪气中经，则身痒而瘾疹。"其病机为邪犯卫表，营阴郁滞，皮肤腠理水肿，故临床表现以风团为主。

"治风先治血，血行风自灭"，营血与瘾疹的病机关联取决于营卫的运行规律。《素问》云："营气之道，纳谷为宝，谷入于胃，乃传之肺，流溢于中，布散于外。"指出营气化生于脾胃水谷精气，传于肺，注入经脉，遍行经络，周游全身，濡养肌表，灌注脏腑。若营血不足，无法布散于皮肤腠理，以致风邪无所制，风盛则痒；若营气受阻，复感外邪，则郁滞化毒；若邪气羁留日久，则血热动风；若久热灼营，又可致营阴耗伤，导致腠理失荣。

种种病机可导致皮肤瘙痒，风团走窜，发无定时，发无定处，亦可见皮肤干燥，瘙痒脱屑，划痕残留，久而暗瘀。风团瘙痒无其他明显异常者可投桂枝汤、麻黄桂枝之辈。余认为慢性荨麻疹多以虚证为主，营阴亏虚，卫气不固，故在桂枝汤基础上加减化裁，自拟"消瘾方"治之，组方如下：桂枝 10g，赤芍 10g，大枣 10g，党参 30g，北芪 30g，当归 15g；根据兼症可酌情加减，拟川贝 10g、金银花 15g、穿山甲 15g、皂角刺 10g、白鲜皮 20g、甘草 5g 等随证配伍。

## 2. 白癜风

中医称之为"白驳风"。《诸病源候论·白癜候》记载："白癜者，面及颈项身体皮肉色变白，与肉色不同，亦不痒痛，谓之白癜。""此亦是风邪搏于皮肤，血气不和所生也。"指出其病机为风邪侵袭、营卫不和。后世医家亦遵此理，《医宗金鉴·外科心法要诀》曰："白癜风……由风邪相搏于肌肤，致令气血失和。"《证治准绳》记载："夫白驳者，是肺风流注皮肤之间，久而不去之所致也……"。《医林改错》记载："白癜风血瘀于皮里"。可见古代医家认为白癜风的发病以"风邪"为要因，"营卫失和"为基本病因病机，并可见肺风、血瘀等病理产物。

基于此病机，余以急性期、慢性期分治为法。急性期以祛风除湿、行气调营为主，慢性期以滋补肝肾、调和营卫为主。临证若见虚邪贼风伤及营卫，则以祛风驱邪、固卫益表为法；若皮络瘀滞，营卫不畅，则通络和营；若气血乏源，营卫气虚，则调仓廪以扶本；若脏腑气血失和，则调和五脏六腑以通气血。

此外，在调营卫气血的基础上，可辨证选用一些具有"升、散、透、窜、通、燥、动"特性的药物以增祛邪之力，同时可推动营阴运行，输精达表，使补而不滞，直达病所，温煦皮毛。营卫调和，阴平阳秘，则皮损复色。还可选用活血通络药物、祛风湿药物、虫类药、宣发肺卫药及引经药物等，如蜈蚣、地龙、僵蚕、乌梢蛇、鸡血藤、钩藤、橘络、白蒺藜、羌活、防风、桂枝、桔梗、麻黄、浮萍、白芷等。

### 3. 皮肤瘙痒症泛泛难愈

皮肤瘙痒症属于中医"痒风"范畴，《诸病源候论》曰："风瘙痒者，是体虚受风，风如腠理，与血气相搏，而俱往来于皮肤之间，邪气微不能冲击为痛，故瘙痒也。"临床上多以疏风清热、养血解毒论治。余治此病首存调和营卫之意，辅以滋阴润肤止痒之品，用桂枝汤酌加当归、首乌、熟地、白鲜皮、牡丹皮等养血祛风之品。

### 4. 反复痤疮难以根治

余常以清热凉血法共用，血凉内风得熄，外风易除。自拟"痤疮方"，组成如下：天葵 10g，银花 15g，蜡梅花 10g，南豆花 10g，花粉 30g，穿山甲 15g，皂角刺 10g，防风 15g，白芷 10g，白鲜皮 20g，甘草 10g。常以生地黄、当归、荆芥、蝉衣、苦参、白蒺藜、知母、生石膏、生甘草等随证加减配伍为方。

## （五）医案举隅

邓某，男，33 岁，职员。初诊：2021 年 10 月 17 日。主诉：瘾疹反复发作10 余年，全身皮疹 1 周。发无定时，一年四季均可发病。本次发病 1 周，周身遍疹，大小不等，团状隆起，色淡红，时起时伏，瘙痒无度，伴咽痛，耳后淋巴结肿大，手足及两耳、面部疹块水肿明显，舌苔薄白，脉细数。

治法：调和营卫，祛风止痒。

处方：桂枝 10g，白芍 12g，党参 10g，生龙骨 18g，生牡蛎 18g，地肤子10g，白鲜皮 20g，甘草 6g，浮萍 10g，川贝 5g，银花 15g，生姜 5 片，大枣 5 枚为引。

服 3 剂后复诊，大片块状瘾疹基本消失，膝以下及上臂仍有散在瘾疹时现，瘙痒及咽痛消失，手足轻度胀感。上方加白蒺藜 10g、生地黄 10g 煎服。

三诊瘾疹消退，舌苔正常，脉浮缓无力。继服原方 4 剂，以资巩固。

按：此例为瘾疹久发不愈，多因营卫虚弱，机体阴阳失调，营卫不和，卫外不固，复感风邪而发病。治宜调和营卫，疏风止痒。用桂枝加龙骨牡蛎汤调和营卫，潜阳入阴；外受风邪，风热壅滞，故予银花、浮萍轻宣疏风；加地肤子、白鲜皮祛风止痒；川贝清宣肺热。上药合用，使营卫调和，腠理复调，风邪无以窜动，瘾疹可愈。

## （六）结语

皮肤诸症为内在营卫失调，卫外不固，腠理不密，风邪侵及，搏结肌肤而致。肺主皮毛，《素问·六节脏象论》云："肺者……其充在皮"，皮肤诸症发于皮部，乃外邪阻碍营卫运行于太阳而为之。《灵枢·营卫生会》又云："营在脉中，卫在脉外，营周不休，五十而复会……故气至阳而起，至阴而止……故太阴主内，太阳主外"。外邪阻碍营卫在十二经脉的运行，则"气道涩，五脏之气相搏，其营气衰少而卫气内伐"。

余诊治皮肤病症"治风为要，调和营卫"之理论，乃出诸经典，回归临床，又从无数临床病案中提炼精要。今尽数述之，以飨同道。

# 七、金元四大家心理疗法思想在现代临床的应用

中医心理疗法最早被称为祝由。《黄帝内经》云："古之治病，惟其移精变气，可祝由而已。"又云："悲哀忧愁则心动，心动则五脏六腑皆摇。"心理因素在疾病产生、发展、治疗和结果中具有重要作用，情志可以导致疾病的发生，顺从情志可以治疗疾病。医生为患者治病，不仅应重视疾病之本身，还应重视人的整体，身心两治，疗效方能显著。中医心理疗法形式多样，包括情志相胜法、移精变气法、顺情从欲法、宁神静志法等。金元四大家将《内经》中心理疗法的思想融入各自的学术思想中，形成各自独特的心理疗法。今总结金元四大家心理疗法思想，结合笔者日常诊疗临证体会，浅述其在现代临床诊治中的重要指导意义。

## （一）刘完素心理疗法思想

刘完素，金元四大家之首，倡导火热论，"寒凉派"的创始人。其主要学术思想为"气有余便是火""五志过极皆能化火"。其代表作《素问玄机原病式》在关于惊的论述中，谓："所谓恐则喜惊者，恐则伤肾而水衰，心火自甚，故喜惊也。"恐过度则伤及本脏，脏腑的病变又可以导致情志的异常，刘完素认为情志与脏腑任何一方面异常，都会相互损及导致疾病的发生。他还认为情志疾病多属热，"五脏之志者，怒喜悲思恐也。若志过度，则劳伤本脏。凡五志所伤，皆热也。"其中尤以心火亢盛为主，用药当选寒凉药，清心泻火。刘完素的"火热论"思想扩大了心理疾病的论述和治疗，其强调节制情欲为健康长寿的养生之道。根据"亢则害"理论，认为喜怒癫狂由五志化火所致。

## （二）李东垣心理疗法思想

李东垣是"补土派"创始人，在《脾胃论·脾胃虚实传变论》中云："因喜、怒、忧、恐，损耗元气，资助心火。火与元气不两立，火胜则乘其土，此所以病也。"他继承了刘完素"五志过极化火"的思想，同时提出火盛乘土，损伤脾胃，强调了对情志疾病从脾胃论治。其在《脾胃论·安养心神调治脾胃论》中提出，由情志所致的脾胃疾病，治疗时当"使心无疑滞，或生欢忻，或逢喜事……或眼前见欲爱事，则慧然如无病矣。"此处不仅提到了情志相生法，喜让脾胃之气舒畅，同时提出要随其所欲，使其眼见所欲所爱之事，顺从心里欲望想法，这就是顺情从欲治疗法。

## （三）张从正心理疗法思想

张从正是攻邪派的一代宗师，倡导治病以汗、吐、下三法为主导。张从正对病因发病学有自己独特的认识，其根据《素问》"百病皆生于气"的观点提出，情志疾病多与心相关，并提出用"情志相胜法"治疗。"悲可以治怒，以怆恻苦楚之言感之；喜可以治悲，以谑浪亵狎之言娱之；恐可以治喜，以迫遽死亡之言怖之；怒可以治思，以侮辱欺罔之言触之；思可以治恐，以虑彼志此之言夺之。"《儒门事亲》载："息城司候，闻父死于贼，乃大悲哭之，罢便觉心痛，日增不已，月余成块状，若覆杯，大痛不住。药皆无功，议用燔针炷艾，病人恶之，乃求于戴人。戴人至，适巫者在其傍。乃学巫者，杂以狂言，以谑病者，至是大笑不忍，回面向壁。一二日，心下结块皆散。"张从正治该病遵循了《内经》中"忧则气结，喜则百脉舒和"的指导思想，以喜胜悲。张氏曾以击拍门窗治因惊而畏响、魂魄飞扬者。

## （四）朱丹溪心理疗法思想

朱丹溪，倡导"阳常有余，阴常不足"滋阴派的代表人，在心理疗法方面尤其擅长七情相胜法。《古今医案按》载："丹溪治陈状元弟，因忧病咳唾血，面黧色，药之十日不效。谓其兄曰：此病得之失志伤肾，必用喜解乃可愈。即求一足衣食之地处之，于是大喜，即时色退，不药而愈。"巧用喜胜忧的方法治疗唾血。又有治一女，新嫁后其夫经商二年不归，因不食，困卧如痴，无他病，多向里床坐。丹溪诊之，肝脉弦出寸口，曰：此思男子不得，气结于脾，药难独治，得喜可解。不然，令其怒。脾主思，过思则脾气结而不食。怒属肝木，木能克土，怒则气升发而冲开脾气矣。其父掌其面呵责之，号泣大怒，至三时许，令慰解之，与药一服即索粥食矣。朱曰：思气虽解，必得喜，庶不再结。乃诈以夫有书日夕且归，后三月夫果归而愈。丹溪不仅用怒胜思之法解女子之抑郁，同时还利用喜生思的方法预防复发。丹溪在前面三位的基础上还重视情志疾病的预防。

## （五）临证体会

在药物治疗的同时，精神心理治疗颇为重要。现今社会，人们受到各方压力逐渐增大，情志是疾病发生的主要因素之一，心理疗法在临床治疗中有着举足轻重的地位。而人的心理活动的产生来源于先天和后天，具有自然属性和社会属性，医生必须因人而异，辨证施治，合理地运用中医心理疗法将会在治疗和预防疾病的过程中发挥重要作用。

作为一名医者，如何才能发挥好心理治疗的作用？首先在治疗时应了解患者的病情，了解患者上一代人的身心情况、家族史；了解患者生活经历、文化程度；判断患者性格和气质；通过患者病史的采集，结合症状表现，分析出疾病与情志的关系。其次，选择一种治疗方法，结合患者年龄以及健康状况，立法组方，使药方对证，例如用五行相胜理论或者是顺情从欲法等来治疗。最后就是根据患者患病的背景和患者自身的弱点，有针对性地进行心理治疗，这一点是最难也是最关键的一步。同样是利用怒胜思治疗法，面对闵王和富家妇人，由于患者身份的不同，医者选用不同的方法治疗，其一是对闵王无礼来激怒他，其二是取其财夺其爱来激怒她。张从正在情志相胜疗法之外，还创立了习以平惊疗法，通过习惯性的接触而使患者产生耐受力。

诊病问症应突出"细心"二字。"凡未诊病者，必问尝贵后贱，尝富后贫，始乐后苦……必问贵贱，封君败伤，及欲侯王。"我国先哲在医学活动中亦自发地分别对待社会不同阶层、不同经历、不同境况的患者，根据差异性所决定的其心理和影响其生理上的不同，分别进行心理治疗。这些工作需要望闻问切的扎实功底，更需要具备相当程度的心理学知识和社会学知识。同时，医生本人的心理素质是至关重要的，这包括良好的医德和治病救人的责任心、相当高的文化素养和良好的生活作风，这样才能担当起真正的医生责任。

余在临床诊治中遵循"生理–心理–社会"现代医学模式，结合情志因素对疾病的影响，善用疏肝解郁柴胡类中药辨治，并配合心理疏导治疗，达到身心一体化诊疗，做到"医病医心"。曾治疗一位 46 岁女性，月经失调并发情绪抑郁多虑，忽冷忽热，对工作无信心无兴趣，五心烦热，潮热盗汗，夜间少寐。四诊合参，诊断为阴虚火旺、阴阳失和的郁证。余考虑情志因素对疾病的发生发展有重要的影响，更年期综合征患者除了躯体症状外，往往有较为明显的精神心理问题，情绪波动较大，多兼具不同程度的焦虑或抑郁症状。采用滋水清肝饮滋补肝肾之阴，调和阴阳；运用酸枣仁、远志清心除烦，涵养心神；珍珠母、煅牡蛎、龙骨镇肝潜阳，宁心安神。后因诸证减轻之余，情绪不宁仍未得到缓解，加百合、合欢、香附以加强疏肝解郁之功。随症加减，并加以精神抚慰治疗，收到良好的效果。

医生在治疗过程中对患者要关心体贴，耐心细致。一是要给患者和家属讲解疾病的相关知识，提高其对该病的认知程度，消除顾虑，积极配合治疗。二是对有明显抑郁焦虑以及疑病症的患者要进行心理疏导并配合一些行为疗法，有助于提高疗效，促使患者早日康复。同时，在遣方用药上也要根据患者的不同处境、不同体质、不同气质进行相应处理，制定治疗法则。如太阴之人其卫气涩，运行不畅，处方考虑泻其阴；少阴之人胃小肠大，不易摄血，须仔细调理，防止阳气伤败；太阳之人用药注意防止耗脱其阴，要微泻其阳，以养其神；少阳之人应实其内在阴经，泻其在外阳络，注意养气等。

## （六）医案举隅

陈某，女，13 岁，学生。初诊：2021 年 10 月 23 日。主诉：情绪不宁 6 年，肢体抽动2天。其母代诉，自二胎出生后，患儿情绪渐差，时而高涨，时而低落，易激惹，喜吼叫、叹息，厌起早，纳呆食少。曾于外院就诊，诊断为"儿童情感障碍"。2天前出现肢体抽动，故来诊。刻下症：肢软乏力，不能行走，需父母背来就诊，懒言，面部表情淡漠，纳差，大便2～3天一次，质偏硬，小便正常。舌淡苔白滑，脉弦。既往有"过敏性鼻炎"病史。

中医诊断：郁证（肝气郁结）。西医诊断：儿童情感障碍。

小儿"心常有余"，本案患儿长期情志失导，心阳亢动，神志内扰，故见抽动、激惹、情绪不宁等症状。四诊合参，属肝气郁结，以和解少阳法治之。方拟小柴胡汤加减：北柴胡15g，黄芩10g，法半夏5g，当归5g，郁金10g，枳实15g，香附10g，醋延胡索15g，白芍30g，炙甘草15g，党参10g，山药20g，砂仁15g，净山楂10g，煅牡蛎25g，川牛膝10g，7剂，水煎服，日1剂。

二诊：2021年10月31日。患者乏力好转，可下地搀扶行走，情绪较前平静，肢体抽动次数减少，排便次数增多，但仍有头痛、头晕，纳差，恶心，睡眠差。前方加补骨脂、肉桂、黄连、茵陈等，以交通心肾、祛肝胆湿热。7剂，水煎服，日1剂。

三诊：2021年11月8日。诸症明显改善，胃口好转，偶有下肢酸软，大便时软时硬。守前方，加莲子、鸡内金、稻芽、藿香、陈皮等，以增强健脾胃祛湿之功。共7剂。

患者门诊服药2个月，诸症未再发，现精神良好，活动自如，情感如常。

按：本案为少阳枢机不利，土虚木乘，阳亢有余，阴静不足，致使脏腑阴阳失于平衡。以"和解少阳"法治之，疏肝理脾，调和阴阳。处以"小柴胡汤加减"治之，方中柴胡疏肝解郁，清透少阳郁热，条达肝气，黄芩清泄少阳相火，两药升降相宜，和解少阳枢机、协调脏腑阴阳；姜半夏味辛性温，可燥湿以化痰、降逆以除痞，亦可助柴胡、黄芩畅达三焦气机；香附、郁金、延胡索行气解郁，化痰助运；牡蛎为重镇之品，可平肝潜阳、重镇安神；川牛膝引火下行；白芍平肝阳，调肝气，养肝阴，解痉挛；枳实化痰除痞，调畅气机；党参、山药、砂仁、山楂健脾理气，消积导滞；炙甘草补益脾气，调和药性，与白芍合用可酸甘养阴以制阳。全方合用以和解少阳、疏肝理脾，加以调护则阴阳调和，情绪自宁，抽动自止。

此外，郁证乃精神因素刺激而发病，治疗时须注意对患者及其家属的心理疏导。临证中需疏通阳气，阳气宣达，神机才能振奋；但不可一味追求潜镇而过度使用安神药，用之不当，反而影响阳气之生发。

## （七）结语

作为一名医者，就要如徐文弼所说："从医者，须上知天文，下知地理，中知人事，三者俱明，然后可以语人之疾病。"一名医生，只有在扎实医疗技术的基础上，掌握渊博知识，对患者因势利导，循循善诱，逐步改善患者体质和心理上的劣势，才能转弱为强，妙手回春。

# 八、膏方治疗疑难病症临床应用举隅

中医膏方是有着 2000 多年悠久历史的中药传统剂型，具有滋补强身、抗衰延年、纠正亚健康状态、防病治病、四季调理的作用，是由临床经验丰富的医师根据各人的不同体质、不同临床症状综合辨证而处方配制。国医大师裘沛然曾言："膏方是中医大方研究的切入点，大方起沉疴。"这款免煎煮、服用方便的中药制剂充分体现了中医整体调整的用药特色，在防病治病、保健养生等方面发挥着不可替代的作用。现将鄙人膏方治疗疑难病症临床应用举隅如下。

## 1. 前额如物敲打案

刘某，女，41 岁。头部前额疼痛，似有物敲打感，局部喜按。做 CT 等检查无异常，考虑"神经性头痛"，每于痛时服去痛片可稍缓解，但近年发作次数频繁，程度加重，服去痛片已不能缓解，赴某院以"脑动脉血管扩张性头痛"予麦角胺咖啡因治疗，未获显效而停药。刻诊：头痛且胀，头部前额疼痛尤剧，似有物敲打感，局部喜按。素觉畏寒倦怠，时感胸闷，喜叹抑郁，口苦、口干喜冷饮，间有心悸，心跳增快，夜难入寐，便溏，每日 1～2 次。月经愆期未至。舌暗，苔薄白，脉细。既往病史：乳腺增生、胃炎病史。

辨证：肝肾亏虚，阴阳失调。

治法：补益肝肾，燮理阴阳。

处方：益肾川龟汤加减（自拟方）。当归、杜仲、牛膝、覆盆子、菟丝子、锁阳、核桃仁、肉桂、阳起石、川芎、续断、麦芽、黄芪、沉香、神曲、丹参、党参、陈皮、芡实、谷芽、香附、鹿茸片、五味子、寄生、韭菜子、桑螵蛸、肉苁蓉、女贞子、枸杞子、龟甲胶（烊化）、黑顺片（先煎）、仙茅等。

一料膏方后，头痛发作次数逐渐减少，程度减轻。又服二料，余症消失，随访一年未复发。

### 2. 频繁眨眼案

宁某，女，9岁。一年前暑假外出旅游出现频繁眨眼，曾在多处医院专科检查未见异常，半年后出现嘴角抽动现象，伴纳呆、烦燥、喜叹息，大便干结。舌红苔少，脉弦略数。

辨证：痰火上犯，气机逆乱。

治法：清热泻火，化痰潜镇。

处方：祛风宁心汤加减（自拟方）。防风、蜈蚣、生青礞石（先煎）、铁落（先煎）、生赭石（先煎）、生龙骨（先煎）、蜜麸炒僵蚕、人工天竺黄、龟甲胶（烊化）、生薏苡仁、桑白皮、法夏、首乌藤、玫瑰花、生白芍、山药、建曲、生栀子、石菖蒲、钩藤、桑叶、柴胡、黄芩、杏仁、百合、郁金、茯神、远志、桂枝、陈皮等。

一料膏方后，频繁眨眼、嘴角抽动等症缓解，随访一年未见异常。

### 3. 舌头似开水烫灼案

李某，女，41岁。自觉舌头似开水烫灼，尤以午后为甚，伴心烦，纳呆，经前乳胀，腰酸，月经提前、量少。面部黄褐斑较著。舌红少苔，脉弦细。既往病史：乳腺增生病史。

辨证：心肾不交，阴虚血少。

治法：滋阴养血，扶阴散热。

处方：黄连阿胶汤合天王补心丹加减。黄连、黄芩、白芍、阿胶（烊化）、龟甲胶（烊化）、生鳖甲（先煎）、葛根、酒女贞子、制何首乌、紫草、柴胡、黄芩、知母、白芷、川芎、郁金、桂枝、茯苓、陈皮、当归、生栀子、淡豆豉、枸杞、桑白皮、炒薏苡仁、牡丹皮、生地黄、炒蒺藜、醋制延胡索、蜜麸炒僵蚕、制何首乌、酒萸肉、酒女贞子、甘草等。

服膏方一料后，上症缓解。半年后，上症又复出现，但诸症明显较前次减轻，继以上方加减再服膏方，随访一年，未再发作。

### 4. 如虫行案

洪某，男，57岁。皮疹反复7年，体热时局部瘙痒尤甚，难耐之症则是一身皮肤竟时时有如虫子爬行般，夜间亦发，以至夜寐不安，伴口干喜冷饮，动则汗出。舌红苔少，脉弦细数。

辨证：肺卫失调，阴虚血热。

治法：清热凉血，养血润燥。

处方：凉血消风散加减（自拟方）。玄参、地黄、紫草、牛蒡子、百合、桑白皮、太子参、龟甲胶（烊化）、山药、土茯苓、牡丹皮、蒺藜、白鲜皮、枸杞子、地骨皮、防风、炒僵蚕、地肤子、桂枝、当归等。

膏方治疗后诸症缓解，随访两年，瘙痒未见发作。

### 5. 咽部异物感案

梁某，女，46岁。咽部异物感逾1年，加重伴咽阻、嗳气1个月。患者述1年多前在探访患喉头癌病友诉述发病详况后，自觉咽部不适，喉头似有物堵塞，吐之不出，时伴紧束不适。1个月前因生气后上症加重，感咽部有一肿物阻塞、嗳气。刻诊：自觉咽部有一个肿瘤阻塞气管，咽部不适，胸闷，胁胀，舌质暗、边有瘀斑、舌苔白，脉涩。五官科检查咽部充血不明显。

辨证：痰气郁结，瘀血阻络。

治法：开郁行气，活血化瘀。

处方：半夏厚朴汤合血府逐瘀汤加减。半夏、厚朴、茯苓、生姜、苏叶（后下）、当归、生地、桃仁、红花、枳壳、赤芍、柴胡、桔梗、川芎、牛膝、甘草等。

膏方治疗后感觉咽部舒畅，诸症悉除，患者亦不再怀疑自己有肿瘤，心情大悦。再服一料膏方调理脾胃，病告痊愈。

### 6. 吞咽困难伴胸痛案

孙某，女，61岁。吞咽不畅伴胸痛渐进加重1年。患者1年前无明显诱因出现饮食梗噎不顺，进食饼干类干粮需饮水送服，症状渐进加重，逐渐出现吞咽困难，伴有胸闷、胸痛，间有心悸，严重时伴有恶心呕吐。曾在多家医院行胸部CT、动态心电图、上消化道及冠状动脉造影等检查未见异常，胃镜提示：慢性浅表性胃炎（轻度），血生化检查肝肾功能、电解质正常。刻诊：胸骨后疼痛间作，饮食梗噎感，疼痛严重时有反食呕吐、胸闷气短，食欲、睡眠尚可，二便正常，舌暗、苔薄白，脉沉细。

辨证：胸阳不振，痰气交阻。

治法：宽胸利膈，和胃降逆。

处方：瓜蒌薤白半夏汤加减。瓜蒌、薤白、法半夏、陈皮、浙贝母、海螵蛸（先煎）、丹参、檀香、砂仁（后下）、公丁香、威灵仙等。

膏方治疗后自诉胸痛、饮食梗噎感明显减轻，其他诸症也明显缓解，舌脉同前。效不更方，再服膏方一料以巩固治疗。

## 7. 讨论

膏剂属浸膏一类，有杂质少、食用方便、便于收贮等特点。秦伯未云："膏方者，博雅润泽也。盖煎熬药汁或脂液而所以营养五脏六腑之枯燥虚弱者也，故俗亦称膏滋药。"膏方虽是一种非常好的滋补剂，但绝不仅仅是一种滋补剂，它能祛痼疾，疗宿损，用于因虚损而致的某些顽症痼疾，是一种非常好的便于服用的治疗剂型。从上述验案可以得到提示，只要运用得当，膏剂同样是一种很好的治疗剂型，而且非常适合现代社会生活节奏加快情况下患者的需求。膏方适用范围广，疗效好，服用方便，口感也较好，更容易为患者所接受，值得大力提倡。

# 九、辩证看待"是药三分毒"

从医近40年，临床上常遇到有些七病八痛不得已才来医院看诊的患者，只因耳熟能详"是药三分毒"，就以为"凡是药，都有三分毒性，会损伤身体"而害怕用药；也有些患者误以为中药无毒副作用而任意服用，随意购买，更有甚者，仅凭广告宣传，或道听途说的"偏方"，便自行"对症"下药。那么，"是药三分毒"到底是什么意思呢？

据载，"是药三分毒"此语出自《药治通法补遗》，两千多年前《黄帝内经》也警示了我们"凡药皆是毒"，中医还有"十八反""十九畏"，若配伍不当时也可能会产生毒副作用，《中国药典》2020年版也明确记载含有毒性成分的83种中药材。那我们防治疾病到底是吃药还是不吃药？

实际上，若是以某单一成分是否有毒来判定药材和含这种药材中药复方的安全性、有效性，是不全面的。药物不良反应产生的原因既有药物自身方面的原因，如其所含的有毒化学成分、炮制或配伍问题、用药过量等，又有人体本身方面的原因。拿我们日常生活中连孕妇都可吃的山药、莲子来说吧，这些亦食亦药的品种与大枣、核桃仁等110种品种被卫健委列入了药食同源名单，是我们的食物，也是调治疾病的良药，一如《黄帝内经》所言"空腹食之为食物，患者食之为药物。"中医常说"有是证吃是药"，而没有这种病乱吃药的话，即便是"补药"也可能会产生毒副反应。比如《十药神书》中的一味人参"独参汤"可以大补元气、救逆固脱，古代常用来救命，明代《景岳全书》及不少医家都记载此药的保健治疗作用，然而有的人服后却出现头痛、流鼻血、失眠等，这就是我们所说的"三分毒"。

研究表明，有效性和毒性是绝大多数药物同时具有的双重特性，通过"君臣佐使""七情和合"等组方配伍以及中药饮片炮制等手段可以达到增效减毒的目的，即使是有毒药物，在安全量下科学使用，仍可发挥很好的治疗作用。事实证明，不少中药的毒性成分就是其药效成分，在医生辨证正确的前提下进行使用，不仅可以减少甚至消除毒副作用，同时还能"以毒攻毒"用来治疗疾病。比如说，砒霜是如雷贯耳的有毒中药，但陈竺院士用"砒霜"治疗白血病斩获了国际大奖，此所谓"药之效，毒为之！"再比如有小毒的息风止痛的中药蜈蚣等，《神农本草经》所说的无毒或有小毒的中药，经炮制减轻毒性用于临床，再经配方配伍、辨证施治，久煎去毒等措施，已经成为治病的良药。如果因为有些中药有一定的毒性而退避三舍，那么，中药只能退居养生保健的辅助地位，而失去治疗危急重症和疑难病的机会。

因此，我们应该客观地看待中药药理毒理作用，正确理解"是药三分毒"，不要讳疾忌医，耽误最佳治疗时机。在发生疾病之后要尽早求医，不要轻信江湖郎中的偏方、秘方、验方等。在医生辨证施治指导下服用药物治疗疾病，减少毒副作用的发生，才是最安全有效的。

综之，发挥中医药防治疾病的作用，合理用药是关键。

# 十、浅论中药方剂及病症的"对立共存"

中医是在中国古代哲学的基础上建立起来的一个较为完善的医学体系。中医理论中包含了大量的哲学思想，这些自然哲学思想对中医学的发展起了很大的促进作用，其中对立统一论对中医的影响最深，主要有阴阳学说中的对立统一，中药、方剂中的对立统一，病症、治法中的对立统一。正确认识中医中的对立统一论能使吾辈更好地了解中医、运用中医。查阅现有资料对于该问题的详细论述鲜少，在此结合临床应用浅述如下。

## （一）中药对立作用的共存

某些中药用量用法不同作用相反，某些中药炮制方法不同作用相反，类似这种同一种中药存在相反作用的情形普遍存在，我们称之为中药中的"对立共存"。中药存在相反的作用，这种相反相成不仅体现在许多同一种药物身上，还体现在不同种药物上。

### 1. 同一种药物的对立共存

（1）某些药物部位不同作用相反：如麻黄茎叶辛、微温，可发汗解表，而麻黄根甘、平，可敛肺止汗；荔枝果肉容易导致不适上火，但荔枝壳可以治疗吃荔枝导致的上火症状，荔枝核也可以浸水饮"解荔枝热"（见《本草纲目》），并且有消痰核的作用而治疗疝气痛、睾丸肿痛或乳房结块等。一如《中药大辞典》所言："痘疮出发不爽快，煎汤饮之，又解荔枝热，浸水饮。"

（2）某些药物用量不同作用相反：黄芪小剂量能提升血压，大剂量用 50g 以上则能降低血压。红花小剂量养血，大剂量则能活血。中等剂量的鹿茸能强心，大剂量则能抑制心脏收缩。小剂量麦芽通过消食化积、疏肝解郁而催乳，大剂量麦芽则耗散气血而回乳。大黄常用剂量（9～15g）可泻下通便，为治疗积滞便秘之要药，但是大剂量使用（15g以上）泻后反而容易出现便秘，低剂量2～5g可健脾收敛止泻。

（3）某些药物炮制不同作用相反：中药性与味的关系是对立统一的，主药与炮制辅料的关系也是对立统一的。气与味都是每个药物固有的，并且各有所偏，中医就是借助它的偏性治疗阴阳偏胜偏衰的。例如煅牡蛎有收敛制酸的作用，因其味咸，尚具有软坚散结的作用；薏苡仁生用健脾，炒用止泻；白术生用通便，炒用止泻；酸枣仁生用治疗嗜睡，炒用治疗失眠症；茜草凉血活血，炒炭则可止血；蒲黄炒用时止血，炒炭则可增强止血作用；大黄生用或者煎煮时间短则泻下作用强，制熟后泻下作用缓和，久煎则泻下力减弱或导致便秘，炒炭用以止泻。

（4）某些药物产地相同药性不同："凡用药必须择土地之所宜者，则药力具，用之有据。"中药四性理论是指药物具有寒、热、温、凉的药性。药物四性的确定是以用药反应为依据，以病证寒热为基准。同样生长在温暖的环境中，木棉花、鸡蛋花药性寒凉，而肉桂、生姜药性温热；同样生长在潮湿的环境中，浮萍能利水而芦根可生津。

《素问·上古天真论》认为许多医理"法于阴阳"，指引我们可以用演示阴阳理论的太极图来解释上述问题。太极图中，阴阳可表示两种不同方向，阴阳的转动可表示变动不居，两者结合起来就蕴含了这样的原理：事物都是不断变化的，并且其变化存在两种完全不同的方向。由此说明同样的环境下中药可以形成不同的药性。

### 2. 不同药的对立共存

自然界存在寒热属性相反的药物。疏散风寒用麻黄、桂枝；疏散风热用薄荷、牛蒡子、桑叶、菊花。有清胃热的石膏、知母；有温胃的干姜、花椒。有清肝火的龙胆草、夏枯草；有温肝经的吴茱萸、小茴香。

自然界存在升降属性相反的药物，如柴胡、升麻有升提作用，旋覆花、决明子和柿蒂有沉降作用。

自然界存在收散属性相反的药物。有辛散的麻黄、桂枝，有收敛的浮小麦、糯稻根；有涩肠止泻的五味子、五倍子、诃子，有润肠通便的火麻仁、郁李仁。

自然界存在补阴和补阳药，例如有补肾阴的枸杞子、女贞子，补肾阳的巴戟天、淫羊藿。

## （二）方剂的对立共存

### 1. 不同方剂的对立共存

（1）阴阳属性相反的方剂：真武汤温阳利水，治疗阳虚水泛之心悸、眩晕、四肢沉重、肌肉跳动震颤、舌淡苔白滑，脉沉；猪苓汤育阴利水，治疗阴津受损，水热互结，水停下焦之发热、心烦、失眠、口渴、小便不利、咳、呕、利、舌红干少苔、脉细数。补阴的有左归丸、六味地黄丸，补阳的有右归丸和肾气丸。

（2）升降属性相反的方剂：补中益气汤补中益气、升阳举陷，治疗中气不足、清阳下陷；葛根黄芩黄连汤升阳解肌、清热止痢，治疗阳气内陷、湿热下注。旋覆代赭汤调中降逆，治疗中虚浊阻、气逆不降；小半夏汤祛痰降逆，治疗痰浊内停、浊阴上逆。

（3）虚实属性相反的方剂：麻黄汤与桂枝汤都可以治疗外感风寒，但是前者治疗表实证，后者治疗表虚证，临床多表现为前者无汗，后者有汗。

（4）寒热属性相反的方剂：葛根黄芩黄连汤治疗表里俱热之协热利，桂枝加人参汤治疗表里俱寒之协热利。

### 2. 同一方剂的对立

（1）某些方剂存在寒热属性相反的药物：左金丸由六两苦寒的黄连与一两辛热的吴茱萸配伍组成，治肝火犯胃所致胃脘胁肋疼痛，该方一清一温，苦降辛开，以达相反相成之效。半夏泻心汤治疗寒热错杂、肝脾不和之呕、利、痞，芩连苦寒清热，姜夏辛温散寒，参枣草补胃气，辛开苦降，寒热并用，阴阳并调。潜阳封髓丹中附子辛热，能补肾阳，龟甲滋补肾阴，黄柏既可以清肾火，又能入脾经，调和水火，此方共奏降心火、滋肾水、补肾、纳气、潜阳、清热的作用，临床用于治疗上热下寒的患者。

（2）某些方剂存在补泻属性相反的药物：滋补肾阴的六味地黄丸由熟地黄、山萸肉、山药三味补药和泽泻、牡丹皮、茯苓三味泻药组成。《成方便读》认为："以熟地之大补肾脏精血为君，必以泽泻分导肾与膀胱之邪浊为佐"。另外，补肾阳的肾气丸由补肾阴的六味地黄丸加桂枝、附子组成，张景岳解释为"善补阳者，必于阴中求阳，则阳得阴助而生化无穷"。

（3）某些方剂存在升降属性相反的药物：某些情况下利用升降配合以斡旋气机，恢复脏腑功能。比如通治一切血瘀气滞的基础方血府逐瘀汤，其中川芎辛香善升，有较好的祛风止痛、活血化瘀之功，牛膝长于祛瘀通脉，引瘀血下行；方中用柴胡、枳壳一升一降，有助气血流行。

（4）某些方剂存在动静属性相反的药物：动药与静药配伍，动药流动而不伤正气，静药沉静而不滞碍气机。如四物汤中动药川芎和静药熟地黄配伍，可防止熟地黄滋腻碍胃之弊；大黄甘草汤中的静药甘草和动药大黄配伍，可缓制大黄之峻烈，使祛邪不伤正。

（5）某些方剂存在散收属性相反的药物：治疗外寒内饮的小青龙汤，其中的麻黄、桂枝为发散之品，发汗散寒以解表邪，宣发肺气而平喘咳，若纯用辛温发散，恐耗伤肺气，故方中佐以味酸收敛的五味子、芍药，以五味子敛肺止咳、芍药和养营血，治疗脾肺本虚类痰饮。

（6）某些方剂存在润燥属性相反的药物：紫菀辛散苦泄，化痰力强，款冬花辛温微苦，止咳力强，合用化痰止咳平喘，临床上加用百合，化燥为润，化温为平，可治疗多种久咳。

（7）某些方剂存在缓峻作用相反的药物：刚峻药物起效迅速、作用迅猛，柔缓药物起效缓慢、作用舒缓。如十枣汤中泻水逐饮的甘遂、大戟、芫花为刚，加用柔缓之品大枣益气护胃、缓和诸药，用治水饮内停的里实证。值得一提的是，刚性药物因其性刚烈，宜暂服，中病即止，不宜久服。而缓药大多柔润、甘缓、酸敛、咸软，能平调脏腑机能，具有补养之功，调养时间可相对较长。

## （三）病证的对立共存

类似"对立共存"的现象在人体内也存在，如人体内不仅有升高血压的机制，还有降低血压的机制，不仅有升高血糖的机制，还有降低血糖的机制。由此说明，"对立共存"是一个比较普遍的规律。太极图中阴和阳同时存在于一个圆圈内，就是对上述规律的高度概括。

### 1. 虚实的对立共存

虚证和实证为对立病证，常常在同一人体内共同存在。如脾虚湿热，脾虚为虚证，湿热为实证，表现为乏力，胃口差，大便溏，舌苔厚黄，齿痕舌，可用参苓白术散治疗。

### 2. 寒热的对立共存

寒证和热证虽有本质的不同，但又相互联系，它们既可以在同一患者身上同时出现，表现为寒热错杂的证候，又可以在一定的条件下互相转化，出现寒证化热、热征化寒。在疾病发展过程中，特别是危重阶段，有时还会出现假寒或假热的现象。

### 3. 表里的对立共存

如外有风寒内有郁热。风寒之邪容易侵犯肌肤腠理，入里化热，出现恶寒与发热、舌淡苔薄黄、脉浮数之外寒内热并存的表里对立共存之征象。随着病情好转，亦可以出现邪有出路，药物驱邪外出，表现为恶寒怕冷等症状。

### 4. 阴阳的对立共存

如阴虚与阳虚的对立共存。阴阳学说认为，自然界的一切事物和现象都具有相互对立与相互依存的阴阳两个方面。此学说包括四个方面的基本内容，即阴阳的对立、互根、消长、转化，随着病情的进展，阴虚与阳虚可以互相存在，相互转化，出现全身冷汗、四肢冰凉等阳虚症状及渴不欲饮、胸闷潮热盗汗等阴虚症状共存状态。

## （四）治法的对立共存

具体治法包括上病下治、下病上治、内病外治、外病内治等。例如，治疗小便不畅或遗尿可用麻黄、桂枝等宣肺的中药；治疗失眠可用涌泉、照海等足部的穴位；治疗咳嗽可以用肺俞、风门等背部的腧穴；治疗皮肤病可内服清热或活血的中药。这个问题也可用《内经》的阴阳理论来解答，《素问·金匮真言论》指出："阴阳、表里、内外、雌雄相输应也。"

中医治疗疾病可以在体表按摩，在远离病变脏腑的肢体上针刺、贴膏药、药包熨蒸、涂药，都是"内病外治"，也就是不需要到脏腑里边治疗，是"施治于外，神应于中"，可以达到"外治内效"的结果。中医不是直接去除病灶，是"间接"通过身体正气的作用治疗疾病，达到健康的目的。《内经》认为人体表里、内外、上下这样相互对应的两部分，不仅在诊断上可以互相反映，还可以在治疗上互相调治，简而言之就是"阳病治阴，阴病治阳"。

## （五）结语

中医治法对立统一，阴阳结合，气血结合，补与泻，补与发（散），补与行，寒与温，散与敛等的结合，以及扶正祛邪、攻补兼施等综合治疗的法则，都是唯物辩证法对立统一思想在方剂学中的具体体现。唯物辩证法认为，世界上任何事物都是对立统一的，无不包含着矛盾。所谓矛盾，就是任何事物内部都包含着互相对立的两个方面，而互相对立的两个方面又是互相联系、互相依存的，在一定条件下，双方共处于一个统一体中，即相反相成之意。所以如何运用对立统一规律，在什么条件下如何统一，这对把握中医理论、立方、用药的规律，是极为重要的一环，也是最基础的一个方面。深刻认识这一点有助于纵观中医的全貌。

中医的对立统一观是相当普遍的，若我们能潜心钻研，领悟其中奥秘，举一反三地灵活运用于临床，着眼于调和阴阳，利用中药的对立共存指导用药、增效减毒，运用药材、方剂与病证的对立共存规律，进一步完善中医体系，定能使中医发扬光大，造福人类。

下篇

医案篇

本篇精选余医案 103 篇，均为余多年来看诊病例中精选出的疗效确切，且能较好反映辨治经验和学术思想的典型医案。本篇内容按病证列目，案后均附有按语析其要妙，医案体会还渗透了中医对正常人体和疾病的认识理论基础，以及有关中医养生和病后调护等经验介绍。本篇分为肺系病证、脾胃系病证、肝（胆）系病证等 12 条目，尽可能多地涵盖临床各科。

肺系病证以营卫、肺气、肺阴等生理功能，以及痰、湿、瘀等病理产物的论治为重点，收录了疫病、肺积等病，以医案详述；心系疾病则以气血、阴阳及气机郁滞为关键病机，体现中医治疗心悸、不寐、胸痹等慢性病优势；脾胃系病证则以"调和肝脾"为主要治法，精选胃痛、胃痞、泄泻等医案；肝胆系病证以肝气郁结、肝失疏泄的病因病机为主，选取了肝痞、梅核气、乳癖、瘿瘤等诊治案例，治疗上以通利为要；肾系疾病多为内伤所致，其中选取水肿、淋证、遗尿、癃闭、阳痿等病案，常用疏化发汗、利水化浊、补益肾气、通阳化气等治法，治肾常结合健脾、调肺，或补中益气，或疏化降逆，用药宜灵活变动；脑系病证治法多以益气活血、疏经通络为主，在治疗头痛、痿证、眩晕等病时常可获得事半功倍之效；肢体经络病证选录了痹证、大偻等病案；五官诸窍病证则收录了鼻衄、喉痹、口疮、鼻渊等病案；妇科病证则选录了痛经、崩漏、不孕症、绝经前后诸症，并阐述了膏方在不孕症中的运用；儿科病证选录了抽动症、小儿汗病、儿童心理发展障碍等案例；皮肤病证选录了瘾疹、黧黑斑、蛇串疮、斑秃等中医优势病种；另外还有一些其他临床疗效俱佳的病案，故精选一二。

医者，意也，当以意度之，不可言传者也。然非不可言传，是不得其人而不言其秘也。余结合自身多年临证经验，创立了许多行之有效的专药良方，这些经验方药大多汇集在本篇精选医案之中。希望通过真实医案开阔眼界，启发思路，精进医术，以飨同道。

# 一、肺系病证

## 1. 实喘（外寒内饮）

杜某，男，56 岁，中学教师。

初诊：2020 年 10 月 16 日。

主诉：咳喘 5 年，加重 3 天。

患者咳嗽气喘 5 年，每到冬季咳喘复发，屡治效果不佳。10 月 13 日起又因感受风寒而恶寒发热，无汗，头身疼痛，鼻塞不通，白天夜间均咳嗽，喘咳加重，干呕，心下痞满感，喘不得卧，痰声辘辘，痰白量多清稀，闻刺激性气味则咳嗽，颜面肢体水肿，口不渴，咽喉无疼痛，无恶寒，身无汗。纳眠差，大便微干，小便清长。苔薄白而润，脉浮紧。

查体：体温 38.9℃，心率 105 次 / 分，血压 127/86mmHg。

辅助检查：血液检查 CRP 24mm/h ↑；WBC $12.5×10^9$/L。胸部 DR 检查提示慢性支气管炎。

中医诊断：实喘（外寒内饮）。

西医诊断：慢性支气管炎急性发作。

患者风寒束表，皮毛闭塞，卫阳被遏，营阴郁滞，故见恶寒发热，无汗，身体疼痛。素有水饮之人，如一旦感受外邪，易使表寒引动内饮。患者宿喘之体，冒寒引发，则其脉浮紧，且身无汗；"形寒饮冷则伤肺"，水寒射肺则肺失宣降，津聚成痰，故咳喘痰多，痰声辘辘；水停心下，则有痞满之感；水留胃中，胃气上逆，故有干呕；水饮溢于肌表，故水肿身重；痰饮为阴邪，故口不渴，咽喉无疼痛；气失所主，肾失固摄，小便清长，乃属外寒内饮为患。结合舌脉象，四诊合参，证属外寒内饮，中医治法为解表散寒、宣肺平喘，方药选用小青龙汤加味。

| 麻黄 12g | 白芍 12g | 桂枝 12g | 干姜 10g |
| 半夏 10g | 细辛 3g | 五味子 12g | 杏仁 12g |
| 荆芥 10g | 防风 10g | 浙贝 15g | 桔梗 10g |
| 甘草 6g | | | |

7 剂，水煎服，日 1 剂。

服药后自觉症状减轻，已能平卧而眠，颜面四肢水肿逐渐消退。效不更方，再服 7 剂。后因出差外地，未再来诊。电话随访，14 剂药后患者喘症基本缓解，未再发作。

【体会】

喘证发病与肺、肾关系密切，盖"肺主出气，肾主纳气，阴阳相交，呼吸乃和。若出纳升降失常，斯喘作焉。"（《类证治裁·喘证论治》）"诸气者，皆属于肺。"肺气壅阻，卫阳不得宣畅，升降失常，肺气上逆，发为喘咳；喘证日久不愈，致肺气上逆，肃降无权，出现气短喘促，呼吸困难，甚则张口抬肩、不能平卧等症状。

肺主气而司呼吸，主通调水道，为清肃之脏，不容实邪。寒邪伤肺虽然重要，但喘证的发生还必须依赖实邪内生这一必要条件。阳虚则气化不行，阴盛则津液不布，寒饮郁结于内，肺失宣肃，就会出现寒饮阻肺所致的喘证。《伤寒论》中小青龙汤证的"伤寒，心下有水气，咳而微喘，发热不渴"，其病机为典型的外有表寒、内有水饮而作喘，以恶寒发热，咳嗽气喘，倚息不能平卧，痰多清稀，色白有泡沫，胸闷气塞，脉沉弦，舌苔水滑等为特点。本案符合小青龙证候特点，故投用《伤寒论》经典方小青龙汤加味，以外解表寒，里化肺饮，表里同治。方中麻黄、桂枝解表发汗；五味子、白芍意在制约麻、桂，不致过耗肺气而敛肺止咳；干姜、半夏配麻、桂温化寒饮，降气平喘；加杏仁、桔梗，宣降开肺，喘咳当平；辅以荆芥、防风驱寒外出，浙贝母镇咳化痰，五味子配干姜、细辛酸敛护肺；肺为娇脏，因凡有水饮者，其正常之津液必定减少，故用白芍敛营。方中姜、辛、味并用，正是"病痰饮者，当以温药和之"之意。

## 2. 咳嗽（外感风寒郁热）

李某，5 岁 3 个月，学龄前儿童。

初诊：2021 年 11 月 20 日。

主诉：咳嗽咳痰 7 天。

患儿平素反复咳嗽，冬季尤甚。7 天前吹风后再次出现阵发性咳嗽，晨起明显，少许恶寒，无发热，咳嗽有痰，痰清稀，后发展至痰色黄，痰多难咳出，黏滞，鼻塞，无气促，无打喷嚏、流涕，无发热等不适。寝食安，夜尿 1 次，大便调。查体：咽充血 +，扁桃体Ⅰ度肿大，双肺呼吸音稍粗，未闻及痰鸣音，心腹无异常，颌下淋巴结无肿大，舌红苔黄，脉浮。

中医诊断：咳嗽（外感风寒郁热）。

西医诊断：急性支气管炎。

患儿反复咳嗽，冬天明显，乃小儿脏腑娇嫩，形气未充，卫外不强，易感受外邪所致。本次发病前有吹风之诱因，其恶寒、鼻塞乃感受风寒之邪，邪气犯肺，肺气壅遏不畅所致；肺气上逆，冲击声门而发为咳嗽；初期咳痰清稀量多，为风寒束肺，肺气失宣，津液凝滞成痰，后因风寒久郁化热，灼津化燥，发展为黄痰、质黏难咳出；舌红苔黄、脉浮乃风寒郁热之象。四诊合参，本病属外感风寒郁热，治宜辛温解表、清肺化痰止咳。方选自拟"咳 3"方加减治之。遣方如下：

| | | | |
|---|---|---|---|
| 麻黄 4g | 细辛 6g | 法半夏 8g | 干姜 5g |
| 苦杏仁 6g | 陈皮 4g | 五味子 5g | 山药 15g |
| 浙贝母 6g | 桑白皮 15g | 牡蛎 20g | 补骨脂 10g |
| 炙甘草 3g | | | |

7 剂，配方颗粒，代茶饮。嘱避风寒，清淡饮食，忌甜食。

二诊：2021 年 11 月 27 日。

服药后仍有晨起咳嗽，阵发性，痰较前减少，色稍黄，质黏，但痰较前易咳出，少许鼻塞，寝食可，二便调。上方加竹茹、辛夷、防风、麸炒白术、黄芪，继服 7 剂，诸症缓解。

【体会】

本案例以咳嗽咳痰为主要症状，当属中医学"咳嗽"范畴，是肺系疾病的主要证候之一。小儿体属"纯阳"，受邪多从阳化热，故临床中小儿少见风寒咳嗽，即使偶有遇风而咳的症状也会很快转为风热或寒热错杂之咳嗽，此类症见咳嗽频作，遇寒加重，鼻塞，咽充血，治宜辛温解表为主，清肺化痰止咳为辅。选用自拟"咳3"方加减，运用麻黄配伍性善走窜、既走表又达里之细辛散寒以解表；麻黄配伍杏仁，则一宣一降，使肺气得以呼浊吸清，起宣肺降气、止咳平喘之效；干姜温肺化饮的同时其温性助除表寒；半夏燥湿化痰、和胃降逆，与陈皮同用，陈皮之辛味能散滞气、利水谷、下气，气行则痰行；五味子味酸而收敛，酸敛护肺的同时防诸药温燥之性伤津；再用炙甘草益气和中，调和诸药。又因寒气郁内化热，热蒸津液，出现黄黏稠痰，难咳出，应当兼清肺化痰止咳，运用桑白皮、浙贝母清热泻肺化痰，配伍牡蛎重镇安神以镇咳；再加补骨脂、山药，以免寒凉之药损伤脾肾。本方升降、寒热并用，注重肺、脾、肾三脏并调，祛邪不伤正。二诊合玉屏风散加减以益气固表、扶正祛邪，配伍竹茹以免伤阴，配伍辛夷通窍，使邪从窍而出则诸症缓解，且不易复发。

尤值一提的是，中医认为小儿身体特点是"稚阳未充，稚阴未长"，易反复外感疾病，乃脏腑娇嫩，形气未充所致，因此特别容易受外界影响，包括用药，稍有不慎易损伤机体，临床用药时应当注重调和脏腑阴阳，避免损伤正气，特别是要顾全脾胃，"若脾胃全固，则津液通行，气血流转，使表里冲和，一身健康"。同时应指导小儿家长不必过分紧张，对于长期反复咳嗽的小儿，建议每年"三伏""三九"天进行天灸以增强免疫力，平素以凉水洗脸、润鼻、温水泡脚、夏天游泳等方法增强小儿体质。

## 3. 疫病（肺卫失宣，湿热中阻）

郭某，男，53岁，美国洛杉矶华人。

初诊：2022年1月17日。

主诉：咳嗽、乏力1周。

患者1周前无明显诱因出现发热，自服解热镇痛药后热可退，随后出现鼻塞、流涕，须张口呼吸，咳嗽频繁，气促明显，难以平卧及言语，痰少，周身乏力倦怠，腹胀，恶心，口淡，纳差，2天前有腹泻。当地新冠病毒核酸检测结果呈阳性，因监测血氧未达到医院治疗标准，依据当地防疫措施在家隔离。希望得到中药治疗，遂微信求诊于余，发送舌苔照片，见其舌淡苔白厚腻。

中医诊断：疫病（肺卫失宣，湿热中阻）。

西医诊断：新型冠状病毒肺炎。

此案疫从口鼻而入，阻于膜原半表半里，湿热毒邪阻于上焦，壅阻肺络，肺气失于宣发肃降，故咳嗽频繁兼有喘息。湿热毒邪阻滞中焦，脾胃升降失和，故腹胀、恶心、纳差、乏力。舌淡苔白厚腻为湿遏热伏之征。辨证为肺卫失宣，湿热郁闭膜原三焦。方以柴胡达原饮为基础方加减，以透达膜原、祛湿化浊，遣方如下：

| | | | |
|---|---|---|---|
| 藿香 15g | 佩兰 15g | 苏梗 5g | 砂仁 15g |
| 柴胡 15g | 黄芩 10g | 法半夏 5g | 党参 15g |
| 茯苓 15g | 全瓜蒌 10g | 槟榔 10g | 草果 15g |
| 厚朴 15g | 知母 10g | 芍药 10g | 炙甘草 10g |
| 莱菔子 10g | 虎杖 10g | | |

3 剂，水煎服，日 1 剂。

服药 3 剂后，患者反馈精神、胃口、鼻塞等明显好转，仍有咳嗽。续服前方2 剂后，诸症痊愈，遂于微信中连声道谢。

【体会】

新型冠状病毒肺炎（COVID-19）属于中医学"疫病"范畴。明代吴又可在《温疫论》中指出："此气之来，无论老少强弱，触之者即病。"新冠肺炎一般有1～14 天的潜伏期，早期发病症状较轻，多以发热或呼吸道症状表现为主。在治疗上，中医优势明显，对于普通型患者可改善症状，缩短疗程，促进痊愈；对于重症、危重症患者，可减轻肺部渗出，控制炎症过度反应，防止病情恶化；对于恢复期患者，可促进康复进程。可以说，中医药在疫病防治全过程发挥了全方位重要作用。

此次新型冠状病毒肺炎属于中医温疫之湿毒疫，病因为湿毒之邪，主要从口鼻而入。疫病早期临床表现为发热或不发热，发热者多身热不扬、干咳、乏力，伴恶心、呕吐、便溏、腹泻等消化系统症状，舌苔普遍腻，具有明显的湿毒裹挟之症，病位在肺与脾。初期轻症、普通症应以宣肺透邪、芳香化浊、平喘化痰、通腑泄热为治法，同时固护脾胃，兼顾祛瘀，防止病邪深入，截断病势，既病防变。

本案例外感疫毒，导致肺卫失宣、湿热中阻，病位在肺和脾，方用柴胡达原饮加减。达原饮源于吴又可的《温疫论》，为治疗邪伏膜原的代表方，达原意在及时防止病邪入里传变，速离膜原，使其透达于外，从表得解。小柴胡汤始见于张仲景的《伤寒杂病论》，适用于邪入少阳胆经半表半里之证。两方合为柴胡达原饮，可用于治疗湿温初起，寒湿较甚，邪伏膜原之半表半里之证。方中柴胡、黄芩疏达膜原气机，和解清热；瓜蒌、莱菔子宣肺通利，调畅气机；草果、槟榔、厚朴、法半夏燥湿除戾；藿香、佩兰、苏梗芳香化湿，辟邪除疫；党参、茯苓、炙甘草、砂仁固护脾胃，补气健脾；温热病邪易于伤阴，故以知母、芍药养阴和血；虎杖以祛湿散瘀，以防湿热致瘀。全方宣透开达膜原之邪，行气化湿，兼以清热，务使邪气尽除，病情得以痊愈。

值得一提的是，患者太太 2022 年 1 月 23 日新冠病毒核酸检测结果也呈阳性，但症状比一般感冒轻，没咳嗽发热，只是盗汗、皮肤痒比较明显。余为其开中药处方，并嘱饮食调理，春节拜年发信息时得知"我没吃过西药，就吃你开的中药 2 剂……我们都已经全部好了，新冠病毒核酸检测复查转阴。"

### 4. 咳嗽（外寒内饮，脾肾不足）

林某，女，28 岁，银行职员。

初诊：2021 年 10 月 31 日。

主诉：咳嗽、气促 1 个月。

患者于 2021 年 9 月 30 日因"咳嗽、流涕 5 天"前往外院就诊，诊断为"支气管肺炎"，予抗过敏、止咳化痰等药物对症治疗后症状缓解，但停药即复发。现咳嗽明显，呈阵发性，咳少量白色泡沫痰，气促、胸闷气短，咽痒口干，畏寒、自汗，寐纳可，大便调，夜尿每晚 2 次。舌淡红，苔薄白，脉弱。

中医诊断：咳嗽（外寒内饮，脾肾不足）。

西医诊断：支气管肺炎。

患者素体肺脾气虚，卫外不固，故见自汗；风邪犯肺，肺失宣降，风为阳邪，易袭阳位，风盛则痒，故咽痒而咳嗽；风邪不解，郁而化热，上冲于咽喉，津失所养，故口干；母病及子，损伤肾脏，肾气不固，故见夜尿；舌淡红、苔薄白、脉弱为脾肺气虚之象。四诊合参，本病当属风邪犯肺，治法宜解表散寒、温肺化痰、健脾补肾，方拟小青龙汤合六君子汤加减化裁：

| 蜜麻黄 5g | 细辛 10g | 法半夏 10g | 苦杏仁 10g |
| 陈皮 5g | 桑叶 10g | 干姜 15g | 五味子 10g |
| 炙甘草 5g | 蔓荆子 10g | 茯苓 10g | 补骨脂 25g |
| 党参 20g | 炒白术 15g | 桔梗 5g | 防风 15g |
| 炒莱菔子 10g | 紫苏子 10g | 芥子 10g | 桂枝 10g |

7剂，水煎服，日1剂。

二诊：2021年8月22日。

服药7剂后，咳嗽、气促明显改善，无夜尿。前方去桑叶、蔓荆子、芥子，调整为干姜5g、党参15g、防风10g，加茯苓用量至15g，加女贞子20g、川牛膝10g益肾固本。继服7剂，诸症消失。

【体会】

西医学尚缺乏治疗感染后咳嗽公认有效的药物，短期应用抗组胺 $H_1$ 受体拮抗剂及中枢性镇咳药仅是一种对症治疗，且只对部分患者有效，可能还伴有嗜睡、口干、食欲减退、恶心、便秘等副作用，停药后咳嗽容易复发。《景岳全书·咳嗽》曰："外感之邪多有余，若实中有虚，则兼补以散之。内伤之病多不足，若虚中夹实，亦当兼清以润之。"《素问·咳论》指出："五脏六腑皆令人咳，非独肺也。"

临床上感染后咳嗽除了外邪袭肺、肺气失宣之外，与脾、肾二脏功能失调亦有很大关系。肺气虚，卫外不固，不足以驱邪外出，邪气留恋，入里化热；脾为湿土之脏，脾气虚则运化无力，水湿内停，蕴而生痰；肾为阳气之本，主化气行水，肾阳虚，阳不化气，水饮内生，水气上逆犯肺，令人久咳。由于慢性咳嗽多属脏腑功能失调所致寒热虚实夹杂之证，临证中除直接治肺外，还应从整体出发注意治脾、调肝、养肾等，外感咳嗽忌敛涩留邪，当因势利导，候肺气宣扬则咳嗽自止；内伤咳嗽应防宣散伤正，从调护正气着眼。如本案例解表散寒、温肺化痰以治其标，健脾补肾、祛痰利气以固其本。方用小青龙汤解表散寒，温肺化饮，表里同治；六君子汤培土生金，以阻断生痰之源；三子养亲汤豁痰利气、消食导滞；佐以补骨脂、女贞子、川牛膝等药补肾助阳，摄纳肾气。全方扶正祛邪兼顾，补肺健脾纳肾并重，辨证恰当，组方严谨，疗效显著。

### 5. 咳嗽（寒饮伏肺，脾肺气虚）

蔡某，女，34 岁，企业职员。

初诊：2021 年 9 月 18 日。

主诉：咳嗽 5 个月。

患者述于 2021 年 4 月因感冒后开始咳嗽，外院诊断为"支气管肺炎"，予止咳药治疗，效果不佳，遂来诊进一步求治。刻下：咳嗽频繁，干咳为主，晨起痰多色白，无咽痛及咽痒，畏寒肢冷，喜温饮，易出汗，寐纳可，二便调。舌暗淡，苔白，脉沉迟。2021 年 8 月 30 日胸部 CT 报告：①右肺上叶及左肺下叶微小结节（低危）；②左肺结节（4mm×4mm）。

中医诊断：咳嗽（寒饮伏肺，脾肺气虚）。

西医诊断：慢性咳嗽。

患者外感寒邪，内客于肺，寒饮蕴肺，宣降失司，故咳嗽；肺失宣降，津聚为痰，故痰多色白；阴寒凝滞，阳气郁而不达，肌肤失于温煦，故畏寒肢冷；肺气亏虚，气不摄津，故自汗。四诊合参，本病属寒饮伏肺，脾肺气虚，治宜温肺化饮，具体方药如下：

| | | | |
|---|---|---|---|
| 威灵仙 25g | 羌活 10g | 法半夏 10g | 苦杏仁 10g |
| 陈皮 5g | 干姜 15g | 五味子 10g | 川芎 10g |
| 百合 20g | 紫苏叶 10g | 丹参 10g | 桂枝 10g |
| 茯苓 20g | 党参 15g | 炒白术 15g | 桔梗 5g |
| 莱菔子 10g | 紫苏子 10g | 芥子 10g | |

7 剂，水煎服，日 1 剂。

二诊：2021 年 9 月 26 日。

咳嗽缓解，诉咽喉有异物感，午后咽干尤甚。前方茯苓减至 10g，加蜜麻黄 5g、薄树芝 10g，增扶正培本之功。继服 7 剂。

三诊：2021 年 10 月 1 日。

诸症明显改善，故前方去紫苏叶、蜜麻黄，调整干姜至 10g、丹参至 5g、五味子至 15g，加砂仁 10g 醒脾开胃，继服 10 剂。随访诉服药 5 剂后咳嗽愈、汗出止、咽喉利，诸症缓解。

【体会】

慢性咳嗽由于其缺乏特异性表现，致病因素复杂，临床误诊误治率较高，且单用西药治疗临床疗效常不令人满意，因此成为临床诊治的难点和研究的热点之一。

慢性咳嗽属"久咳"，由肺气受损，脏腑气机失调，尤其是肺脾气机失调，内邪干肺，致肺失宣肃、肺气上逆导致。其病因不外乎外感、内伤，内外合邪而致久咳不止。肺脏居于上焦，可以通调水道，脾脏位于中焦，可以运化水谷精微，肾脏居于下焦，可以主水液，分清泌浊，因此本病病位在肺，与肺、脾、肝、肾等脏腑密切相关，各脏腑功能失调，外邪为诱因袭肺，最终导致肺脏功能失调，肺气上逆，引起咳嗽、喘息等症状。正如《医学三字经·咳嗽》所说："然肺为气之主，诸气上逆于肺则呛而咳，是咳嗽不止于肺，而亦不离于肺也"。《素问·咳论》曰："皮毛者，肺之合也，皮毛先受邪气，邪气以从其合也。其寒饮食入胃，从肺脉上至于肺，则肺寒，肺寒则外内合邪，因而客之，则为肺咳。"

在治疗慢性咳嗽寒饮伏肺患者时，应谨守病机，围绕温法进行立法处方。正如《素问·至真要大论》所言"寒者热之""治寒以热"，《金匮要略》中所言"病痰饮者当以温药和之"，方以桂枝、紫苏叶解表散寒；干姜温肺化饮；羌活、威灵仙祛风通经达络，祛心膈痰水；桔梗、杏仁、法半夏、陈皮、莱菔子、紫苏子、芥子顺气燥湿化痰；茯苓、党参、炒白术健脾益气；五味子、百合润肺生津，以防辛燥太过；丹参、川芎活血化瘀治肺瘀，标本兼治，故顽疾得愈。

## 6.肺积（痰瘀互结，肾阴不足）

林某，男，37岁，国企职员。

初诊：2021年10月16日。

主诉：反复咳嗽1年余。

患者于1年前无明显诱因出现咳嗽，无咳痰咳血，无胸闷气急，无发热恶寒等。于2020年3月22日前往我院就诊，行肺部增强CT示：①双肺纹理增多；②左肺下叶后基底段占位8mm×9mm，结节？遂至广州进一步诊治，经活检病理明确为"肺结节病"。现患者要求中药治疗。刻下症：稍咳嗽，咯少量白黏痰，无痰中带血，无发热，无胸闷气急等不适。夜间盗汗，肢体沉重，腰酸。纳一般，眠欠佳，大便烂，小便黄。舌红，苔薄黄，脉滑。

中医诊断：肺积（痰瘀互结，肾阴不足）。

西医诊断：肺结节病。

本案患者属痰湿蕴结，久而成瘀，发为癥瘕。痰瘀阻肺，故见肺部结节；肺气上逆，故咳嗽；痰湿蕴肺，故咯痰；湿溢于四肢，故肢体沉重；痰瘀互结，耗损过度，阴不潜阳，故夜间盗汗；肾阴不足，故腰酸；舌脉皆为痰瘀互结、肾阴不足之征。治以祛湿化痰、活血化瘀、滋补肝肾为法，方药如下：

| | | | |
|---|---|---|---|
| 北柴胡 15g | 黄芩 10g | 法半夏 10g | 麸炒枳壳 15g |
| 白芍 10g | 陈皮 5g | 浙贝母 5g | 薄树芝 10g |
| 炙甘草 5g | 党参 20g | 麸炒白术 15g | 茯苓 10g |
| 山药 30g | 薏苡仁 40g | 熟地黄 15g | 盐桑椹 20g |
| 浮小麦 30g | 三棱 15g | 姜厚朴 10g | 茵陈 20g |

7剂，水煎服，日1剂。

二诊：2021年10月23日。

咳嗽好转，效不更方。嘱患者饮食清淡，避免吸入烟草、油烟、粉尘等。

三诊：2021年11月28日。

治疗2月余，诸症消失，复查肺增强CT提示结节6mm×8mm，较治疗前减小，继续予健脾益肺补肾治疗。

【体会】

《说文解字》载："结，缔也。节，竹约也。"清代《杂病源流犀烛》中记载："邪积胸中，阻塞气道，气不得通，为痰……为血，皆邪正相搏，邪既胜，正不得制之，遂结成形而有块。"治疗宜化痰、祛瘀、扶正兼顾。

方中柴胡、黄芩、法半夏、陈皮清热化痰，浙贝母化痰止咳，茵陈清利湿热，三棱、浙贝、薏米活血散结，熟地黄、桑椹滋补肝肾之阴，浮小麦收敛止汗，枳壳、厚朴行气疏肝，白芍柔肝，山药、党参补气固本，合茯苓、白术、炙甘草为四君子汤，调补脾胃之气，薄树芝止咳平喘、补气养血、匡扶正气。诸药合用，奏祛湿化痰、活血化瘀、滋补肝肾之效。

值得一提的是，肺结节病早期无明显症状，经常于体检时发现，临证须辨病与辨证相结合，微观与宏观相结合。治疗目的在于缓解症状，使结节稳定，若治疗后结节体积缩小则更为中医之妙。

### 7. 虚喘（肺肾两虚）

周某，男，58 岁，退休。

初诊：2021 年 2 月 20 日。

主诉：反复咳嗽、咯痰、气喘 7 年余。

患者于 7 年前开始出现反复咳嗽、咯痰、气喘，活动时更甚。外院诊断为"慢性阻塞性肺疾病"，反复住院治疗，今欲求诊中医。刻下症：形体消瘦，偶咳嗽，咯白色黏痰，稍气喘，活动后甚，伴胸闷、心悸，倦怠乏力，盗汗，潮热，腰部冷麻痛，蹲久时加重。平素纳呆，睡眠不佳，目涩咽干，大便尚调，小便清长。舌淡红，苔白，脉弦细。既往高血压病史。查体：桶状胸，双肺呼吸音减弱，双肺底可闻及湿啰音。

辅助检查：胸部 DR 正位片显示肺动脉高压征；常规心电图检查显示右心室肥大。

中医诊断：虚喘（肺肾两虚）。

西医诊断：①慢性阻塞性肺病；②原发性高血压。

患者反复咳嗽、咯痰、气喘 7 年余，病程日久，肺气渐虚，母病及子，出现肾虚诸症，见倦怠乏力、盗汗、潮热、腰部冷麻痛，为肾不纳气。四诊合参，属中医学"喘证"范畴，证属"肺肾两虚"，治以补益肺肾、纳气定喘，兼化痰瘀为法，拟人参蛤蚧散加减，遣方如下：

| | | | |
|---|---|---|---|
| 人参 30g | 蛤蚧 3 对 | 鹿角胶 15g | 龟甲胶 15g |
| 茯苓 25g | 杏仁 10g | 桑白皮 10g | 知母 10g |
| 川贝母 10g | 甘草 5g | 桂枝 15g | 酒乌梢蛇 10g |
| 桔梗 10g | 百合 10g | 黄芩片 10g | 法半夏 10g |
| 合欢皮 15g | 陈皮 5g | 蜜百部 10g | 白及 10g |
| 丹参 10g | 当归 10g | 山药 25g | 黄精 15g |

共 7 剂，水煎服，日 1 剂。

二诊：2021 年 2 月 27 日。

气喘、咳嗽较前减轻，仍有少量白痰，口干，盗汗，加生脉散以强心益肺，去陈皮改予橘红 15g、橘络 15g 化痰。共 7 剂，水煎服，日 1 剂。

三诊：2021 年 3 月 6 日。

诸症明显缓解，上楼时无气喘，精神、睡眠改善。

## 【体会】

《类证治裁·喘证》云："肺为气之主，肾为气之根"，肺胀病久，肺心俱虚，肾不纳气。肺肾为金水相生之脏，肺吸纳自然界之清气，宣发肺气于外，同时宣降精气至脏腑及四肢；肾主纳气，纳呼吸之气和水谷精气，故肺脏亏虚，日久必伤及肾脏，导致肾脏亏虚。本例患者长期咳喘易致肺气不足，肺金为肾水之母，母病及子，不能下荫于肾，肺虚及肾，肾气衰败，导致肺肾两虚，予人参蛤蚧散加减。人参蛤蚧散出自元代医家王好古撰写的《医垒元戎》，由蛤蚧、苦杏仁、甘草、人参、茯苓、贝母、桑白皮、知母组成。原方有益气清肺、止咳定喘的功效，方中蛤蚧性咸、平、温，归肺、肾经，有补肺益肾、纳气平喘、助阳益精之效，人参为补气之要药，补先天之元气，二者共为君药；杏、桔等味化痰止咳；考虑患者病程日久，久病成瘀，酌加丹参、当归等活血化瘀；乌梢蛇通络止腰痛；患者睡眠欠佳，潮热、盗汗，予合欢皮安神助眠、龟板胶滋阴潜阳，合鹿角胶、山药等补益之品，肺、脾、肾共补。诸药合用，奏补益肺肾、纳气定喘、化痰祛瘀之效。

本案为母病及子，故宜肺肾同补，体现金水相生之意。

# 二、心系病证

### 1. 胸痹（气滞血瘀证）

林某，男，54 岁，公务员。

初诊：2021 年 3 月 9 日。

主诉：反复胸闷心痛 6 年，加重 2 周。

患者平素工作压力大，情绪紧张，有高血压、冠心病病史 6 年，服用美托洛尔、氯吡格雷、阿司匹林等药物治疗，服药欠规律，血压控制时好时差，平素时有心悸胸闷发作。2 周前因工作劳累，长期伏案后出现心前区疼痛，难以言状，并向左肩部放射，入夜尤甚，后背、四肢感觉发凉，胸胁胀痛，平素喜叹息，纳差，食后易胀、反酸，大便难解，矢气频作，夜寐较差。

查体：BP 167/95mmHg，舌淡，苔薄白，舌下瘀斑，脉弦细。

辅助检查：24 小时动态心电图提示窦性心动过速，偶发房性早搏二联律，心率 106 次 / 分。心脏彩超显示二尖瓣轻度关闭不全，心脏射血功能轻度下降。

中医诊断：胸痹（气滞血瘀证）。

西医诊断：冠心病，高血压。

患者平素因工作紧张、情志失畅，肝失疏泄条达，肝阳上亢，阳升风动，上冲脑窍，血压因此而升高；久病气滞，血脉瘀阻，加之年过半百，工作劳累，久坐伏案，病情进一步发展，导致气滞血瘀加重，痹遏胸阳，阻滞心脉，不通则痛，发生胸痹。气滞血瘀，血脉闭阻，发为心前区疼痛，左肩部放射痛；瘀血属阴，故后背、四肢感觉发凉，入夜尤甚；胸胁胀痛，平素喜叹息，为肝郁气结，气机阻滞所致；肝木犯土，清阳不升，故出现食后易胀、反酸，大便难解，矢气频作。结合舌象脉象，四诊合参，本案系久病气滞血瘀，胸阳不振，心脉痹阻。治宜行气活血、通络宣痹，方以血府逐瘀汤合左金丸、异功散化裁。

| 柴胡 10g | 枳壳 10g | 薤白头 10g | 瓜蒌皮 10g |
|---------|---------|-----------|-----------|
| 红花 10g | 赤芍 10g | 川芎 10g | 桃仁 10g |
| 生地 20g | 麦冬 10g | 白术 10g | 茯苓 15g |
| 陈皮 10g | 吴茱萸 5g | 黄连 5g | 浙贝母 10g |
| 海螵蛸 10g | 炙甘草 8g | 生晒参 3g | |

7剂，水煎服，日1剂，早晚温服。

二诊：2021年3月16日。

患者诉胸闷、心前区疼痛有所缓解，血压正常。验不变法，继服7剂，舌脉同前。

三诊：2021年3月23日。

诉胸闷痛、两胁肋胀痛大大减轻，纳可，无反酸，但仍有腹胀便秘，睡而易醒。原方减浙贝母、海螵蛸，加莱菔子10g、厚朴10g、酸枣仁10g、合欢皮15g，继服10剂。

四诊：2021年4月4日。

患者诉胸闷痛偶发，其他诸症明显减轻，舌下瘀斑较前减轻。守方继进半个月，病症消失殆尽。

**【体会】**

冠心病为内科常见病之一，大多属于中医学"胸痹"的范畴。胸痹的临床表现记载最早见于《素问》，《灵枢·五邪》曾经指出："邪在心，则病心痛。"《素问·脏气法时论》亦说："心病者，胸中痛，胁支满，胁下痛，膺背肩胛间痛，两臂内痛"。胸痹多因寒邪内侵、饮食失调、劳倦内伤等所致，其病机有虚实两方面；实为寒凝、气滞、血瘀、痰阻，痹遏胸阳，阻滞心脉；虚为心、脾、肝、肾亏虚，心脉失养。在本病的形成和发展过程中，大多先实而后致虚，亦有先虚而后致实者，但临床表现多虚实夹杂，或以实证为主，或以虚证为主。其病位在心，关键病机在于心脉痹阻。

治法上《金匮要略方论》强调以宣痹通阳为主，故拟行气活血、通络宣痹之法。方中血府逐瘀汤活血通络，行气止痛；瓜蒌皮、薤白头通阳宣痹；异功散合左金丸疏肝健脾和胃；浙贝母、海螵蛸制酸止痛；炙甘草调和诸药。

纵观本案，以血府逐瘀汤合瓜蒌、薤白加减治疗主症，异功散、左金丸等随证加减治疗兼症，治投病机，则诸症自缓。此方中人参、麦冬合用，有"生脉散"之意，有改善心肌缺血之功效，且党参、黄芪等亦有此效；其次，若见胸痹患者瘀血导致疼痛剧烈，可加用丹参饮合水蛭、姜黄、郁金、延胡索加强止痛功效，临床用之多验。

## 2. 心悸（心血不足，血脉瘀阻）

何某，女，59 岁，退休。

初诊：2021 年 1 月 11 日。

主诉：反复心悸心慌 10 年余。

缘患者近 10 年反复出现心悸心慌，呈阵发性，曾在外院行动态心电图检查，诊断为"窦性心律不齐，偶发房性早搏，一度 I 型房室传导阻滞"，最慢心率 42 次 / 分，最快心率 125 次 / 分，并时有头晕乏力，无双眼黑蒙、晕厥等。刻下症：时有劳累生气后阵发心慌心悸，持续数秒至数十秒，严重时每天发作数次，伴胸闷；微畏寒，双足甚，乏力，活动后疲劳，自汗，稍气促，大便偏干，纳可，眠差，心烦。舌紫暗，苔薄白，脉细弦，时有结代。否认心脏病、甲亢等病史。

中医诊断：心悸（心血不足，血脉瘀阻）。

西医诊断：心律不齐。

四诊合参，当属中医学"心悸"范畴，证属"心血不足，血脉瘀阻"。缘患者年老，心血渐虚，心神、脑窍失养，故见心悸心慌、头晕；心血亏虚，脉道空虚，则血脉不畅，日渐瘀阻，阳气不达，故见四肢不温，双足甚；心阳不振，气血两虚，则兼乏力、气促等。汗为心液，心阳不振故自汗。舌紫暗，苔薄白，脉细弦，时有结代，为一派心血不足、血脉瘀阻之象。治宜养血活血、宁心安神。予自拟方"心 2 方"加减，遣方如下：

| | | | |
|---|---|---|---|
| 生地黄 10g | 桂枝 30g | 当归 10g | 柏子仁 30g |
| 郁金 15g | 丹参 15g | 石菖蒲 15g | 党参 25g |
| 珍珠母 25g | 合欢皮 10g | 首乌藤 25g | 北柴胡 15g |
| 陈皮 5g | 炙甘草 15g | 麸炒白术 15g | 远志 15g |
| 山茱萸 15g | 浮小麦 50g | 姜厚朴 15g | 砂仁 15g |
| 茯神 30g | 牡蛎 30g | | |

共 7 剂，水煎服，日 1 剂。

二诊：2021 年 1 月 18 日。

诉心慌心悸好转，发作频次减少，头晕减轻，无气促，仍微畏寒，眠稍欠。继续予前方，加强温通及安神之力。共 7 剂，水煎服，日 1 剂。

三诊：2021 年 1 月 23 日。

诸症好转，心慌、心悸暂无发作，头晕、气促消失，自汗减轻，双下肢冷感减轻，入睡好转。续前方 14 剂后未诉不适，复查心电图恢复正常。

**【体会】**

本案患者为老年女性，以心悸心慌为主症，辨病为心悸；劳累、活动后明显，兼见胸闷、气短，此为心气不足，无力振奋所致，《诸病源候论·妇人产后病诸候上》曰："心统领诸脏，其劳伤不足，责令惊悸恍惚，是心气虚也"。故选用自拟方"心 2 方"作为主方进行加减。方中生地黄为君，入心养血、入肾滋阴；当归补血活血润燥；茯神、柏子仁养心宁心安神；远志性善宣泄通达，开心气而宁心安神，通肾气而强志不忘，故能交通心肾、安神定志；党参补气健脾，养血生津，作用缓和；炙甘草、白术甘温补虚，健脾益气，补益心气，调和诸药；珍珠母、牡蛎平肝安神，首乌藤、合欢皮养心安神；桂枝温通经脉，助阳化气；丹参活血化瘀，通利血脉。诸药配伍，心肾两顾，标本兼治，滋阴益气补血以治本，养心安神以治标，同时温通血脉。患者服药后症状缓解，复诊心慌心悸好转，以畏寒、眠差为主症，故在守方的基础上加强温通及安神之力。

《素问·痿论》曰："心主身之血脉。"心生理功能正常，则心脏搏击有序，维持正常的心力和心律。心阳心气不足，无力鼓动血液运行，使心神失于温煦，无力动击，或者心阴心血亏虚，心神失养，脉道不充，发为怔忡心悸。正如《医学衷中参西录·论心病治法》所言："心之神明以心之气血为依托，若因心中之气血过于虚损，而致神明失其凭证，即使心机之动照常，并无亢进，但神明不能承受震撼，故时觉心中跳动不安。"故治疗以气血为关键，宜补益心血，同时鼓舞心阳，如《灵枢·调经论》言："血气者喜温而恶寒，寒则泣而不能流，温则消而去之。"故遣方须辨证而投药。

### 3. 心悸（阴阳失和，气机失调）

梁某，男，82岁，退休干部。

初诊：2021年8月10日。

主诉：反复胸闷、心悸半年。

患者自觉近半年午后及夜间时有胸闷、心悸发作，严重时每日发作3～4次，每次持续1～3分钟，伴气短，夜间发作时心前区畏冷欲盖被，胸背部汗出，时常自服复方丹参滴丸缓解不适，夜不得寐，面色㿠白，舌淡苔白腻，有瘀斑，脉弦。

中医诊断：心悸（阴阳失和，气机失调）。

西医诊断：冠心病。

患者初诊主诉胸闷心悸，伴有畏寒、乏力、汗出症状，舌淡苔白，有瘀斑，脉弦。表现为阴阳失和，兼有阳气虚弱、卫表不固、痰瘀阻滞证候。治疗以柴胡龙骨牡蛎汤合甘麦大枣汤加减：

| | | | |
|---|---|---|---|
| 柴胡20g | 牡蛎40g | 桂枝20g | 龙骨30g |
| 茯苓15g | 大枣15g | 浮小麦60g | 熟附子15g |
| 炙甘草25g | 薏苡仁30g | 当归15g | 延胡索20g |
| 党参15g | 白芍30g | 丹参15g | 薤白15g |
| 糯稻根20g | | | |

7剂，水煎服，日1剂。

二诊：2021年8月17日。

服药7剂后患者诉心悸症状发作次数减少，每天发作约2次，心前区畏寒怕冷症状缓解，夜间有盗汗，睡眠一般，舌苔不腻。遂前方减熟附子，加覆盆子15g、鳖甲15g，再服7剂。

三诊：2021年8月24日。

患者诉药后胸闷、心悸无明显发作，晚上不再怕冷、汗出，睡眠稍改善，但仍易醒，精神气色好转。前方基础上酌加远志、石菖蒲以宁心安神，继服7剂巩固疗效。随访追踪，诉前述症状未再复发。

### 【体会】

冠心病心绞痛患者多因脏腑功能失调，引起气滞、血瘀或热结，心脉不通所导致，临床表现多有心前区疼痛，或刺痛，或闷痛，或热痛，口干口苦，目眩头晕，胁满或胀，夜不得寐，自汗盗汗，或尿黄便秘，或时畏冷，或时畏热，或嗳气呃逆，或心烦易怒等，舌苔薄白或薄黄，舌质红或暗红，或舌有瘀斑，脉多弦或弦细。

张介宾云："少阳为枢，谓阳气在表里之间，可出可入，如枢机也。"《素问·六微旨大论》云："升降出入，无器不有""非出入，则无以生长壮老已；非升降，则无以生长化收藏。"肝胆调节周身气机，三焦为人体气机和津液运行的通道，因此调整少阳枢机则上焦得通，津液得下，胃气因和，心神得养，调整气机是治疗的基础和关键。柴胡龙骨牡蛎汤合甘麦大枣汤是以小柴胡汤去生姜加龙骨、生牡蛎合甘麦大枣汤而成，本方寓有小柴胡汤、柴胡加龙骨牡蛎汤、甘麦大枣汤之方意，为凉温并用、和解镇静之方，具有调阴阳、理气机、和解镇惊、扶正达邪之功效，临床上常用此方治疗冠心病心绞痛、心律失常、失眠等阴阳失和、气机失调之病证。

本案例以柴胡疏肝清热，宣畅气血，升其清阳；龙骨配牡蛎平肝潜阳、重镇安神。柴胡与生龙骨、牡蛎，一升一降，一镇一敛，二者配合以调整气机升降；党参、大枣建中阳，恢复脾胃升降之功能，治在肝胆，旁顾脾胃，培养正气，调节气机；甘麦大枣汤以养心安神、缓急育阴、清心除烦，消除气机郁结之化热趋势；患者心阳不足，故去黄芩，加熟附子、薤白、当归、桂枝以温通心阳；瘀血内阻，故去半夏，加延胡索、丹参疏肝行气活血；薏苡仁、茯苓健脾化浊利湿；糯稻根养阴止汗。全方配伍实则为恢复气机升降出入之常，阴阳气血之和，调整脏腑功能，使三焦宣畅，气机运转，邪有出路。二诊患者畏寒怕冷减轻，舌苔不腻，盗汗仍明显，故减温阳辛燥之熟附子，加鳖甲以滋阴退蒸潜阳。三诊诸症消失，夜间睡眠质量欠佳，故以远志、石菖蒲等宁心安神，因阴阳失和是致病之本，心主神明，心不受邪，心神受扰则睡眠欠安，阳入于阴则安睡，阴阳失和影响睡眠，睡眠不宁则加重阴阳失和，故调整阴阳时重点在养血宁心，改善睡眠，以免恶性循环。

### 4. 心悸（痰瘀互结证）

曾某，女，69岁，退休职工。

初诊：2021 年 10 月 20 日。

主诉：心悸半年。

患者半年前开始间断出现心悸，时伴胸闷，无胸痛，容易情绪激动。近 1 个月自觉疲惫感明显，眼睛干涩，喜热饮，夜间口干、口苦明显，白天症状减轻，夜尿频多（＞ 3 次，量不多）致夜寐难安，醒后难以入睡，胃纳佳，近半年体重增加 8kg。大便溏，日 1 次。舌质紫暗，脉涩。有高血压 2 级（很高危组）、冠心病 PCI 术后，长期口服缬沙坦氨氯地平片、富马酸比索洛尔片降压、阿司匹林肠溶片抗血小板、阿托伐他汀钙片等。辅助检查：2020 年 7 月 19 日查颈动脉彩超示双侧颈动脉硬化并多处斑块形成；甘油三酯 3.04mmol/L（0.40 ～ 1.53）；血尿酸 502.2umol/L（90 ～ 420）；甲功五项、肝功八项、凝血功能等血生化未见异常。2021 年 7 月 8 日外院心脏彩超：冠心病支架术后（5 个），左室舒张功能减退，轻度三尖瓣返流。

中医诊断：心悸（痰瘀互结证）。

西医诊断：高血压 2 级（很高危组）、冠心病 PCI 术后。

患者有高血压、冠心病（PCI 术后）、高甘油三酯病史，以"心悸"为主要表现，伴体重增加，容易情绪激动，乃痰瘀互结，心失所养，心神不宁所致。舌质紫暗、脉涩均为瘀阻血脉之象。治以活血化瘀、理气疏肝为法，以自拟方"降压方"治之：

| | | | |
|---|---|---|---|
| 夏枯草 10g | 木香 10g | 黄芩 15g | 野菊花 10g |
| 川牛膝 10g | 玄参 15g | 决明子 15g | 槐花 10g |
| 杜仲 15g | 川芎 15g | 赤芍 12g | 白术 10g |
| 车前子 10g | 泽泻 50g | 黄芪 50g | |

6 剂，水煎服，日 1 剂。

二诊：2021 年 10 月 27 日。

复诊诉服药后无心悸、胸闷，入睡后无口苦、口干，疲惫感减轻，眼无干涩，但情绪仍容易激动，夜尿每晚 2 次以上，大便每日 1 ～ 2 次，近一周自测血压 100 ～ 128/47 ～ 58mmHg。嘱所服缬沙坦氨氯地平片、富马酸比索洛尔片降压药减至半量，前方加盐补骨脂 30g，共 7 剂，水煎服，日 1 剂。

三诊：2021 年 11 月 3 日。

诸症较前好转，睡眠不宁，多梦易醒，醒后难以入睡，近一周血压 93～121/46～61mmHg，患者期望体重可进一步下降。嘱缬沙坦氨氯地平、富马酸比索洛尔片分别减量至 1/4 片，每日 1 次。前方加鸡骨草 15g、砂仁 15g、大黄10g、白芍 30g，共 15 剂，水煎服，日 1 剂。

四诊：2021 年 11 月 18 日。

心悸、胸闷未再发作，近月体重减轻 7 斤，精神抖擞，情绪平稳。续服前方，共 15 剂，水煎服，日 1 剂。

随访 2 月，无特殊不适，血压正常，已停服降压药。

【体会】

心悸是指气血阴阳亏虚，或痰饮瘀血阻滞，致心失所养，心脉不畅，引起心中急剧跳动，惊慌不安，不能自主为主要表现的一种病证。心悸虚证由脏腑气血阴阳亏虚、心神失养所致者，治当补益气血、调理阴阳，以求气血调畅，阴平阳秘，并配合养心安神之品，促进脏腑功能的恢复。心悸实证常因痰饮、瘀血等所致，治当化痰涤饮、活血化瘀，并配合重镇安神之品，以求邪去正安，心神得宁。临床上心悸表现为虚实夹杂时，当根据虚实之多少，攻补兼施，或以攻邪为主，或以扶正为主。

岭南土卑地薄，气候潮湿，心悸患者以气虚痰瘀型多见。《圣济总录》认为心悸的发生"每本于心气之不足"。《素问·痹论》指出："心痹者，脉不通，烦则心下鼓。"清·王清任重视气血，多从气血立论，在《医林改错》中提出瘀血内阻亦能导致心悸。朱丹溪重视痰在内科杂病中的致病作用，提出心悸患者"肥人属痰，寻常者多是痰"。虞抟亦指出心悸"亦有清痰积饮，留结于心胞、胃口而为之者"。唐宗海进一步指出"痰入心中，阻其心气"可致心悸。

余以气虚血瘀理论为基础，以祛瘀通络法为切入点，创立了祛瘀通络固本法治疗心脑血管疾病的有效途径。本病例属于痰瘀互结证，以大剂量黄芪益气固本，泽泻利水渗湿，配伍赤芍、川牛膝、川芎活血化瘀，配伍木香、野菊花、夏枯草等疏肝理气之品，以防活血的同时破气。用药初期佐以化痰利水药物，剂量不宜太多，润肠通便之品不宜过早或大量使用，须循序渐进，了解患者对药物的敏感度后进行剂量的调整。上方为自拟方，在本病例中结合患者情绪易激动特征，祛除痰瘀的同时，予鸡骨草去肝火、砂仁护胃。除辨证用药外，要求患者每日做好血压、心率的自测并做好记录，供复诊时参考；同时叮嘱患者多做开肩扩胸运动，要求动作轻柔，每日抬腿走路，大腿与地面平行，晚上不宜大声说话，每餐宜七八分饱，不宜吃芋头、竹笋等破气之品。

本病案患者经中西医结合治疗后病症逐渐缓解，西药用量逐渐减少至完全停药，体现了中医药治疗慢性病的优势，融防治调养于一体，是防治慢性病的灵丹妙方。

### 5. 心悸（肝郁脾虚）

莫某，女，56岁，退休工人。

初诊：2021年8月15日。

主诉：心悸、胸闷3个月。

患者述2021年5月起无明显诱因出现心悸伴胸闷，前往外院就诊，诊断为"窦性心律，T波异常"，予以对症治疗后有缓解，现进一步求治。症状反复发作，时轻时重，常在夜间加重，伴心烦气躁，口干，善叹息，寐差多梦易醒，纳可，易腹泻，大便乏力难解，黏稠，日行2次，夜尿2次/晚。舌暗红，苔少，脉细弦数。停经14年。

既往史：①颈椎退行性变；②腔隙性脑梗塞；③高血压3级（现血压143/83mmHg，心率85次/分）。

辅助检查：①双侧乳腺结节3类（9mm×6mm）；②肺部结节；③结节性甲状腺肿（2.5cm×1.2cm×1.5cm）；④颈动脉硬化斑形成；⑤窦性心律、T波异常。

中医诊断：心悸（肝郁脾虚）。

西医诊断：高血压3级（很高危组），高血压性心脏病。

患者年近六旬，素体肝肾阴虚，加上情志不畅，肝气郁滞，故心烦气躁，口苦，善太息；肝结日久，郁久化热，致使肝的疏泄功能失常，气机阻滞，气血运行不畅，则心脉瘀阻而致心悸、胸闷，反复发作；已过七七，肝肾不足，故夜间加重，有夜尿；肝郁乘脾，脾胃虚弱，日久不能生化，气血亏虚，心失所养，故而失眠多梦易醒、口干、易腹泻；舌质暗红，苔少，脉细弦数，为肝郁脾虚，阴虚火旺，心血不足之象。四诊合参，本病属肝气郁滞、心脾亏虚，治当以疏肝健脾、养心安神为大法，予自拟方"心1方"化裁加减：

| 莲子 20g | 炒酸枣仁 15g | 石菖蒲 15g | 山药 30g |
| 砂仁 15g | 珍珠母 30g | 合欢皮 10g | 法半夏 10g |
| 黄连 5g | 煅牡蛎 30g | 远志 15g | 当归 10g |
| 柴胡 15g | 黄芩 10g | 炒枳壳 10g | 陈皮 5g |
| 炙甘草 5g | 枸杞 10g | 地黄 5g | 白术 15g |

7 剂，水煎服，日 1 剂。

二诊：2021 年 8 月 22 日。

服药 7 剂后心悸、胸闷症状消失，其余诸症均有明显改善。现血压 125/60mmHg，心律 76 次 / 分，效果明显。守前方加薄树芝 10g 安神定志、扶正培本。继服 14 剂，随访未见明显复发，生活质量得到明显改善。

【体会】

心悸是以心中急剧跳动，惊慌不安，甚则不能自主为主要临床表现的一种心脏常见病证。《素问·气交变大论》曰："民病身热烦心躁悸"，心悸最早由张仲景描述为疾病并提出诊疗方法，如"寸口脉动而弱，动则为惊，弱则为悸。"后世如《诸病源候论》将心悸的病因明确划分为外感内伤，病机以虚为主。

《素问·至真要大论》提出："诸病惊骇皆属于火"。《千金翼方》中孙思邈认为："心时跳时止，是痰因火动。"《景岳全书·卷之十八理集·杂证谟·怔忡惊恐》提出心悸治法："凡治怔忡惊恐者，虽有心脾肝肾之分，然阳统乎阴，心本乎肾，所以上不宁者，未有不由乎下，心气虚者，未有不因乎精，此心肝脾肾之气，名虽有异，而治有不可离者，亦以精气互根之宜然，而君相相资之全力也。然或宜先气而后精，或宜先精而后气，或兼热者之宜清，或兼寒者之宜暖，此又当因其病情而酌用之，故用方者宜圆不宜凿也。"

针对此类多脏腑相关的疾患，余根据多年临床经验总结了"和法"的学术思想，体系中的"和"既是治法，也是目的，同时更是一种理念，通过调和的作用，使气血、津液、阴阳、脏腑间的失调不和重新达到和谐统一。一如本方使用当归、川芎、枸杞、莲子、酸枣仁、合欢皮、远志、石菖蒲养血安神，加用陈皮、法半夏等药物燥湿化痰；柴胡、枳壳疏肝解郁；配以珍珠母、煅牡蛎滋阴潜阳，黄连、黄芩、生地黄清热泻火，佐以炙甘草、砂仁理气醒脾，补而不滞。诸药合用，使得心、肝、脾、肾得以同调，达到"和"的目的。

## 6. 不寐（肝肾阴虚，心肾不交）

张某，男，42 岁，企业职员。

初诊：2021 年 12 月 29 日。

主诉：失眠 6 月余。

患者诉失眠半年，每天睡眠约 4 小时，多梦易醒，醒后难以入睡，伴口干、头痛、耳鸣，眼干涩，情绪易激动，躁动不安，喜温饮，平素容易口腔溃疡，胃纳一般，二便调，舌红少苔，脉细数。

辅助检查：外院颈椎 CT 平扫显示颈椎第 6、7 节狭窄。无特殊病史，无外伤史。

中医诊断：不寐（肝肾阴虚，心肾不交）。

西医诊断：失眠。

患者中年男性，社会各方面压力大，无法保证良好的睡眠习惯，肝肾阴虚，不能上交于心，因而出现口干、耳鸣、眼涩、情绪易激动、躁动不安、反复口腔溃疡等阴虚火旺之象。结合脉症符合肝肾阴虚、心肾不交，当治以滋阴降火、交通心肾，遣方如下：

| | | | |
|---|---|---|---|
| 淡附片 10g | 醋龟甲 25g | 黄柏 25g | 砂仁 20g |
| 麦冬 15g | 龙骨 20g | 合欢皮 15g | 炒酸枣仁 35g |
| 珍珠母 30g | 浮小麦 50g | 栀子 5g | 炙甘草 10g |

6 剂，每日 1 剂，水煎服。

二诊：2022 年 1 月 5 日。

5 天前出现鼻塞、咽痛，无明显咳嗽，无发热，患者服中药 2 天后自行停药，耳鸣、口干、眼干涩好转，睡眠较前有所改善，但依然多梦易醒，醒后难以入睡，无头痛。情绪较前平稳，胃纳可。在原方的基础上减量，加玉竹 10g、丹参 5g、石菖蒲 8g、当归 5g 滋阴补气。再服 6 剂。

三诊：2022 年 1 月 12 日。

服药后睡眠改善，近周每晚能安睡 6 个半小时，无其他不适。继以原方加减 6 剂巩固疗效。

**【体会】**

西医学认为失眠的病因不是十分明确，常应用苯二氮卓类等镇静药物进行治疗。西药虽能改善睡眠情况，但若长期使用，大多数患者会对这类药物产生耐药性及成瘾性，在服用这类药过程中不得不逐渐加大药物剂量，从而出现严重的不良反应，且停药后比较容易复发。因此中医药治疗不寐越来越受到业内同行的重视。

张仲景在《金匮要略》中指出："虚劳虚烦不得眠，酸枣仁汤主之。"宋代医家许叔微在《普济本事方》论述道："平人肝不受邪，故卧则魂归于肝，神静而得寐。今肝有邪，魂不得归，是以卧则魂扬若离体也。"清代医家陈士铎在《辨证录》中指出："有人昼夜不能寐，心甚烦躁，此心肾不交也。盖日不能寐者，乃肾不交于心；夜不能寐者，乃心不交于肾也。今日夜俱不寐，乃心肾两不相交耳。"心肾不交之时，肾阴亏虚，肾水不能上济心火，导致君火旺，心烦不寐，心神不宁，故不寐。

不寐的病因很多，但提纲挈领看，不寐的病理变化总属阴阳不调，营卫不和，阴阳失交而为不寐。或阴虚不能纳阳，或阳盛不能入于阴，或外邪、痰饮阻滞，导致阴阳失交，或病在脏腑，神魂不宁，神不安舍，发为不寐。

本案例主要以失眠为主要症状，但有明显阴虚火旺证候，结合脉症，当以滋阴降火、交通心肾为法，调和阴阳，引阳入阴，则能夜寐安宁。在治疗失眠时要注重固护气机，降心火的同时配伍滋阴之品，另外佐以安神宁心药，效果明显。

## 7. 不寐（心脾两虚，心肾不交）

陈某，女，6岁，公司职员。

初诊：2021年12月12日。

主诉：失眠7年。

患者因生活压力大，近7年来入夜难眠，易醒多梦，伴心烦，易怒，晨起口干口苦，腰膝酸软乏力，自汗，盗汗，易肠鸣，喜热饮，胃纳可，夜尿每晚2次。子宫内膜腺癌术后1年。舌红苔少，脉细数。既往有胃食管反流病、慢性浅表性胃炎伴糜烂、功能性消化不良、慢性咽喉炎等病史。2021年9月17日查血常规、血脂、甲功、肿瘤二项等未见明显异常。甲状腺彩超示：左侧甲状腺滤泡性腺瘤，右侧甲状腺结节细胞非典型增生。

中医诊断：不寐（心脾两虚，心肾不交）。

西医诊断：失眠。

本案患者因长年思虑太过，伤及心脾，心伤阴血暗耗，脾伤生化乏源，营血亏虚，导致气血不足，不能奉养心神而致失眠。久病肾阴耗伤，不能上奉于心，水不济火，故心烦、口干苦、腰酸、盗汗。舌红苔少、脉细数为虚热之证候。四诊合参，证属心脾两虚、心肾不交，治疗当以养心安神、滋阴降火、交通心肾为法。方拟酸枣仁汤合交泰丸加减，遣方如下：

| | | | |
|---|---|---|---|
| 柏子仁 15g | 补骨脂 30g | 炒酸枣仁 40g | 石菖蒲 15g |
| 山药 30g | 珍珠母 35g | 薏苡仁 30g | 合欢皮 10g |
| 黄连 5g | 茯苓 15g | 牡蛎 40g | 北柴胡 15g |
| 黄芩 10g | 法半夏 10g | 熟地 10g | 浮小麦 60g |
| 醋龟甲 30g | 炙甘草 5g | 肉桂 5g | |

7剂，水煎服，日1剂。

二诊：2021年12月20日。

患者诉服药后睡眠改善，口干口苦缓解，烦躁减轻，自觉活动较前明显轻松，精神状态良好。前方去珍珠母，加首乌藤、芡实，以健脾益肾安神。共7剂。

上方加减继服1月余，诸症皆愈，随后予膏方进一步巩固治疗。

【体会】

不寐是中医神志病中常见的一种病证。明代张介宾认为："盖寐本乎阴，神其主也，神安则寐，神不安则不寐。"他指出阴阳失和、心神不安是不寐的关键。本病病位主要在心，与肝、脾、肾有关；基本病机为阳盛阴衰，阴阳失交，一为阴虚不能纳阳，一为阳盛不得入于阴。本病的病理性质有虚、实两面，肝郁化火，痰热内扰，心神不安为实；心脾两虚，心胆气虚，心肾不交，心神失养为虚；久病可表现为虚实兼夹，也可有瘀血。治疗当以补虚泻实、调整脏腑阴阳为原则。实证泻其有余，如疏肝泻火，清化痰热，消导和中；虚证补其不足，如益气养血，健脾补肝益肾。在泻实补虚的基础上安神定志、养血、镇惊、清心安神。

本案中，患者以易醒多梦为主，兼有心烦、口干、自汗、盗汗、腰酸等症，舌红苔少，脉细数，定当辨为心脾不足、心肾不交。方中重用酸枣仁，以其性味酸、甘、平，入心、肝之经，养血补肝，宁心安神；柏子仁、合欢皮养心安神；珍珠母、牡蛎镇静安神；茯苓、薏苡仁、山药健脾宁心安神；浮小麦、白芍安神敛汗；远志、石菖蒲入心开窍，除痰定惊；柴胡、黄芩、半夏疏肝利胆，促进阴阳之气流转通畅；肉桂引火归原，与黄连共用交通心肾，使肾水上济于心，心火下交于肾，心肾相交则心神可安；熟地、鳖甲养阴潜阳，加补骨脂乃"善补阴者，必阳中求阴，则阴得阳升而泉源不竭"之意。诸药相伍，养肝血以宁心神，清内热以除虚烦，病证得以治愈。

## 8. 不寐（肝郁脾寒）

曾某，女，39 岁，职员。

初诊：2021 年 7 月 31 日。

主诉：不寐 6 年。

患者于 6 年前因工作压力大后出现失眠，初起时为夜间易醒来，多梦，醒后勉强可再次入睡，逐渐出现难以入睡，严重时整夜不睡，伴心烦、易紧张，困倦乏力，难以坚持日常工作，偶有双小腿抽筋，夜间尤甚，伴胃胀痛，进食冷饮后易大便溏，平素怕冷，后背尤甚，口干，口苦，纳呆。月经量多，色淡。舌红苔白微腻，脉细。

中医诊断：不寐（肝郁脾寒）。

西医诊断：睡眠障碍。

患者因工作压力大，伴心烦，易紧张，为情志不畅，肝气郁结所致；口干，口苦，舌质红，为肝郁化热证候；胃胀痛，进食冷饮后易大便溏，平素怕冷，后背尤甚，脉细，为脾胃虚寒，健运失司，水津不布之症；困倦乏力，月经量多，色淡，为脾肾亏虚、气虚不摄之症；苔白微腻，脉细，为脾虚困湿见症。四诊合参，本病属肝郁脾寒，治宜疏肝解郁、温中散寒为法，方选柴胡桂枝干姜汤加减。

| | | | |
|---|---|---|---|
| 北柴胡 12g | 桂枝 10g | 干姜 6g | 黄芩 8g |
| 牡蛎 20g | 甘草片 4g | 炒白术 8g | 陈皮 5g |
| 法半夏 8g | 山药 20g | 茯苓 10g | 珍珠母 25g |

| | | | |
|---|---|---|---|
| 枳壳 8g | 五味子 8g | 石菖蒲 10g | 酸枣仁 15g |
| 栀子 8g | 黄连 5g | 薄荷 8g | 醋龟甲 15g |
| 合欢皮 10g | 远志 12g | 首乌藤 20g | 当归 5g |

7剂，水煎服，日1剂。

二诊：2021年8月7日。

服药后入睡时间缩短，睡眠时间延长，仍有易醒，心烦易躁，后背部怕冷、怕风，双下肢乏力，大便已成形，食欲改善。守前方加防风10g，改桂枝为15g，干姜为10g，炒白术为15g，当归为10g，再服7剂。

三诊：2021年8月14日。

服药后睡眠明显改善，自觉心情较前舒畅，其余诸症均有减轻。

患者坚持随诊2个月，仍以柴胡桂枝干姜汤为基础方随症加减，3个月电话随访时，患者诉未见失眠反复，且工作效率亦得到提高。

【体会】

失眠属于中医"不寐"范畴。目前中医治疗不寐多应用镇静安神或养心安神的药物，但往往收效甚微。不寐的病位在心，与肝、脾、肾密切相关，五脏六腑皆可使人不寐，非独心也。心主血脉，心藏神，《素问·本神》说："随神往来者，谓之魂。"魂与神一样，皆以血为其主要物质基础，心主血，故藏神，肝藏血，故藏魂，《素问·本神》又说："肝藏血，血舍魂。"《血证论·卧寐》中提到："肝藏魂，人寐则魂游于目，寐则魂返于肝，若阳浮于外，魂不入肝，则不寐。"人体在清醒时魂游于目，夜卧时血归于肝，则魂亦归肝，且肝主疏泄，主藏血，主调畅情志活动与调节气机，性喜条达而恶抑郁，若肝主疏泄与藏血的功能失衡，气机失调，气升发不足，肝气郁结，郁久化火，火旺则伤阴耗血，夜间阳不入阴，血不养魂，则魂无所归，故而不寐。

与古代"日出而作，日入而息"的生活作息规律不同，现代人承受来自工作、学习、生活等多方面的压力，容易出现焦虑、担忧等异常情绪，常因宣泄不及而导致不寐，正如《张氏医通》所说："平人不得卧，多起于劳心思虑，喜怒惊恐"。本病例患者因工作压力大后出现不寐，伴有心烦、紧张等情绪异常，属于肝气郁不得舒，"胆者，中正之官，决断出焉"，最忌犹豫思虑不决，五志过极皆化火，久之成肝胆郁热。肝郁失疏泄，胆郁失升发，久郁热扰肝魂则见寐不得安、多梦，烦躁易怒；少阳不达，胆失决断则思虑不决益甚。又"土性濡湿，疏之以木气，则土不过湿"，肝失疏泄，木不疏土，久则肝病传脾；加之病人思虑过度，有伤于脾，故见胃胀痛、大便溏等脾脏虚寒之象。

西医学治疗失眠多应用苯二氮卓类和非苯二氮卓类药物，往往见效快、催眠效果明显，但是长期服用安眠药物易对人的认知功能造成损害，产生宿醉及易成瘾等不良反应。而本病例通过中医辨证施治，以疏肝健脾、清上温下为治法，方选柴胡桂枝干姜汤加减。方中柴胡味微苦性平，气味俱轻，禀少阳生发之气，既疏肝之郁，又可泻肝之热，《神农本草经》又谓柴胡"主心腹，去肠胃中结气，饮食积聚，寒热邪气，推陈致新"，用于此证针对肝气郁热兼脾脏虚寒甚是相宜。桂枝味辛性温，张锡纯谓之曰："善抑肝木之盛使不横恣""又善理肝木之郁使之条达"，用于此则佐柴胡疏肝、平肝，又可补中益气。黄芩味苦性寒，配柴胡清肝胆火热。干姜、甘草温中，理脾脏虚寒、止痛。牡蛎潜镇肝阳、宁心安神，《神农本草经》谓其主"惊恚怒气"，用于此则清降胆心之气。全方寒温并用，以平肝胆郁热、和脾脏虚寒为功，正切病机。本案运用柴胡桂枝干姜汤治疗不寐，紧紧扣住肝脾失调、神魂不宁这个关键病机，随证加减，疗效显著。

## 9. 不寐（少阳郁滞）

肖某，女，43岁，办公室文员。

初诊：2021年4月11日。

主诉：失眠5年，加重1个月。

患者于5年前因工作压力大、常常熬夜加班，出现入睡困难，闭目易烦恼，辗转反侧1小时以上才能入睡，半夜易醒来，睡眠浅，白天精神不集中，疲倦乏力，频繁打哈欠，初起时自行间断服用百乐眠胶囊后可改善症状，但近两年来服用上述药物亦无效。1个月前失眠加重，甚至彻夜难眠，伴口苦、口干，偶有头胀痛不适，易发脾气，食欲不振，大便不畅，小便黄。舌红苔黄微腻，脉弦。

中医诊断：不寐（少阳郁滞）。

西医诊断：失眠。

患者熬夜、工作压力大为其病因。其情志不畅，肝失条达，气机郁滞，使阴阳气血不得正常升降运行，导致阴阳失调，心神不宁，故不能寐；其头胀痛，易发脾气，口苦、口干，为少阳郁火，胆火扰心所致；其食欲不振，大便不畅，为肝郁乘脾，脾失健运见症。四诊合参，本病当属少阳郁滞，治宜和解少阳、清热除烦，方药如下：

| | | | |
|---|---|---|---|
| 远志 15g | 首乌藤 30g | 北柴胡 15g | 黄芩 10g |
| 法半夏 10g | 陈皮 5g | 炙甘草 5g | 牡丹皮 5g |
| 姜厚朴 10g | 太子参 20g | 茯苓 10g | 牡蛎 30g |
| 栀子 10g | 炒枳壳 10g | 炒酸枣仁 15g | 柏子仁 20g |

7 剂，水煎服，日 1 剂。

二诊：2021 年 4 月 18 日。

服药 7 剂后，睡眠明显改善，每晚可睡 4～5 小时，自觉情绪较前舒畅，但仍有口苦，夜间易醒。守前方加龙骨 30g、合欢皮 15g，继续服 14 剂后口苦减轻，随症加减再进服 14 剂诸症皆失，随访数月未见复发。

**【体会】**

失眠，中医学称之为"不寐""不得卧"。长期失眠不仅能够导致患者记忆力、注意力下降，同时会影响患者的自身免疫机能，与多种疾病的发生密切相关。不寐的病机总属阳盛阴衰、阴阳失交，其病位主要在心，与肝、脾、肾密切相关。各医家多从肝火扰心、痰热扰心、心脾两虚、心肾不交、心胆气虚等几个证型进行分证论治不寐。余临床上善于运用经方，常常从少阳经论治不寐，亦取得满意疗效。

《灵枢·营卫生会》云："壮者之气血盛，其肌肉滑，气道通，营卫之行不失其常，故昼精而夜瞑"，《灵枢·大惑论》云："卫气不得入于阴，常留于阳，留于阳则阳气满，阳气满则阳跷盛，不得入于阴则阴气虚，故目不瞑矣。"说明外感内伤导致邪气留于脏腑，阻碍卫气运行，阳气盛于外，阴气虚于内，影响睡眠-觉醒节律导致失眠，因此"卫气出阳入阴障碍"亦可导致不寐。《类经·阴阳离合》云："少阳为枢，谓阳气在表里之间，可出可入，如枢机也。"若外感内伤，邪犯少阳，或郁或结，导致枢机运转不利，气机升降失常，卫气出阳入阴道路不畅，卫气独卫于外，可导致失眠。以上所述为从少阳经论治不寐的理论基础。

此类患者不寐的病机主要是少阳郁滞，枢机不利，卫气出入障碍。若少阳郁而化火，可表现为口苦、口干、头痛、心烦易怒等；若邪结胁下，则表现为胁下胀满、纳差、便溏、胸胁满闷等；若气机郁滞日久，可出现痰瘀等病理产物。本案例患者加班熬夜、工作压力大、情志不畅，从而少阳郁滞，郁而化火，胆火上逆，故以小柴胡汤加减进行辨治。柴胡、黄芩合用和解少阳；半夏和胃降逆，太子参、甘草益气和中、扶正祛邪，助运少阳枢机；栀子清热除烦，宣滞调中；佐以酸枣仁、柏子仁、远志、首乌藤以养心安神，牡蛎重镇安神。全方共使少阳枢机条达，烦热清除，阳入于阴，故夜能寐。

### 10. 不寐（痰热扰神）

赖某，女，33 岁，教师。

初诊：2020 年 10 月 26 日。

主诉：失眠 3 年，加重 1 个月。

患者于 3 年前开始出现失眠，入睡困难，卧床后需辗转 1 小时才能入睡，伴多梦，睡眠浅，日间有头昏、乏力，平素容易紧张、焦虑，常常因各种事情心烦。曾就诊当地医院予"安眠药"助眠，睡眠可改善，但停药后症状反复。近 1 个月来上述症状加重，夜间易醒，醒后难以入眠，严重时则彻夜难眠，白天犯困，欲午休补眠，但午休亦无法入睡，故来诊。症见头昏沉感，疲乏，纳差，大便干结，小便尚调。舌红，苔黄腻，脉滑。

中医诊断：不寐（痰热扰神）。

西医诊断：失眠。

患者因情志不畅，肝气郁结，郁久化热，肝病犯脾，脾失健运，痰浊内生，痰邪化热，痰热蕴蒸，上扰心神，使心神不守，心阴失藏，致使心阳外越而心神难以潜藏，故而失眠。患者头昏，疲乏，纳差，为痰湿内停见症。舌红苔黄腻，脉滑，为痰邪化热之佐证。四诊合参，本病当属痰热扰神，治宜燥湿化痰、清热除烦、和中安神，方选黄连温胆汤加减，方药如下：

| | | | |
|---|---|---|---|
| 柏子仁 15g | 酸枣仁 20g | 石菖蒲 15g | 合欢皮 10g |
| 山药 30g | 砂仁 15g | 珍珠母 35g | 黄连 5g |
| 茯苓 15g | 牡蛎 40g | 远志 15g | 首乌藤 30g |
| 桂枝 10g | 北柴胡 15g | 黄芩 10g | 栀子 10g |
| 法半夏 10g | 枳壳 10g | 陈皮 5g | 炙甘草 5g |

4 剂，水煎服，日 1 剂。

二诊：2020 年 10 月 30 日。

服药后睡眠稍有改善，情绪较前稳定，不如以往心烦急躁，并见大便质烂。守前方减厚朴、栀子用量，守方继服 10 剂。

三诊：2020 年 11 月 9 日。

服上述方药后睡眠明显改善，精神状态好转，面色红润，二便尚调。继续守前方加党参 15g 以益气健脾，再服 14 剂以巩固疗效。

患者坚持随诊 2 月，守上方加减治疗，入睡安稳，诸症尽释。

【体会】

不寐的病因总属阳盛阴衰、阴阳失交。《景岳全书·不寐》中将不寐的病机概括为有邪、无邪两种类型，"不寐证虽病有不一，然惟知邪正二字则尽之矣。盖寐本乎阴，神其主也，神安则寐，神不安则不寐。其所以不安者，一由邪气之扰，一由营气不足耳。有邪者多实证，无邪者皆虚证。"不寐的病位主要在心，涉及肝、脾、肾。不寐多为饮食不节、情志失常、劳倦失调、思虑过度及久病体虚等因素引起脏腑气机紊乱而发病，其病机复杂，而且能引起不寐的因素很多，临证尤以痰热扰神型不寐为多见，正如《古今医统大全·不寐候》所言："痰火扰心，心神不宁，思虑过度，火炽痰郁，而致不寐者多矣。"痰邪郁久化热，邪火扰动心神，神不安则不寐。此类患者临床多见心烦不寐，泛恶，胸脘痞闷，伴口苦目眩，头重，舌偏红，苔黄腻，脉滑数等。

本例患者因情志不畅，肝气郁结，郁久化热，肝病犯脾，脾失健运，痰浊内生，痰邪化热，痰热蕴蒸，上扰心神，使心神不守，心阴失藏，致使心阳外越而心神难以潜藏，故发为失眠。治宜以燥湿化痰、清热除烦、和中安神为法，故选方黄连温胆汤加减。温胆汤出自《三因极一病证方论》，由半夏、陈皮、茯苓、竹茹、枳实、甘草以及姜枣组成。本方是从《备急千金要方》温胆汤变化而成，原方较本方少茯苓、大枣，而生姜则重用四两，治"大病后虚烦不得眠，此胆寒故也"。后世减生姜用量而治痰热，方名仍称温胆，但功用实为清胆。黄连温胆汤出自《六因条辨》，乃温胆汤去大枣加黄连而成，进一步加强了清胆的作用。本方功用为理气化痰、清胆和胃，主治胆胃不和、痰热内扰证，正好切合病机。并配伍柏子仁、酸枣仁养血安神。合欢皮为使药，引诸药入心。全方温清并用，补泻兼施，在清心安神的同时着重调畅气机，清热燥湿化痰。火敛则神安，气畅则无以化火，无火则神无所扰，神安乃寐，故服药后奏效甚佳。

## 11. 郁证（气郁化火，阴虚阳亢）

王某，女，70岁，退休职工。

初诊：2021年1月14日。

主诉：烦躁、易怒伴睡眠差3年余。

患者3年前无明显诱因出现烦躁、易怒伴睡眠差，在其他医院诊断为"轻度抑郁"，治疗后未见明显好转。现多疑、烦躁、易怒，伴入睡困难，易醒，晨起头晕、心慌、心悸，记忆力减退，喜温饮，胃纳正常，二便正常。

中医诊断：郁证（气郁化火，阴虚阳亢）。

西医诊断：抑郁症。

患者多疑为肝气郁结所致；郁而化火，故出现烦躁、易怒；"火易伤津耗气"，加之患者为老年人，肝肾多有阴虚，阴虚不潜阳，导致阳气上亢，故出现头晕；心阴虚，心火旺盛，故出现心悸、失眠；肾精亏虚则髓海不足，脑髓空虚而记忆力减退。综上所述，此为气郁化火、阴虚阳亢，治以疏肝清热、滋阴潜阳，用栀子豉汤、天王补心丹、交泰丸合方加减。

| | | | |
|---|---|---|---|
| 淡豆豉 10g | 栀子 10g | 丹参 10g | 炒酸枣仁 40g |
| 柏子仁 10g | 麦冬 10g | 生地黄 8g | 熟地黄 10g |
| 茯神 15g | 五味子 12g | 远志 12g | 肉桂 5g |
| 黄连片 8g | 龙骨 30g | 牡蛎 30g | 醋龟甲 20g |
| 甘草 10g | | | |

7剂，水煎服，日1剂。

二诊：2021年1月21日。

患者治疗后情绪稳定，睡眠好转，诸症明显减轻。继予上方加减14剂。

患者家属给余微信言及"我妈她吃了你的药效果非常非常好，不知道吃了多少西药，都没有你开的中药那么好，她吃了这个中药心里平静了很多，安静了很多。感谢您，我要让她一直吃下去。全家人为了我妈妈这个病烦恼至极，现在找到你真是找到了救星。以前我们走到了一个误区，不知道中药还可以治精神上的病……"

【体会】

患者患有轻度抑郁症，睡眠质量差 3 年多，出现心悸、心慌、入睡难、易早醒、晨起头晕诸症，乃情志所伤，化火伤阴，加之年老体虚，肝肾之阴血不足，一如《医碥·卷四》所云："在下为肾，在上为脑，虚则皆虚"，肾精亏虚则髓海不足而记忆力减退，肾阴不能上济于心，阴阳失交而失眠。以天王补心丹滋阴益气、养血安神；交泰丸交通心肾，调肾水济心火以安神；栀子豉汤清热除烦，加龙骨、牡蛎潜阳益阴、重镇安神；《本草从新》曰龟甲"益肾滋阴"，配伍熟地黄、何首乌补血补阴。诸药合用，以濡养心神，滋阴潜阳，使上亢之卫阳潜伏于阴，神有所守，失眠诸症得以缓解。

合方运用是本案的特点之一，针对病情较为复杂的患者，临床常合方运用来提高疗效。本例涉及心、肝、肾诸脏，病机为气郁化火、阴虚阳亢，较为复杂，以栀子豉汤、天王补心丹、交泰丸合方加减获效。

## 12. 心痹（心肾阳虚）

韩某，女，53 岁，退休。

初诊：2021 年 2 月 8 日。

主诉：反复心悸、气促 10 余年，加重 15 天。

患者既往确诊风湿性心脏病 10 余年，反复发作心悸、气促，伴形寒肢冷，下肢水肿，外院治疗，仍反复发作。15 天前复现心悸、气促，活动后加重，四肢厥冷，下肢水肿，故来求诊。刻下症：神疲乏力，精神不振，气促畏寒，心悸心慌，偶伴胸痛，尿少，下肢水肿，胃脘胀满。呼吸尚平稳，测血压 118/73mmHg，脉沉细弱，偶有结代，心率 75 次 / 分。舌质淡，舌苔薄白稍干。

中医诊断：心痹（心肾阳虚）。

西医诊断：风湿性心脏病。

患者风心病日久，心脉痹阻。心主血脉，心痹则阳气式微，心肾阳虚，气血运行不畅，故见心悸气促、畏寒、肢肿、神疲、尿少等症。治当温补心肾，助阳行气，行水利尿，协调阴阳。予真武汤合麻黄附子细辛汤合茯苓四逆汤加减。遣方如下：

| 黄芪 50g | 白术 20g | 红参 15g | 羌活 15g |
| 盐巴戟天 20g | 枸杞 15g | 山药 25g | 细辛 10g |
| 山茱萸 15g | 盐杜仲 10g | 醋龟甲 20g | 茯苓 30g |
| 附子 20g | 当归 10g | 麻黄 3g | 桂枝 20g |
| 干姜 15g | 炙甘草 15g | | |

3 剂，水煎服，日 1 剂。

二诊：2021 年 2 月 10 日。

服药 3 剂后再诊，症见心悸气促明显减轻，小便量增多，水肿减轻，手足较前温和。守方再服 10 剂，诸症悉平。而后改予膏方调服，嘱其起居要保暖避寒，预防感冒，不宜参加过重体力劳动，饮食宜清淡，避免辛燥、肥腻之品，水肿时宜低盐饮食，防止外感。随访半年未再犯。

【体会】

本案例为风湿性心脏病后期见心肾阳虚者。中医学将风湿性心脏病归为"心痹""喘证""水肿""心悸"等范畴，《素问·痹论》云："风寒湿三气杂至，合而为痹……脉痹不已，复感于邪，内舍于心"，本病为邪气与痰癖伏着心内，损伤心瓣所致。心主血脉，心受损则心气虚弱而血脉鼓动无力，运行不畅，血脉瘀滞，从而出现心悸怔忡；阳气不达肢体经络，故而怕冷；湿性趋下，故见水肿；心与肺以脉相连，血脉瘀滞则肺失宣肃，故见气促。病程日久，心痹益甚，阳气日渐亏虚，而成心肾阳虚之证。治以温补心肾，助阳行气，行水利尿，协调阴阳。予真武汤合麻黄附子细辛汤合茯苓四逆汤。

真武汤、麻黄附子细辛汤、茯苓四逆汤均为《伤寒论》方，真武汤证为"太阳病之发汗，汗出不解，其人仍发热，心下悸，头眩，身𥆧动，振振欲擗地者"，麻黄附子细辛汤证为"少阴病初起之发热，脉沉者"，茯苓四逆汤证为"发汗，若下之，病仍不解，烦躁者"。上方化裁合用于本案，旨在振奋心阳、温肾助阳，方中附子外可驱逐风寒湿邪，内可温补肾阳、化气利水；白术为补脾要药，功善燥湿行水；干姜辛温，可散水气；麻黄散寒实卫，发汗利水，兼以宣肺平喘；细辛配伍附子温肺化饮，助益祛风散寒；四逆汤温中祛寒，回阳救逆；茯苓淡渗利湿，配伍白术加强健脾化湿之效；红参大补肺脾元气。诸药温阳散寒力强，利水消肿效佳。酌加巴戟天、杜仲温肾壮阳，桂枝温通经脉、助阳化气；龟甲、山茱萸、枸杞子滋阴以阴阳互根；当归养血活血，以益心血之源。诸药合用，温补心肾，助阳行气，行水利尿，协调阴阳。投药3剂后即感呼吸气顺，水液得输，阳气得行，效如桴鼓，守方续服10剂，诸证悉平。

临床上，本病之内因多为素体虚弱、心阳不足。《素问·五脏生成》曰："心痹，得之外疾，思虑而心虚，故邪从之。"所谓"外疾"，不外风、寒、湿邪，风为百病之长，易与寒、湿相合而为病，邪气内客于心，耗伤心之气血，损伤心之瓣膜，瘀血痹阻；气血两亏，脏腑失养，阴阳失调，故发为本病。初期应重视清热凉血、化痰祛湿，中期应理气活血、化瘀散痹，后期则重在补阳气、利水湿。

# 三、脾胃系病证

### 1. 痞证（脾阳虚衰，气机阻滞）

孙某，女，56 岁，家庭主妇。

初诊：2020 年 5 月 7 日。

主诉：反复胃脘部胀满伴腹泻 4 年。

患者 4 年前因饮食不节，出现胃脘部胀满，不能平卧，偶有打嗝，无反酸，大便不成形，晨起口干口苦，饥饿时心烦不适。曾到广西当地人民医院做胃镜检查，结果提示"慢性萎缩性胃炎伴肠上皮化生""食管反流性胃炎"，碳 13 呼气试验 HP（＋），给予"奥美拉唑""碳酸镁铝胶囊"治疗，服药后效果不明显，后经人介绍来诊。

症见：患者神清，精神尚可，胃脘近心窝处胀满，胃脘部隐痛，饥饿感明显，偶有打嗝，无反酸，晨起口干口淡，纳少眠差，大便稀溏，小便正常。舌质淡红，苔薄白，舌根腻，脉弦重取无力，右关略带滑象。平素性格急躁易怒，睡眠差（入睡困难），怕冷，常四肢冰凉，无手麻，无四肢抽筋。

中医诊断：痞证（脾阳虚衰，气机阻滞）。

西医诊断：慢性萎缩性胃炎、食管反流性胃炎。

患者 4 年前因饮食不节，伤及脾阳；平素性格急躁易怒，情志失调，影响中焦气机而致病。气机不畅则胃脘部胀满、打嗝；气滞络阻，不通则痛，发为胃脘部隐痛；脾失健运，清阳不举，津液失于施布，故晨起口干口淡，大便不成形；阳虚温煦不足则怕冷明显，脾主四肢肌肉，故以四肢为重。结合舌脉象，四诊合参，证属脾阳虚衰、气机阻滞，中医治法宜健脾益气温阳、疏肝理气消滞，处方以黄芪建中汤合枳实消痞丸加减。

| 紫苏叶 15g | 枳壳 30g | 炒白术 20g | 干姜 15g |
| 大枣 30g | 炙甘草 15g | 黄芪 30g | 党参 20g |
| 桂枝 15g | 白芍 15g | 厚朴 20g | 法半夏 15g |
| 茯苓 20g | 柴胡 15g | 葛根 15g | 炒麦芽 15g |
| 熟附片 20g | | | |

7 剂，水煎服，先煎附片 1 小时，口尝无麻味，纳诸药，共煎煮 3 次，每次煮取 150mL，日三服。

二诊：2020 年 5 月 14 日。

服药后当日胃脘胀满感明显减轻，当夜能平卧入睡，睡眠稍好转，但第二日下午胃脘胀仍甚（但较服药前减轻），基本无打嗝，大便较前稍好转，晨起仍有口苦、口干，饥饿感减轻，纳食增加，怕冷。处方：

| 紫苏叶 15g | 枳壳 30g | 炒白术 20g | 干姜 15g |
| 大枣 30g | 炙甘草 15g | 黄芪 30g | 党参 20g |
| 桂枝 15g | 白芍 15g | 茯苓 20g | 柴胡 15g |
| 葛根 15g | 炒麦芽 15g | 熟附片 20g | |

7 剂，水煎服，煎服方法同前，日三服。

三诊：2020 年 5 月 21 日。

服上方后，睡眠明显好转，大便已成形，情绪较前稍稳定，饥饿感减轻，晨起口干、口苦好转，怕冷好转，纳食增加，仍胃脘部胀满，但已能平卧。处方：

| 法半夏 20g | 黄芩 15g | 干姜 15g | 党参 20g |
| 炙甘草 15g | 黄连 6g | 大枣 60g | 枳壳 20g |
| 炒白术 15g | 熟附片 20g | | |

7 剂，水煎服，煎服方法同前，日三服。

四诊：2020 年 5 月 28 日。

患者服药后矢气增加，胃脘胀已减轻，偶感觉胃脘部痞满不适，其余诸症明显好转。予半夏泻心汤加减：

| 法半夏 20g | 黄芩 10g | 干姜 15g | 党参 20g |
| 炙甘草 15g | 黄连 6g | 大枣 60g | 枳壳 20g |
| 炒白术 15g | 山药 20g | 熟附片 20g | |

7剂，水煎服，煎服方法同前，日三服。

继续上方加减调配膏方，服用2个月后患者舌苔褪尽，诸症消失。

## 【体会】

慢性胃炎属中医学"痞证"范畴，乃中医常见病。仲景描述痞为"但满而不痛""患者自觉心下痞闷不舒，按之柔软"，仲景还指出痞证的形成乃因"病发于阴，而反下之，因作痞""脉浮而紧，而复下之，紧反入里，则作痞。"说明本无实邪而反下，或本属太阳表证却误下，均可导致里虚邪陷而成痞。痞病之初，因气滞、食积、湿、痰、瘀、毒、热等实邪相干于胃，使清阳不升，浊阴不降，升降失常，清浊壅滞中焦，气机不畅，受纳、运化失常，渐至损阴津、戕阳气，阴不足则胃不濡，阳气伤则脾失运，此时易形成寒热错杂之证。若邪气久羁，伤耗正气，可形成虚痞，致痞满而不愈，血脉瘀滞及各种兼证迭生；同时，痞满日久可使精气不泽、阳气不煦，病情加重。

本证患者脾胃升降失常，脾胃之机紊乱，其中很重要的原因为脾胃虚弱。患者口淡、纳差、饥饿感明显，四肢怕冷，提示其脾阳气虚，故治疗中温阳健脾很重要，而黄芪建中汤合白附片乃温阳健脾之良方。脾阳不升则胃的通降功能必然受到影响，痞证的治疗除了应遵循"治病必求于本"和"因势利导"的原则以外，约而言之，不外乎辛开、苦降与甘补，故用枳实消痞丸消痞导滞，以恢复胃的通降功能。

此方中大枣的用量尤其重要。饥饿感明显，提示患者脾虚欲得谷物为养。大枣味甘补脾，色红入心，火能生土，为补脾之良药。脾虚得补，则中焦之机更易复。然患者病程较长，治疗亦慢。后患者主要表现为心下痞满，按之柔软，余症缓解，故病情后期选用半夏泻心汤辛开苦降以调理气机，患者脘胀渐复。

脾胃之病多因患者长期饮食不节、情志不调等综合因素引起，治疗以健脾、运脾为主，辅以治疗兼症。但是药物治疗是一方面，饮水、饮食规律及运动等健康生活方式更是治疗脾胃病的重要基石。

尤值一提的是，黄芪建中汤是治疗虚寒性胃痛的主方，临床上用于气虚里寒，腹中拘急疼痛，喜温熨，自汗，脉虚。又有胃痛治不及时或治不如法，形成寒热错杂者，常见胃脘痞硬，干噫食臭，腹中雷鸣下利，舌苔黄白相间，脉弦数，可予《伤寒论》之生姜泻心汤以辛开苦降、和胃消痞，对于胃热肠寒或胃寒肠热所导致的消化不良、吸收障碍者皆可适用，但必须详辨其寒热之偏胜而调整姜、连用量之轻重，恰到好处，才能达到预期的疗效。

## 2. 呃逆（胃阴不足）

齐某，男，30岁，市场管理人员。

初诊：2021年3月13日。

主诉：呃逆2周。

患者2周前恼怒之后突然发生呃逆，两胁胀痛，呃声洪亮而频，烦渴喜冷饮，大便秘结，小便短赤，自服莫沙必利片、吗丁啉等症状无缓解，出现呃声急速而不连续、心烦不安等症状。至外院中医科诊治，医者以小承气汤组方治之，患者连服三日后病情不减，口渴便秘加重，遂前来我院就诊。

症见：患者呃逆，呃声急速而不连续，时有间断，面色痛苦，说话时被呃逆中断，口干咽燥，烦躁不安，不思饮食，腹部饱胀感，大便干结，望其面色红润，舌质红绛有裂痕，切其两脉细数。

中医诊断：呃逆（胃阴不足）。

西医诊断：膈肌痉挛。

病者2周前恼怒后发生呃逆，病机为肝气郁结化火，横逆犯胃，胃失和降，胃气上逆动膈，不能自止，发为呃逆；加之胃中积热化火，胃火上冲，故发为呃逆，呃声洪亮有力，冲逆而出。阳明热壅，故大便秘结，小便短赤；肝经夹热而上，发为两胁胀痛。热邪为病者，如肝郁日久化火或胃中积热，均易化为胃阴亏虚。结合舌脉象，四诊合参，证属胃阴不足，治法宜生津养胃润肠、清热平呃，方剂选用益胃汤加入杏仁、麻仁。

| | | | |
|---|---|---|---|
| 沙参20g | 麦冬15g | 玉竹18g | 生地15g |
| 石斛12g | 枇杷叶10g | 麦芽30g | 山楂15g |
| 木通10g | 泽泻20g | 陈皮6g | 柿蒂15g |
| 竹茹12g | 黄芩15g | 甘草6g | 杏仁15g |
| 麻仁30g | | | |

5剂，水煎服，日1剂。

服药后未再来诊，电话随访，5剂药后患者呃逆症状完全缓解，未再发作。

## 【体会】

本病元代朱丹溪始称之为"呃",《格致余论》曰:"呃,病气逆也,气自脐下直冲,上出于口而作声之名也。"王肯堂《证治准绳》曰:"呃逆,即内经所谓哕也。"《金匮要略》将呃逆分为三种:一为实证,二为寒证,三为虚热证。

病者在外院初诊时,医者初以小承气汤治之,未能获效。因来诊时呃声已转为急促不相连续,并出现心烦不安,舌红绛而有裂纹,两脉细数,此时胃热已经伤阴,胃失濡润,升降失司而气逆作呃。胃中阴津不足,难以和降,气逆上扰于膈,故呃声急促不连续;胃之阴津不足,不能上承于口,故出现心烦口渴等症,这是诊断的关键。阴液不能下达于大肠,肠道津亏,故大便干结;舌脉之象均为阴虚之征。此时应诊为胃阴不足呃逆,以生津养胃平呃的益胃汤加减为宜。

方中柿蒂性凉味苦,功专降逆止呃;辅以竹茹清热和胃、降逆止呃,黄芩苦寒下气、清胃泻火;沙参、麦冬、玉竹、生地黄、石斛养胃生津,既可助黄芩、竹茹清热,又能养阴以升清,清升浊降,呃逆自平;陈皮理气除痰湿,山楂、麦芽行气导滞,木通、泽泻行水泄热,共为佐使;肠道积热灼伤阴液,辅以杏仁、麻仁润肠通便,使热邪有出路。胃火炽盛者,加生石膏以泄肠道燥热;大便秘结者,加小承气汤或加生大黄一味,以通腑泄热,导气下行。

中医诊病用方既有重点,又要全面观察病情,细致而准确地把握病机,判断疾病的发展趋向和转归,辨证准确,方能药到病除。治疗胃阴不足呃逆,竹茹、枇杷叶、柿蒂为常用药,并加石斛以养阴升清,清升浊降,则呃逆自平;如用承气汤类,阴液愈伤,则口渴便秘加重。

## 3. 胃痛(脾虚肝郁)

钟某,女,21岁,学生。

初诊:2021年5月8日。

主诉:上腹痛4天。

自诉平素控制饮食节食减肥,近6个月体重下降约10kg,易烦躁、叹息,大便时溏时秘。5月4日晨起上腹部隐痛,伴汗出、恶心,无呕吐,餐后上腹胀痛、嗳气,全身乏力,纳差,无下腹痛等其他不适,大便不成形,1次/日,小便调。

查体:舌红苔薄白,脉弦。心肺无异常,腹软,全腹无压痛及反跳痛,肠鸣音正常。平素月经量少。

中医诊断：胃痛（脾虚肝郁）。

西医诊断：急性胃炎。

患者为年轻女性，近6个月有主观控制饮食节食情况，平素进食量减少，损伤脾胃，加之学习忧思郁怒等精神刺激，无形中情志内伤，使肝失疏泄，气机郁结，故出现烦躁、叹息；肝郁及脾，久郁则化火，肠道传导失常，故大便时溏时秘；本次发病乃脾气进一步损伤，中焦虚寒内生则胃失温煦，故晨起空腹胃脘隐痛、虚汗出、恶心；脾胃受纳运化失常，脾虚生湿，湿滞中焦，故出现纳差；肝郁气滞，横逆犯胃，脾失健运，胃气阻滞，胃失和降而诱发餐后胃脘胀痛、嗳气；湿浊下注则大便溏烂不成形；水谷精微之物纳入减少，气血生化之源不足，故出现全身乏力、月经量少等症状。舌红苔薄白，脉弦，为中焦脾虚、肝气犯胃之象，其中以脾胃气虚为主。四诊合参，本病属脾虚肝郁之证，治宜健脾疏肝，方选自拟"脾2方"配伍疏肝解郁之品，方药如下：

| | | | |
|---|---|---|---|
| 党参 20g | 砂仁 15g | 麸炒白术 15g | 谷芽 30g |
| 浮小麦 40g | 茯苓 10g | 陈皮 5g | 薏苡仁 18g |
| 山药 25g | 炙甘草 6g | 柴胡（北）12g | 黄芩 10g |
| 法半夏 10g | 郁金 10g | 紫苏叶 10g | 鸡内金 10g |

7剂，上方陈皮后下，水煎服后代茶饮。忌食生冷、坚硬、刺激性强之品。

二诊：2021年5月14日。

服药后腹痛缓解，但餐后上腹仍胀满，伴嗳气、反酸，少许口干，纳差，偶有肠鸣，大便溏烂，臭秽，日一次，其余症状均缓解。前方加黄芪、升麻各10g，鸡内金增量至15g，加莱菔子10g，再服7剂。

三诊：2021年5月28日。

服用上方后诸症缓解。守方续服巩固疗效，嘱患者应避免节食减肥，结合运动健康减肥。

【体会】

本案例属于典型的中医疾病"胃痛"范畴，又称胃脘痛，是临床上常见的一个症状。胃痛的发生与肝、脾有关，因此治疗胃痛须辨别病在胃、在肝、在脾，在胃多为初发，常因外感、伤食引起；在肝多与情志不遂相关；在脾多为久病，表现为胃中隐痛等。治疗上以理气和胃止痛为基本原则，根据寒凝、食停、气滞、郁热、血瘀、湿热、虚实之不同辨证论治。

急性胃炎是胃黏膜炎症变化的广泛概念，临床上可分为糜烂性（浅表糜烂、深层糜烂、出血糜烂）和非糜烂性（幽门螺旋杆菌感染），治疗上多以保护胃黏膜、制酸及抗菌为主，但抗菌药物往往寒凉，易引发腹泻等不适，使体虚者更加耗伤脾胃之气，导致胃痛迁延不愈，发展为慢性胃炎。

结合病史，本案例病在脾，与肝相关。脾胃同居中焦，互为表里，共主升降，故脾病多涉于胃。胃为阳土，主受纳、腐熟水谷，其气以和降为顺，不宜郁滞，所谓"不通则痛"也。故古有"通则不痛"的治疗大法，但临床上不能单纯理解为通下之法，应辩证地去理解及运用。

本案例用大量的健脾益气之品如党参、白术、茯苓、山药，以达到甘温益气、补益脾胃之效，配伍稻芽、小麦、鸡内金、莱菔子等消食之品，及辛香理气之品如陈皮、砂仁、紫苏等，在加强运化的同时有行气止痛之功。脾之运化为后天生化之源，脾胃气虚改善，诸症自可痊愈。但应注意运用辛香理气之品应当中病即止，不可太过，否则伤津耗气。肝胃之间，木土相克，调和肝脾，余常选用小柴胡汤加减，柴胡配黄芩既能疏调肝胆气机，又能清泄内蕴之热；半夏辛开苦降，配柴胡则升，配黄芩则降，有降逆和胃之效；柴胡配郁金，长于行气解郁，对气郁化火之证尤为奏效。全方按照"胃以通为补"之大原则，以健脾气通胃气，以疏肝气通胃气，则病可愈。后期加用黄芪、升麻升提中气，恢复中焦升降之功。合方运用使脾气得以升清、肝气得以疏泄，则人体气机升降调达，胃气和顺，亦为通也。因此，中医师在临证时应"谨守病机，各司其属"，辩证地运用通法才能药到病除。

需要强调的是，本病多与情志相关，保持乐观的情绪，避免过度劳累与精神紧张也是预防本病复发的关键；同时养成有规律的生活与饮食习惯，尤忌节食减肥，此举弊大于利，不单影响到胃，长期的进食减少可引发脾胃功能失调，"脾胃一伤，四脏皆无生气"，五脏六腑皆能引起失调，使身体机能下降，免疫力低下，激素水平紊乱，出现易感冒、月经失调等，严重者可影响生育健康，因此告诫年轻女性生育之前切莫过度节食减肥。

### 4. 胃痛（肝胃不和）

李某，男，49岁，公务员。

初诊：2021年11月30日。

主诉：上腹灼痛伴嗳气3年余。

患者近3年以来常有上腹部灼痛，伴嗳气，饥饿以及情志不遂时明显，无反酸，晨起口苦明显，平素进食辛辣刺激易腹泻，食欲欠佳，睡眠可，二便调。2021年10月行13C呼气试验提示HP（＋），后进一步查胃镜示反流性食管炎1级、慢性萎缩性胃炎C2期伴糜烂，为求中药调理前来诊治。舌红苔薄黄，脉弦。

中医诊断：胃痛（肝胃不和）。

西医诊断：萎缩性胃炎（HP+）。

该患者胃脘部不适3年有余，病程日久，肝气郁结，邪热犯胃，致胃脘灼痛；肝胃郁热，逆而上冲，故出现嗳气；肝热夹胆火上炎，故口苦。参考舌脉，辨证为肝胃不和证，治疗以疏肝和胃为法，予小柴胡汤、乌贝散加减治疗：

| 柴胡10g | 黄芩10g | 姜半夏10g | 党参20g |
| 海螵蛸20g | 浙贝母10g | 陈皮5g | 山药30g |
| 薏苡仁20g | 甘草5g | 浮小麦30g | 炒白术15g |
| 莲子25g | 茯苓15g | 砂仁15g | 延胡索15g |
| 香附10g | 莪术5g | | |

7剂，水煎服，日1剂。

二诊：2021年12月7日。

服药7剂后患者诉胃痛发作次数减少，仍有嗳气、口苦，舌苔稍黄腻。遂前方减黄芩、香附，加灵芝10g、茵陈10g、白及10g。

守法加减治疗1月余，2022年1月11日前来复诊，诉上述症状基本消失，复查13C呼气试验提示HP（－）。

**【体会】**

幽门螺杆菌（Helicobacter pylori，HP）感染是最常见的感染性疾病之一，疗程为14天的四联疗法（2种抗生素+1种PPI+1种铋剂）是目前国内外推荐的主要幽门螺杆菌根除方案。该方案根除HP虽然成功率较高，但仍面临肠道菌群紊乱、HP 耐药率高、不良反应多等问题。大量临床研究表明中医药治疗 HP 相关性胃炎疗效显著，2018 年《全国中西医整合治疗幽门螺杆菌相关"病－证"共识》发布，提倡中医药个体化辨证论治。

HP 可属邪气范畴，且多具热、毒的性质，临床 HP 相关胃脘痛证型以肝胃蕴热、脾胃湿热、胃中蕴热多见。正如《内经》所言："邪之所凑，其气必虚"，《血证论》谓："木之性主于疏泄。食气入胃，全赖肝木之气以疏泄之，而水谷乃化"。肝主疏泄，调畅五脏六腑气机，协调脾胃升降，"土得木而达"。胃脘痛的表现主要在胃，但无论在临床验证上，还是在病理方面，又无不与肝、脾密切相连，因此，治疗胃痛常强调疏肝和胃健脾。

本案例以小柴胡汤、乌贝散加减治疗以疏肝和胃、抗酸止痛，酌加山药、浮小麦护胃益气；香附、郁金行气宽中；脾胃为后天之木，临床上须固护脾胃之气，使邪去不伤正，故加砂仁、茯苓、白术、薏苡仁健脾益气、祛湿和胃；又因久病多瘀，故用莪术、延胡索化瘀止痛。二诊后患者症状缓解，仍有嗳气、口苦表现，故加茵陈、灵芝以清热化湿，白及以收敛生肌。值得一提的是，本病案患者未使用西药治疗，体现了中医药治疗 HP 相关性胃炎也具有一定的优势。

### 5. 泄泻（脾胃气虚）

孙某，男，10 岁，学生。

初诊：2021 年 6 月 12 日。

主诉：反复腹泻 6 年。

患者于 4 岁时多次急性肠炎发作后，常有肠鸣，餐后须立即如厕，平均每日解大便 3～4 次，大便稀溏，自汗多，口干，喜冷饮，寐纳可，小便短少，面色萎黄。舌淡红，苔白，脉细缓。

中医诊断：泄泻（脾胃气虚）。

西医诊断：慢性肠炎。

患者年幼，"脾常不足"，肠腑疾患未愈而又反复再发，导致大便溏泄，病属中医"泄泻"范畴。今患者大便溏而兼有自汗，脾气虚弱之象已显；口干，尿短，阳损及阴之迹亦见；舌淡红，苔白，脉细缓乃虚弱之征。治法宜健脾益气，固肠止泻。方拟六君子汤合四神丸化裁：

| | | | |
|---|---|---|---|
| 太子参 20g | 山药 15g | 麸炒白术 15g | 猪苓 10g |
| 茯苓 15g | 泽泻 10g | 肉桂 5g | 乌梅 5g |
| 浮小麦 20g | 肉豆蔻 5g | 吴茱萸 5g | 薏苡仁 20g |
| 炙甘草 5g | 干姜 5g | 五味子 5g | 补骨脂 5g |

7 剂，水煎服，日 1 剂。

二诊：2021 年 6 月 19 日。

服前方后，患者大便日行 1～2 次，口不甚渴，尿量较前增多，余症均减。守方加黄芪 15g、莲子 10g、桔梗 5g。

继服 14 剂，大便恢复正常，续前法调理脾胃半月以善后。随访 2 个月，患儿面色荣润，腹泻、肠鸣未见复发。

【体会】

本案例患儿素体脾胃虚弱，泄泻经久不愈，脾胃运化失常，胃中水谷不能化为精微，故食即腹泻；脾胃气虚，升降失司，清浊不分，饮食消化未尽，大肠传导失职，故尿少而粪多。故治宜益气健脾、泌别清浊。方用猪苓、泽泻、茯苓、甘草，甘淡渗湿，乃利小便而实大便之意；太子参、山药、麸炒白术等补脾气、化精微、止泄泻，使大便自调；辅以四神丸温肾暖脾，少佐浮小麦敛阴止汗；乌梅、甘草酸甘化阴，以防过燥伤阴之弊；引以肉桂入膀胱化气行水，水道畅利，则水谷自分而大便自调。全方脾肾同调，共奏健脾益气、固肠止泻之效。

## 6. 便秘（肝郁气滞，肾精亏虚）

刘某，女，39 岁，家庭主妇。

初诊：2021 年 11 月 1 日。

主诉：大便困难 6 年余。

患者 6 年前无明显诱因出现排便不畅，2～3 日一行，便质干燥，黏稠为主。2 年前行人工流产后便秘加重，排便无力明显，平素易疲倦，畏寒，手足不温，白天嗜睡，夜间睡眠浅易醒，喜叹息，易烦躁，纳可，喜温热饮，小便正常。舌淡苔白，脉弱。LMP：2021 年 10 月 5 日，色鲜，偶有血块，经期少腹胀痛伴腰酸，白带偏少，偶有外阴瘙痒。既往左侧乳腺癌切除术病史。

中医诊断：便秘（肝郁气滞，肾精亏虚）。

西医诊断：便秘。

本案在辨证分型中属于虚秘，阴阳气血不足造成排便困难，粪质不干硬，虽有便意，但临厕努挣却便难排出，便后乏力，面白神疲，肢倦懒言。患者体衰致阳气虚衰，阴寒凝滞，阳气不足，大肠传送无力，加上运动量减少，情绪不畅，气机壅滞，肠腑失于通畅，故进一步加重排便困难。治疗当以补肾益精、疏肝行气通腑为法。遣方如下：

| | | | |
|---|---|---|---|
| 肉苁蓉 15g | 枳实 15g | 冬瓜子 30g | 姜厚朴 15g |
| 柏子仁 30g | 大黄 10g | 木香 10g | 郁金 10g |
| 苦杏仁 10g | 当归 10g | 白芍 30g | 醋香附 10g |
| 醋延胡索 15g | 醋莪术 5g | 白术 15g | 酒黄精 15g |
| 桑椹 15g | 砂仁 10g | | |

7剂，水煎服，日1剂。

二诊：2021年11月8日。

排便较前顺畅，但仍排便费力，腰背酸痛。前方大黄减半，加桂枝、升麻、黄芪，以益气升阳、温经通络。共14剂，水煎服，日1剂。

三诊：2021年11月29日。

大便顺畅，日一行，精神好转，睡眠、饮食均正常；偶有少腹坠胀，腰酸，下阴潮湿不痒，喜叹息，烦躁易怒。前方加黄柏、茵陈、鸡骨草，以清肝泻火、除湿利淋浊带下。14剂，水煎服，日1剂。

患者门诊间断调方2个月，并嘱多饮水，饮水宜清淡，忌肥腻辛辣醇酒之品，保持愉快的心情，合理安排个人的生活和工作，养成定时排便的习惯。诸症皆愈，大便不爽未再出现，痉愈停药。

【体会】

《内经》言："大肠者，传道之官，变化出焉。"若肠失传导，糟粕内停，便秘则生。便秘的病位在肠，其与脾、胃、肝、肺、肾等脏腑失调息息相关。

脾阴虚则便秘，脾阴虚是便秘的主要根源。脾乃诸阴之首，得水谷之精微而化生阴液，是人体后天阴液产生的源泉。脾阴可滋养五脏，五脏之津液亦通于脾，故脾阴亏虚与肠道津亏互为影响。如阳明胃热过盛，热灼津液，津伤液耗则肠道失常。

《医经精义·脏腑通治》载:"肝与大肠通,肝病宜疏通大肠,大肠病宜平肝为主。"肝主藏血,调节全身血液,血液充盈肠道,肠道濡润,糟粕才能顺利排出。

《血证论》载:"肺移热于大肠则便结,肺津不润则便结,肺气不降则便结。"肺病所致的大便异常,均可从肺论治。

《景岳全书》载:"肾为胃之关,开窍于二阴。所以便之开闭,皆肾脏之所主。"肾阴亏虚可致阴虚肠燥;阴损及阳导致肾气亏虚,不能养润,日久则大便干结;肾气亏虚,无力推动,可导致大便难解。

本案中,根据患者便秘日久,便质不干,有倦怠、畏寒,兼有情绪不畅,考虑便秘乃肾精亏虚,精津不足,开阖失司,肠失濡润,兼有肝郁气滞所致。故治宜补肾益精,疏肝行气通腑。方中肉苁蓉甘咸质润,润肠助通便,又长于补肾阳、益精血,可治疗肾虚腰酸、怕冷,为治疗肾虚便秘之要药;配合黄精、桑葚加强补肾益精之效;当归、白芍补血润燥,敛阴生津;醋莪术、延胡索、香附、郁金疏肝行气活血;大黄、枳实、厚朴攻下积滞、下气宽肠、凉血祛瘀;木香、砂仁醒脾健胃;冬瓜子、柏子仁、苦杏仁润肠降气;妙用升麻以升清阳,使清升浊降,降中寓升,相反相成,以助通便之效。方证相符,故能收效。

## 7. 泄泻(脾肾阳虚,寒湿内盛)

林某,男,47岁,公司经理。

初诊:2021年8月30日。

主诉:反复腹泻4年,加重半年余。

患者4年前饮酒过量后出现腹泻,呈水样便,严重时每天大便4~5次,今年1月情志不畅后出现胸闷、气短,运动后更甚,夜间睡眠偶会憋醒,腹泻较前加重。曾就诊于佛山中医院,诊断为"肠易激综合征"。平素喜冷饮、辛辣食物,常有恶心感,大便多溏薄,小便正常。舌淡胖、边有齿痕,苔白滑,脉沉细。

辅助检查:胃镜提示慢性非萎缩性胃炎伴胃窦糜烂,肠壁腺瘤性息肉。

中医诊断:泄泻(脾肾阳虚,寒湿内盛)。

西医诊断:肠易激综合征。

患者饮食不节,伤及肠胃,运化失常,水谷停为湿滞,形成泄泻;久病及肾，肾阳不振，命门火衰，阳气不足，脾失温煦，不能腐熟水谷，则水谷不化而泄泻反复不愈；脾肾素虚，复因情志不遂，肝郁不达，肝气横逆乘脾，脾胃受制，故泄泻进一步加重。四诊合参，属脾肾阳虚、寒湿内盛之证，当培补脾肾、温化寒湿，方拟附子理中汤合四神丸加减：

| | | | |
|---|---|---|---|
| 附片 20g | 炙甘草 15g | 党参 15g | 吴茱萸 10g |
| 北柴胡 10g | 花椒 5g | 补骨脂 10g | 肉豆蔻 10g |
| 砂仁 20g | 茯苓 10g | 陈皮 5g | 紫苏子 10g |
| 乌梅 10g | 山药 25g | 干姜 10g | 麸炒白术 15g |

7 剂，水煎服，日 1 剂。

二诊：2021 年 9 月 18 日。

诸症明显改善，大便成形，2 天一行，质软，气促、气短等症缓解。患者补述性功能欠佳，有早泄现象。原方加盐女贞子、覆盆子，以滋补肝肾强腰膝。7 剂，水煎服，日 1 剂。

三诊：2021 年 9 月 26 日。

大便正常，气短基本消失，诉倦怠乏力，上腹胀。前方去盐女贞子、覆盆子，附片减半，加鸡内金、姜厚朴，以增强健脾消食之功。共 6 剂。

四诊：2021 年 10 月 1 日。

上腹胀痊愈，守原方继服 7 剂，水煎服，日 1 剂。

上方加减继服 1 月余，随诊 2 个月，诸症皆愈，精神状态良好。

【体会】

临床上引起泄泻的外邪以暑、湿、寒、热较为常见，其中又以感受湿邪致泻最多，所谓"无湿不成泻"。《杂病源流犀烛·泄泻源流》说："湿盛则飧泄，乃独由于湿耳。不知风寒热虚，虽皆能为病，苟脾强无湿，四者均不得而干之，何自成泻？是泄虽有风寒虚热之不同，要未有不源于湿者也。"《景岳全书·泄泻》说："泄泻之本，无不由于脾胃。""若饮食失节，起居不时，以致脾胃受伤，则水反为湿，谷反为滞，精华之气不能输化，乃致合污下降而泻痢作矣。"《景岳全书·泄泻》曰："肾为胃关，开窍于二阴，所以二便之开闭，皆肾脏之所主，今肾中阳气不足，则命门火衰而阴寒独盛，故于子丑五更之后，当阳气未复，阴气盛极之时，即令人洞泄不止也。"综之，脾胃虚弱，不能纳受水谷，运化精微失司，反聚水成湿，积谷为滞，致脾胃升降失司，清浊不分，混杂而下，遂成泄泻；命门火衰，致脾失温煦，运化水谷失职，亦能致泄。

本案为脾肾阳虚、寒湿内盛所致泄泻，盖"久泻皆由肾命火衰，不能专责脾胃"，患者泄泻日久，脾阳虚损及于肾，致脾肾两虚，治宜培补脾肾、温化寒湿，温中散寒兼顾健脾渗湿、止泻。方中附片、干姜补火助阳，运脾土，振奋中阳；吴茱萸、柴胡暖肝解郁，散阴寒；花椒、肉豆蔻温中散寒，温经止泻，使中焦脾土运化得复，清升浊降；党参、陈皮、茯苓、白术理气健脾；砂仁行气调中，和胃醒脾；乌梅收敛生津、涩肠止泻；炙甘草补脾益气兼调和诸药，共奏温肾健脾、祛湿止泻之功。

### 8. 虚劳（营卫失和，枢机不利）

彭某，女，41 岁，银行职员。

初诊：2021 年 3 月 21 日。

主诉：下肢酸软乏力伴胸闷、潮热 2 个月。

患者于 2021 年 1 月感冒后出现下肢酸软乏力，精神状态差、心烦气躁、焦虑，伴胸闷、潮热、口干、口苦，无汗，喜温饮，眠差、多梦易醒，纳一般，大便日行 1 次，小便调。舌红苔黄腻，脉弦。平素月经量少，色暗，无血块，痛经（-），经前少腹隐痛，无乳房胀痛，白带无异常。

中医诊断：虚劳（营卫失和，枢机不利）。

西医诊断：慢性疲劳综合征。

患者外感后邪客于表，营卫不和，枢机不利，气血运行不畅，故胸闷、经前腹痛；气滞则血行瘀滞，故月经色暗；营卫瘀滞则化热、生痰饮，热灼津液，故口干、口苦；热扰心神则多梦易醒；痰饮滞脾则气血生化不足，四肢肌肉无以濡养，则下肢酸软乏力、月经量少；湿热交阻，故而潮热；患者肾阴不足，腰失所养，故下肢酸软乏力；舌红苔薄黄腻，脉弦，为营卫失和、枢机不利之象。四诊合参，治法宜调枢和营、理气和血，以柴胡桂枝汤合加味八珍汤化裁治之。

| | | | |
|---|---|---|---|
| 柴胡 15g | 黄芩 10g | 法半夏 10g | 当归 10g |
| 炒枳壳 10g | 香附 10g | 乌梅 10g | 砂仁 15g |
| 白芍 10g | 陈皮 5g | 桂枝 5g | 甘草 10g |

太子参 20g　　　炒白术 15g　　　茯苓 15g　　　百合 15g

山药 30g　　　枸杞 15g　　　熟地黄 15g　　　牡蛎 25g

7 剂，水煎服，日 1 剂。

二诊：2021 年 4 月 26 日。

服药后患者下肢酸软乏力及精神状态较前改善，偶有胸闷、气短。前方去乌梅、熟地黄，调整桂枝至 15g，以调营卫、畅气血、和阴阳。继服 12 剂。

三诊：2021 年 5 月 10 日。

诸症缓解。效不更方，前方加乌梅 10g 生津、紫苏叶 10g 行气和胃。继服 7 剂。

患者坚持随诊 2 月，以上方加减治之，诸症缓解，生活质量提高。

【体会】

虚劳又称虚损，病损部位主要在五脏，尤以脾肾两脏更为重要。因此，对于虚劳的治疗，以补益为基本原则，且临证时仍须辨证施治，合并兼夹病证时，在治疗中应分清轻重缓急，予以兼顾。如本例便是于虚中兼感外邪者，当补中有泻，扶正祛邪，使得祛邪亦可起到固护正气的作用，防止因邪恋而进一步损伤正气。柴胡桂枝汤即由小柴胡汤、桂枝汤各用半量合方而成，小柴胡汤能疏利三焦，调达上下，宣通内外，和畅气机；桂枝汤不仅能解肌祛风、调和营卫，而且还有调和阴阳气血之功，正所谓"外证得之，为解肌和荣卫；内证得之，为化气调阴阳也"（清·尤怡《金匮要略心典》引徐彬语）。二方相合，优势互补，共奏调达枢机、通阳散结、宣通营卫、调和阴阳之功。八珍汤和气血、理脾胃，强化调和气血之力。

虚劳的病程较长，影响的因素较多，要将药物治疗与饮食调养及生活调摄密切结合起来，方能收到更好的治疗效果。应指导患者生活起居有规律，做到动静结合，劳逸适度，可适当参加户外散步、打太极拳等活动。保持情绪稳定有利于虚劳的康复。

## 9. 胃脘痛（脾胃亏虚）

梁某，男，38 岁，个体经营户。

初诊：2021 年 4 月 18 日。

主诉：胃脘反复疼痛 4 年伴自汗。

患者述 2017 年 6 月因"胃脘疼痛 1 个月"，前往外院诊断为"慢性浅表性胃炎"，予以奥美拉唑肠溶胶囊、复方西咪替丁片等对症药物治疗，效果不佳，停药即复发。现胃脘部隐痛，自汗，寐差易醒，纳可，易腹泻，大便溏，日行 2～3 次，夜尿 1 次，平素喜冷饮、辛辣食物，舌淡暗，苔薄干，脉沉细。

中医诊断：胃脘痛（脾胃亏虚）。

西医诊断：慢性浅表性胃炎。

患者平素喜冷饮，嗜食辛辣之品，致脾胃损伤，脾阳不足，寒从中生，胃络引急，则胃脘隐痛；脾失健运，清气下陷，浊阴上犯，则见便溏，易腹泻；气血生化不足，气不摄津，故自汗、不寐；中气下陷，流于下焦，郁遏不达，阴火上冲，故喜冷饮。舌淡暗，苔薄干，乃脾虚痰湿化热之征象。四诊合参，治宜健脾益气、寒热平调，以自拟方"脾 2 方"合"胃 1 方"化裁加减治之。

| | | | |
|---|---|---|---|
| 柴胡 15g | 黄芩 10g | 法半夏 10g | 浙贝母 15g |
| 香附 10g | 延胡索 15g | 海螵蛸 30g | 黄连 5g |
| 炙甘草 5g | 党参 20g | 丹参 10g | 砂仁 15g |
| 炒白术 15g | 茯苓 10g | 山药 30g | 桑椹 15g |
| 茵陈 10g | 枸杞 15g | 熟地黄 10g | 煅牡蛎 25g |

7 剂，水煎服，日 1 剂。

二诊：2021 年 4 月 25 日。

胃脘隐痛已愈，大便已成形。前方去香附，调整党参至 15g、桑椹为 10g、海螵蛸为 20g，加麦冬 15g 滋阴养胃，茵陈调至 15g 以清胃热。继服 14 剂。

三诊：2021 年 5 月 9 日。

诸症明显改善，胃脘偶有间歇性阵痛，小便黄，余无不适。去海螵蛸、浙贝母，加藿香 10g 化湿醒脾、合欢皮 10g 宁心安神。继服 14 剂。随访 3 个月，诸症再未复发。

【体会】

胃痛的主要发病机制是感受外邪、情志不遂以及内伤饮食造成脾胃以及肠道出现病变。对于胃痛而言，其临床表现具有很强的特异性，在对其进行治疗时首先要将其主证抓住，同时结合胃肠内窥镜以及组织病理学检查等方面手段对患者进行准确诊断；其次，对患者病史情况进行详细询问，了解清楚其诱发原因之后，对其寒热虚实进行辨证。

脾升胃降是中焦气机运动的基本形式，脾胃健旺是维持中焦气机调畅的根本保证。脾胃一虚，升降即因之失调，清气不升，浊气不降，气机为之郁滞不畅，复因六淫、饮食、情志、劳逸过度损伤脾胃，升降更为不利，气滞、痰湿、食积、瘀血阻滞中焦，不通则痛，导致胃脘痛发生；虚损日久，胃腑失于荣养，不荣亦痛。正如《医学正传·心腹痛》曰："夫通则不痛，理也。但通之之法，各有不同，虚者助之使通，寒者温之使通，无非通之之法也。"

临床上胃痛患者大多数是由于气血不调，多存在瘀滞，在对其进行治疗时，若仅仅从气方面进行，急于调血，必然无法将胃痛消除。因此，在治疗过程中利用理气活血化瘀、养血活血以及益气活血方法，有着十分重要的作用。

方中小柴胡汤和解少阳；白术、茯苓、山药、砂仁等药健脾醒脾；黄连、茵陈清湿热；煅牡蛎、海螵蛸制酸止痛；延胡索、香附疏肝理气；枸杞、熟地黄滋阴养血；法半夏、浙贝母化痰散结；丹参活血祛瘀；炙甘草调和诸药，共奏健脾益气之功。

值得一提的是，治疗过程中首先要注意保护胃气，并且适当给予和胃药品进行辅助，应当注意遵循"补而不滞"及"补勿碍胃"的原则，勿一味使用辛烈刚燥药物，尽可能避免大寒大苦，尽可能少使用克伐脾气以及燥胃阴药品。其次要注意对脾胃之间升降进行调理，依据患者具体情况对其进行补益或者进行纠正；最后，对整体阴阳平衡进行调节，从而进行攻实补虚。

## 10. 吐酸（肝胃不和）

李某，女，49岁，工人。

初诊：2021年6月7日。

主诉：反复恶心、嗳气反酸2月余。

患者于2个月前因受到情绪刺激后开始出现反复恶心，嗳气、反酸，胃脘部胀闷感，多于晨起时明显，午后稍减轻，伴气短、疲倦乏力，视物模糊，善太息。多次于当地医院就诊，诊断为慢性胃炎，给予泮托拉唑胶囊、多潘立酮片等药物口服，均效果不佳，故来诊。接诊时症见怕冷，喜热饮，口苦，纳差，眠一般，大便黏稠，小便正常。舌淡胖，脉弦细。胃镜示：慢性浅表性胃炎。

中医诊断：吐酸（肝胃不和）。

西医诊断：慢性浅表性胃炎。

患者因情绪受到刺激后视物模糊，善太息，为肝失疏泄、肝气郁结；胃脘部胀闷感，为土虚木乘，疏泄不利，中焦气机不畅，胃气壅滞所致；肝火横逆犯胃，胃气上逆，故见嗳气、反酸，口苦、纳呆；气短、疲倦乏力，舌淡脉细，为脾气亏虚见症。四诊合参，本病属肝气郁结、胃失和降，治宜疏肝和胃、益气健脾，方选小柴胡汤加减。

| 北柴胡 15g | 黄芩 10g | 法半夏 10g | 炙甘草 5g |
| 党参 20g | 炒枳壳 10g | 醋香附 10g | 砂仁 15g |
| 白芍 10g | 陈皮 5g | 郁金 10g | 牡蛎 25g |
| 鸡内金 15g | 炒白术 15g | 茯苓 10g | 山药 30g |

7剂，水煎服，日1剂。

二诊：2021年6月14日。

服药后嗳气、反酸等症状明显改善，纳、眠尚可，大便质烂，每日1次，小便黄。守前方加莲子25g，继服7剂。

三诊：2021年6月26日。

患者诉诸症基本缓解，随后继续改为膏方调理善后，随诊未见症状反复。

【体会】

慢性胃炎是消化系统常见病、多发病，属于中医的"痞满""胃脘痛""吐酸"等范畴，其发生与肝、脾、胃三脏密切相关。肝之为病，每病必侮其所胜，导致脾胃受病。《素问·六元正纪大论》云："木郁之发，民病胃脘当心而痛"，《沈氏尊方生》亦云："嗳气、嘈杂、吞酸、恶心……皆胃家之病，而治之之法，固不离乎胃矣。而也有不专主胃者，盖胃司纳食，主乎通降，通降则无此四者之病。其所以不通降而生病之故，皆由肝气逆冲，阻胃之降矣。"若肝气太旺，横克中土，则中焦脾胃虚弱；肝气郁结不舒，横逆犯胃，则胃失和降。

本病例情志不畅为其发病诱因。肝主情志、主疏泄，肝气不舒则见善太息、口苦、纳呆、脉弦；肝气犯胃，胃气上逆则出现胃脘部胀闷感，恶心，嗳气、反酸。故肝胃不和为其主要病机，余以疏肝和胃、益气健脾为大法，选用小柴胡汤加减，使得肝、脾、胃同调而病自除。

小柴胡汤最早出自汉代医家张仲景所著的《伤寒论》第96条："伤寒五六日中风，往来寒热，胸胁苦满，默默不欲饮食，心烦喜呕，或胸中烦而不呕，或渴，或腹中痛，或胁下痞硬，或心下悸、小便不利，或不渴、身有微热，或咳者，小柴胡汤主之。"该方组成为柴胡、黄芩、人参、半夏、甘草、生姜、大枣。该证为邪在少阳，因肝胆互为表里，经气不利，则肝失疏泄；肝气郁结，木失条达，木郁土虚，脾胃气机升降失常，运化功能受到影响，因此出现"胸胁苦满""默默不欲饮食""喜呕"等症。方中柴胡、黄芩和解少阳肝胆，《神农本草经》云："柴胡主心腹去胃肠中结气，饮食积聚，寒热邪气，推陈致新。"半夏、生姜调理脾胃、降逆止呕，《医学启源》云："半夏……大和胃气，除胃寒，进饮食。"人参、甘草、大枣甘温补益脾气。全方组成既有疏肝泻热之柴胡、黄芩，又有补益脾胃的人参、大枣、炙甘草，使得中气得健，肝气得疏，少阳得和，热邪得泄，具有条达上下、宣通内外、调和气机之功。

西医学治疗慢性胃炎常常给予质子泵抑制剂、保护胃黏膜及促胃动力等药物，但常常病情反复，迁延不愈，导致患者容易伴发焦虑、抑郁等情感障碍表现。大多中医师也以胃腑本经虚实寒热失调论治，往往不能收全效。而余诊治慢性胃炎的经验是兼顾脏腑相关理论。从生理上来看，水谷的受纳与运化在于脾的升清、胃的降浊，而脾升胃降须依赖于肝胆的疏泄条达；从病理上来看，"土壅木郁""见肝之病，知肝传脾"等，均反映了脏腑之间的相互作用。临床上运用小柴胡汤化裁治疗肝胃不和，即是治疗胃病时运用一些调整肝胆的药物，比单纯运用胃药的疗效更为显著。另外，诊治慢性胃炎不仅仅要关注脏腑间相互关系，还应辨新病旧疾，临证时往往虚实夹杂或寒热错杂，病机复杂，须仔细辨治，方可取得满意疗效。

# 四、肝（胆）系病证

## 1. 胁痛（肝郁气滞）

何某，女，9 岁，学生。

初诊：2021 年 8 月 15 日。

主诉：胁痛 1 周。

其父代诉：患者 1 周前无明显诱因出现两胁肋以上疼痛，性质不定，呈游走性胀痛、窜痛，症状时轻时重，伴心烦急躁易怒，口干喜冷饮，寐可，纳一般，有挑食习惯，二便调。舌暗红苔薄，脉弦。

中医诊断：胁痛（肝郁气滞）。

西医诊断：肋间神经痛。

患儿两胁肋胀痛、窜痛，痛无定处，可知其为少阳枢机不利，气机不畅，经脉不通所致。气郁化火，则心烦急躁易怒；郁火伤津，则口干喜冷饮；肝木乘土，则不欲食；舌暗红苔薄，脉弦，亦为气郁之征。四诊合参，治宜疏肝解郁、调畅气机。方拟四逆散合龙胆泻肝汤化裁治之。

| | | | |
|---|---|---|---|
| 柴胡 5g | 黄芩 5g | 甘草 5g | 薏苡仁 25g |
| 法半夏 5g | 当归 5g | 炒枳壳 5g | 砂仁 10g |
| 茯苓 10g | 百合 10g | 白芍 5g | 布渣叶 5g |
| 茵陈 10g | 牡丹皮 10g | 栀子 10g | 龙胆草 10g |
| 黄连 5g | 延胡索 10g | 泽泻 15g | 白术 5g |

7 剂，水煎服，日 1 剂。

二诊：2021 年 8 月 22 日。

胁痛明显减轻，但胃纳一般。上方加草果 5g、鸡内金 5g、山药 15g，以增健胃消食之功。继服 14 剂。

三诊：2021 年 9 月 20 日。

胁痛明显减轻，大便 2～3 日行 1 次。前方加泽泻 20g、白术 10g 健脾渗湿，加大黄 5g 以通腑泄热。继服 7 剂。

患者坚持随诊 3 个月，守上方加减治疗，诸症无明显复发。

【体会】

《景岳全书·胁痛》云："胁痛之病，本属肝胆二经，以二经之脉皆循胁肋故也。"《证治汇补·胁痛》云："凡木郁不舒，而气无所泄，火无所越，胀甚惧按者，又当疏散升发以达之，不可过用降气，致木愈郁而痛愈甚也。"两胁为肝经之所循，痛证不外乎虚实两类，虚则不荣则痛，实者不通则痛，凡胁痛属肝郁气滞者，四逆散首选。

龙胆泻肝汤载于清代著名医家汪昂撰写的《医方集解》。该方具有清泻肝胆实火、清利肝经湿热的功效，广泛应用于内、外、妇、儿、皮肤、五官、口腔等多科疾病的治疗。余认为按照中医学理论，凡肝胆之经实火及湿热循经上炎或下注引起的病症，不可拘泥原方主治范围，皆可加减应用。四逆散见于《伤寒论·辨少阴病脉证并治》，原文曰："少阴病，四逆，其人或咳，或悸，或小便不利，或腹中痛，或泄利下重者，四逆散主之。"本条中"四逆"为阳郁于内，不得宣达所致，肝郁气滞是其基本病机。

临床治疗肝胆病时，尤应重视脾胃的调理。四脏同位中州，为气机升降的枢纽，不但生理病理上关系密切，且五行上又有生克的关系。《金匮要略·脏腑经络》曰："见肝之病，知肝传脾，当先实脾。"故加用薏苡仁、砂仁、白术等药健脾益气，共奏疏肝解郁、调畅气机之功。

## 2. 胁痛（肝郁化热）

高某，男，50 岁，个体户。

初诊：2021 年 4 月 24 日。

主诉：反复右侧胁肋疼痛 1 年。

患者于 1 年前开始出现右侧胁肋处疼痛不适，为发作性锐痛，程度尚可忍受，持续时间短暂，可自行缓解，部位不固定，常于紧张时出现，曾行胸部 CT 检查未见异常，经西药治疗无效，故来诊。症见易疲倦，时常叹气，遇事多虑，伴手足心热，口干、口苦，失眠、多梦，纳可，二便调。舌红苔少，脉弦细。

中医诊断：胁痛（肝郁化热）。

西医诊断：躯体化障碍。

患者平素容易紧张、多虑，情志不畅为其病因。患者右侧胁肋处疼痛不适，发作与情绪变化有关，为肝气郁结，气机不畅，不通则痛；伴手足心热，口干、口苦，失眠多梦，为肝火上炎，扰及心神。故辨证为肝气郁结，郁而化热，治宜疏肝解郁、养阴清热，方药如下：

| 醋延胡索 10g | 炒莱菔子 10g | 车前子 15g | 菊花 10g |
| 茵陈 15g | 郁金 10g | 茯苓 15g | 黄芩 15g |
| 太子参 15g | 玄参 15g | 醋龟甲 20g | 砂仁 15g |
| 北柴胡 10g | 黄柏 15g | 炒酸枣仁 10g | 远志 10g |
| 麦冬 20g | 黄连 5g | | |

7剂，水煎服，日1剂。

二诊：2021年5月2日。

服药后右侧胁肋处疼痛程度明显减轻，发作次数减少，仍睡眠欠佳，夜间容易醒来，日间犯困，仍口干、口苦。守前方去太子参，加白芍15g，酸枣仁调至20g，继续服用7剂。

三诊：2021年5月9日。

服药后诸症明显改善，未诉右侧胁肋处疼痛，睡眠亦好转，诉大便干结，数日一解。守前方白芍调至30g，继服7剂，随诊诸症缓解。

【体会】

《内经》明确指出了胁痛的发生主要与肝胆病变相关。《素问·脏气法时论》中说："肝病者，两胁下痛引少腹，令人善怒。"《症因脉治·胁痛论》曰："内伤胁痛之因……或死血停滞胁肋，或恼怒郁结，肝火攻冲，或肾水不足……皆成胁肋之痛也。"胁痛的病因病机主要有情志不遂、饮食不节、久病体虚等因素导致肝气郁结、肝失条达；瘀血停着，痹阻胁络；络脉失养等病理变化而致。

肝为将军之官，性喜条达，主调畅气机。若因情志所伤，或暴怒伤肝、抑郁忧思，皆可使肝失条达，疏泄不利，气阻络痹而引发肝郁胁痛。正如《济生方·胁痛评治》中认为，胁痛的病因主要是情志不遂所致："夫胁痛之病……多因疲极嗔怒，悲哀烦恼，谋虑惊扰，致伤肝脏，积气攻注，移逆两胁，则两胁俱痛。"气为血之帅，气行则血行，气滞日久则血行不畅。本例患者为典型的肝气郁结型，肝气阻滞络道能致胁痛，病久则能使络道瘀结，血虚不能养肝，易使肝气横逆，肝气横逆也能使肝血受损。故本人治疗该病多以疏肝解郁为主，兼以活血、养阴清热；同时强调，胁痛也不能单从疏肝理气治疗，而必须审证求因，或肝胃兼顾，或主次兼顾，或缓急兼顾，因证施药，方可奏效。

### 3. 肝痞（肝胆湿热）

梁某，男，41岁，企业管理人员。

初诊：2021年12月6日。

主诉：反复右胁胀闷不适4年，加重伴纳呆2周。

患者有长期饮酒史，每日饮酒量约200～250g，体重逐渐增加，近2周来出现频发右胁胁胀闷不适，伴纳呆、活动后体倦乏力。每年常规体检示：肝转氨酶轻度升高；中度脂肪肝；胆固醇、三酰甘油明显增高；肝炎病毒指标阴性。刻下症：自述右胁胀闷不舒，尤以饮酒或暴食后加重，伴活动后体倦气促，口中黏腻，口干口苦，食欲不振，眠可，大便偏烂，小便黄。舌淡，舌体胖，苔白腻，脉濡滑。

中医诊断：肝痞（肝胆湿热）。

西医诊断：脂肪肝。

本案患者长期饮酒，嗜食肥甘厚味，痰湿内生，郁而化热，湿热蕴于肝胆，肝胆经络失畅，故见右胁胁胀闷不适；湿邪溢于四肢，故见体倦乏力；湿热中阻，故口干口苦，食欲不振；湿热阻于肠道，故大便黏腻；湿热下注膀胱，故尿黄；舌脉皆为本证之象。治以清热祛湿，通络消痞。遣方如下：

| | | | |
|---|---|---|---|
| 北柴胡15g | 黄芩10g | 法半夏10g | 当归5g |
| 郁金10g | 麸炒枳壳10g | 醋香附10g | 醋延胡索20g |
| 白芍10g | 陈皮5g | 炙甘草5g | 鸡内金20g |
| 麸炒白术15g | 茯苓10g | 山药30g | 薏仁20g |
| 决明子5g | 山茱萸10g | 熟地黄10g | 姜厚朴15g |
| 砂仁20g | 泽泻40g | 净山楂15g | |

7剂，水煎服，日1剂。

二诊：2021年12月13日。

药后右胁胀闷稍减，食欲改善，但仍食不知味，口中黏腻减轻，仍口干口苦，小便色黄减轻，大便较前改善。守前方继续服用7日。

三诊：2021年12月20日。

诸症改善，饭后无明显胀闷感，纳食好转，疲劳减轻，大便性状改善，小便色淡。嘱患者清淡饮食，避免辛辣油腻、难消化之品；适当运动，避免过度劳累。

服药3周后诸症平顺，上方减量，随证加减继续调服。

【体会】

本案例为脂肪肝引起右侧胁肋胀闷不适，酒饭后甚，伴活动后体倦乏力，辨为肝胆湿热之证。《难经》有云："肝之积，名曰肥气。"《千金方》曰："肝胀者，胁下满而痛引少腹。"《张氏医通·胁痛》云："饮食劳倦之伤，皆足以致痰凝气聚"，《素问》有云："饮食自倍，肠胃乃伤。"本案患者酒食无度，肝脾运化乏力，久则痰生，积而化热，故见肝胆湿热之证。治以清热祛湿，通络消痞。

方中黄芩、法半夏清热燥湿；白术、薏苡仁燥湿醒脾。柴胡、郁金疏肝解郁，通调气机，助君药行气除湿；决明子、泽泻利水泄热降浊，一升一降，使水谷精微输布有常。山楂消积导滞，散瘀降浊；砂仁、山药、鸡内金运脾消食；厚朴、枳壳、香附行气利水；当归、白芍柔肝止痛；山茱萸、熟地黄滋养真阴。诸药合用，可清热祛湿，通络消痞。

《灵枢·百病始生》云："湿气不行，凝血蕴里而不散，津液涩渗，著而不去，而积皆成矣。"《难经·第五十六难》谓："肝之积，名曰肥气，在胁下，如覆杯，有头足"，此病和湿热之邪关系密切。又《金匮要略》曰："见肝之病，知肝传脾"，肝气郁结，疏泄功能失司，肝郁乘脾，脾虚运化失司，可导致本病，故治疗宜抓住肝脾、气机等方面的病机。

### 4.腹痛（湿热蕴结）

张某，女，55岁。

初诊：2016年8月25日。

主诉：右上腹疼痛 3 个月，加重 1 周。

患者述右上腹阵发性疼痛 3 个月，1 周前进食油腻后加重，发作时腹痛难忍，恶心、呕吐、汗出，伴口苦、厌油、腹胀、嗳气，惧食硬食、肉食，常易便秘，平素烦躁易怒。查体：体型正常，皮肤巩膜无黄染，心肺无异常，腹软，右上腹压痛明显，莫菲征阳性。舌质红，苔稍厚微黄，脉弦。2016 年 8 月 12 日外院上腹 CT 检查显示：胆囊管结石，胆囊炎，胆囊周围炎，肝内胆管及胆总管轻度扩张。

中医诊断：腹痛（湿热蕴结）。

西医诊断：胆囊管结石伴胆囊炎。

患者平素情志不畅，肝胆气郁，疏泄无权，湿热蕴结，胆汁受灼，煎津成石。治以疏泄肝胆，清热燥湿。方选大柴胡汤加减施治。遣方如下：

| 薏苡仁 30g | 白术 15g | 砂仁 5g | 茯苓 20g |
| 党参 15g | 黄芩 10g | 白芍 30g | 延胡索 20g |
| 姜半夏 10g | 柴胡 10g | 郁金 15g | 枳实 15g |
| 绵茵陈 20g | 炙甘草 15g | 金钱草 30g | 大黄 10g |

5 剂，水煎服，日 1 剂。

二诊：2016 年 8 月 30 日。

服上方后痛缓、便通、呕止，原方减大黄、枳壳，加桂枝 10g、素馨针 5g，再进 7 剂。腹痛进一步减轻，胃口好转。

2016 年 9 月 8 日复查腹部 CT：胆囊管未见结石影，肝内胆管及胆总管未见扩张，胆囊壁增厚，周围可见渗出，考虑急性胆囊炎。

守方继服 2 周，诸症全消，饮食如常。

【体会】

胆石症并感染是外科急腹症的一种，其早期及时正确诊治对患者的生命健康具有极其重要的意义。中医学认为，本病发生的病因病机为脾胃运化失健，胆汁排泄不畅，不通则痛；湿热熏蒸，溢于肌肤，则生黄疸；气滞血瘀，湿热不散，则出现肝胆湿热征象；湿热长久，胆液不清，凝聚成砂，日久渐大，形成胆石。

胆为人体"中清不浊"之奇恒之腑。六腑"以通为用""以降为顺"，余认为对胆系病证的治疗，应以和解能降为先，《伤寒论》之大柴胡汤具此功。在基本方中，柴胡与黄芩合用，能和解清热，以除少阳之邪；大黄、枳实泻下阳明热结；郁金、延胡索、芍药、甘草疏肝柔肝，缓急止痛；半夏降逆和胃；薏苡仁、金钱草、绵茵陈清热利湿；党参、茯苓、白术、砂仁健脾益胃，以安未受邪之脏。诸药合用，共达清热祛湿、疏肝利胆之效，乃探本求源、腑病治脏之法。

### 5. 郁证（肝郁脾虚）

任某，39 岁，女，职员。

初诊：2020 年 8 月 20 日。

主诉：情绪低落、兴趣下降 2 年。

患者于 2 年前因夫妻感情不和后出现情绪低落，常常担忧过多，容易不开心，兴趣下降，伴食欲不振，偶有嗳气、反酸。曾就诊于当地医院，考虑抑郁状态，给予艾司西酞普兰及黛力新口服后，症状可减轻，但服药后出现月经紊乱，体重增加，故自行停药，经他人介绍求诊中医。症见：神疲乏力，容易汗出，经期提前或推后，经量少，口苦纳差，喜温饮，睡眠浅，多梦，二便尚调。舌淡红苔白微腻，脉弦细。

中医诊断：郁证（肝郁脾虚）。

西医诊断：抑郁状态。

患者因夫妻感情不和，情志不遂而发病，为其病因。其情绪低落、郁郁寡欢、兴趣下降，为肝气郁结表现；其嗳气、反酸，食少纳差，为肝气犯胃，木郁乘土，脾气不升，胃气上逆；神疲乏力，容易汗出，为营卫不和，腠理不密；月经紊乱，经期提前或推后，经量少，为肝气不舒，气血失调，冲任失和所致；舌淡红苔白微腻，脉弦细，为肝郁脾虚。四诊合参，本病属气机郁滞，治宜和解少阳、调畅气血，方选小柴胡汤合四君子汤加减，方药如下：

| | | | |
|---|---|---|---|
| 北柴胡 10g | 黄芩 10g | 法半夏 10g | 当归 10g |
| 郁金 15g | 麸炒枳壳 15g | 醋延胡索 15g | 盐桑椹 15g |
| 白芍 10g | 陈皮 5g | 浙贝母 5g | 瓜蒌皮 10g |
| 炙甘草 5g | 党参 25g | 鸡内金 15g | 白术 10g |
| 茯苓 10g | 枸杞子 10g | 牡蛎 25g | 姜厚朴 15g |
| 山茱萸 15g | 熟地黄 15g | 砂仁 15g | |

二诊：2020 年 8 月 27 日。

服药后情绪较前稳定，汗出减少，食欲改善，但仍有嗳气、反酸，眠差。守前方去瓜蒌皮，加玫瑰花 5g，再服 7 剂。

三诊：2020 年 9 月 5 日。

服药后诸症均有改善，但仍诉多梦，容易紧张。继续守原方加龙骨 30g，再服 14 剂。半个月后随诊，诸症基本缓解。为巩固疗效，嘱继续守原方随症调整，服药 14 剂，以收全功。

**【体会】**

郁证是中医情志病的一种。"郁"的提出源自《黄帝内经》，其中对由于情志失调所引起人体脏腑、经络、气血津液的阻塞结滞等一系列变化都归于"郁"。元代名医朱震亨在《丹溪心法》中指出："气血冲和，百病不生；一有拂郁，诸病生焉。"情志因素是导致人体气机失调的重要原因，所谓"愁忧者，气闭塞而不行。"

中医学认为郁证是由于肝郁气结、情志不舒、气机郁滞所引起，以心情抑郁、情绪不宁、胸部满闷或易怒易哭等症为主要临床表现，以药物及心理疏导为主要治疗方向。抑郁症发病的病机是气机郁滞，而气机郁滞中以肝气郁结为核心，故有"治郁先治气，调气先治肝"之说。中医学五行中肝属木，因此《黄帝内经》中有"木郁达之"的著名治法，理气开郁、调畅气机、怡情易性是治疗的基本原则。对于实证，首当理气开郁，并根据是否兼有血瘀、火郁、痰结、湿滞、食积等分别采用活血、降火、祛痰、化湿、消食等法；虚证则应根据伤及的脏腑及气血阴精亏虚的不同情况而补之，或养心安神，或补益心脾，或滋养肝肾；对于虚实夹杂者，则视虚实的偏重而虚实兼顾。

此例患者以情志不遂为病因，气机郁滞为最重要病机，故以和解少阳之枢机、疏肝利胆、通达表里及调畅气血等为治疗大法，以小柴胡汤加减为首选方剂。方中柴胡辛、平而入肝、胆、三焦经，既可和解少阳枢机之不利，又可疏泄肝胆不和所致的机体气机升降出入失调，从而为治疗气机郁滞之主药；黄芩之苦寒可谓由里达外，不仅善清气血运行不畅所致脏腑郁热，还兼调畅机体内外气机运行失常，无论机体何脏腑之气郁而作热者，皆能宣通，与柴胡配伍使用可利少阳枢机之不利及肝胆气郁；半夏为辛温而苦燥之品，取其开结之力来通达表里上下之气机，与柴胡相配可使脏腑气机升降转输通畅；生姜辛、微温，功善通达表里；人参味甘，大补脏腑之元气，调畅气血；大枣甘、平，具有补中益气之功效，可缓解方中其他药物升散之性引起的耗气动血。生姜、人参、大枣三药配伍使用，既可协助少阳转枢，又能通达表里，使机体气血运行通畅。全方体现了寒温并用与攻补兼施之特点，和解少阳枢机不利的同时，又兼顾调畅脏腑。

西医学治疗抑郁障碍往往应用选择性 5- 羟色胺再摄取抑制剂，但该类药物常常会出现恶心、纳差、体重增加、性欲下降等不良反应，尤其是年轻女性患者对于体重增加特别反感，并且因不能耐受相关副作用而导致依从性下降。中医通过调理气血，疏导情志，加之审因论治，移情易性，使气血恢复正常，脏腑功能康健，故疗效满意，更易受到患者青睐。

### 6. 梅核气（肝郁气滞）

邱某，女，31 岁，公务员。

初诊：2021 年 7 月 12 日。

主诉：咽喉部异物感 2 个月，加重 1 天。

患者于 2 个月前因工作不顺心后出现咽喉不适，自觉有异物感，咯之不出，咽之不下，频频欲清嗓音，伴干咳，气喘，呼吸不畅，胃胀不适，进食后加重。近日上述症状加重，伴头晕、乏力，故来诊。症见：怕热、多汗，喜温饮，口干，皮肤瘙痒，眠差，易醒，胃纳可，大便溏，小便正常。舌淡红苔白腻，脉弦。

中医诊断：梅核气（肝郁气滞）。

西医诊断：癔球症。

患者工作不顺心，情志不畅为其病因。患者肝气郁结，肝失条达，气机不和，聚湿生痰，痰气交结，上逆咽喉而发为本病。咽喉不适，自觉有异物感，咯之不出，咽之不下，为痰气交阻于咽喉之表现；患者头晕，呼吸不畅，怕热、多汗，口干，脉弦，为气郁日久而化火，肝火上炎所致；患者疲乏，便溏，舌淡红苔白腻，为脾虚夹湿表现。四诊合参，本病当属肝郁气滞，治宜疏肝解郁、化痰降气、健脾化湿，方药如下：

| 北柴胡 15g | 黄芩 10g | 法半夏 10g | 当归 10g |
| 郁金 10g | 麸炒枳壳 10g | 醋香附 10g | 醋延胡索 20g |
| 白芍 10g | 陈皮 5g | 防风 10g | 茯苓 10g |
| 炙甘草 5g | 鸡内金 10g | 麸炒白术 15g | 砂仁 15g |
| 枸杞子 15g | 桑白皮 20g | 牡蛎 25g | 姜厚朴 10g |
| 熟地黄 15g | 诃子 15g | | |

10 剂，水煎服，日 1 剂。

二诊：2021 年 7 月 24 日。

患者服上述药方 5 剂后咽部不适感略有好转，坚持服完 10 剂后呼吸顺畅，胃胀减轻，睡眠改善。上方加诃子 15g、木蝴蝶 10g、玫瑰花 15g，再服 10 剂，症状消失，再未复发。

**【体会】**

梅核气属于西医学的"癔球症"。唐代《备急千金要方》将其描述为"咽中帖帖，如有炙脔，吐不出，咽不下咽中帖帖，如有炙肉，吐之不出，吞之不下"。中医认为梅核气多由于情志因素引起，七情郁结，肝失条达，气机不和，聚湿生痰，痰气交结，上逆咽喉而致；或平素脾胃虚弱，饮食不节，损伤脾胃，脾运失健，水湿内停，聚湿生痰，土壅木郁，肝气郁结，痰气交阻于咽喉而发病。

目前，西医尚无有效的药物治愈癔球症，而中医药在治疗诸如梅核气之类的功能性疾病上却具有极大优势。

综上，肝气郁结为本案例的病机所在。本患者因情志不舒，肝气郁结，气郁则痰聚，进一步循经上逆，结于咽喉，咽喉部痰气互结，从而形成梅核气。其中的关键病理产物为痰，如《丹溪心法》中所说："痰之为物，随气升降，无所不到"，故治疗必以疏肝、理气、化痰为大法，《金匮要略》中以半夏厚朴汤专治本证。余临床治疗常常以开郁为先，加用小柴胡汤。方中柴胡、黄芩疏调肝胆之郁，半夏、厚朴理气降逆化痰，白术、茯苓、山药、炙甘草健脾助运，以绝痰源。正如《丹溪心法》中所说："善治痰者，不治痰而治气，气顺则一身之津液，亦随气而顺矣。"治痰需要先治气，因而有理气化痰和补气化痰治本，配以化痰药、利湿药及化湿药以治标，故疗效更佳。

### 7. 瘿瘤（阴虚内热夹瘀）

卢某，女，52 岁，公司经理。

初诊：2021 年 3 月 13 日。

主诉：颈部结节 8 年余，加重 1 年。

患者 8 年前颈部肿起，可触摸到结节，质软不痛，未重视，现拟求中医治疗来诊。平素有潮热，自汗，盗汗，畏寒，四肢易冰冷，寐差，入睡困难，多梦，情绪压抑易烦躁，纳可，喜温饮，大便 2 天一次，小便正常。舌红少苔，脉细涩。

既往史：8 年前子宫全切除手术。辅助检查：2021 年 3 月 8 日 B 超提示甲状腺实性结节并部分粗大钙化（Ⅲ类），左 4.0mm×2.9mm×3.0mm，右 5.3mm×2.6mm×2.8mm；免疫三项等血生化检查未见异常。

中医诊断：瘿瘤（阴虚内热夹瘀）。

西医诊断：甲状腺结节。

患者年过半百，肝肾日渐损耗，加之平素情绪失司，肝气郁积，故情绪压抑易怒；肾为先天之本，肾精亏耗则阴液不足，阴虚则内热，故而出现潮热、盗汗、自汗，热扰心神则入睡困难、多梦；阴损及阳，则肾温煦功能不足，故畏寒、四肢易冰冷。四诊合参，证属阴虚内热夹瘀，治疗以养阴清热、软坚消瘿为主。自拟方如下：

| | | | |
|---|---|---|---|
| 金银花 15g | 蒲黄 10g | 夏枯草 15g | 石决明 30g |
| 醋鳖甲 25g | 牡蛎 40g | 郁金 15g | 猫爪草 15g |
| 浙贝母 10g | 生地黄 20g | 牛蒡子 10g | 桔梗 5g |
| 天花粉 15g | 皂角刺 10g | 净山楂 15g | 地骨皮 15g |
| 砂仁 10g | 丹参 10g | 薏苡仁 60g | 合欢皮 10g |

7 剂，水煎服，日 1 剂。

二诊：2021 年 3 月 29 日。

患者述潮热、出汗次数减少，仍入睡难，白天倦怠，偶有头痛头胀，大便量少。继前方加姜厚朴、大黄以化湿浊、荡涤胃肠、活血行瘀，加桑白皮清泻肺气壅实，加山药以加强脾胃运化。14 剂，水煎服，日 1 剂。

三诊：2021 年 4 月 12 日。

症如前述，睡眠较早前好转，出汗减少，头痛缓解，二便调。守前方加栀子泻火除烦、凉血解毒、清三焦之火。14 剂，水煎服，日 1 剂。

以上方加减服药 3 月余，患者告知颈部肿块已消失，无其他不适。

【体会】

瘿瘤主要由情志内伤、饮食及水土失宜引起，并与体质有密切关系。气滞、痰凝、血瘀壅结颈前是瘿病的基本病理，病理变化以气为先，由气滞、痰凝、血瘀、肝火、阴虚这一病理变化涉及肝、心、肾、脾等脏器，在疏肝解郁、理气化痰、活血祛瘀的同时应注重滋阴养血，调整机体脏腑功能。早在《诸病源候论·瘿候》中记载："瘿者由忧恚气结所生，亦曰饮沙水，沙随气入于脉，搏颈下而成之。"《外科正宗》也提出了瘿瘤病机主要是气痰壅结的观点，指出："夫人生瘿瘤之证，非阴阳正气结肿，乃五脏瘀血、浊气、痰滞而成。"若情志不舒，肝郁气滞，三焦水道通调不利，湿聚为痰；或水土不宜，饮食所伤，脾不健运，水谷精微酿生痰浊。痰凝日久，阻滞气血，如此气滞、痰凝、血瘀壅结颈前。治疗应从瘿病的病机"气、痰、瘀"着手，以疏肝郁、祛肝火为治疗法则。

本案患者年过半百，精气耗损，加上平素思虑较多，脾气急躁，导致肝失疏泄，肾精不足而阴虚内热。方中天花粉、皂角刺清热消肿排脓；鳖甲、牡蛎软坚散结；桔梗疏利咽喉；浙贝母清泻热毒、开郁散结，与生地配伍可佐金平木以镇肝火；猫爪草化痰散结；夏枯草清郁热，通结气，兼有辛散作用，直入肝胆以清泄肝热；生地黄、金银花、地骨皮等合用养阴清热；蒲黄、山楂活血行瘀。诸药合用，共奏软坚散结、化痰消瘿之功，病证得以治愈。

## 8. 乳癖（肝气郁结）

朱某，女，37 岁。

初诊：2021 年 1 月 11 日。

主诉：双侧乳腺结节 3 年。

患者自诉 3 年前常规检查发现双侧乳腺结节，平素急躁易怒，乳房胀痛，经前甚，遂来求诊。刻下症：双侧乳房胀痛，不可触衣，无乳头流液、橘皮样变等，夜间有潮热、多汗，寐纳差，入睡困难，多梦，常叹息、烦躁，晨起无口干口苦，胃纳可，喜冷饮，大便2天一行，稍干结，小便正常。舌红、苔薄、脉弦。

2020年3月8日复查乳腺彩超：双侧乳腺结节。

中医诊断：乳癖（肝气郁结）。

西医诊断：乳腺结节。

本案诊为"乳癖"，证属"肝气郁结"。患者平素情志急躁，久而郁结，故成乳癖。郁结阻络，故见乳房胀痛。又肝体阴用阳，藏血主疏泄，内寄相火，疏泄条达则气机通畅；抑郁时肝失疏泄，气郁化火，故潮热、多汗，入睡困难，多梦。舌脉均为本证之象。治以疏肝理气、解郁散结为法。遣方如下：

| | | | |
|---|---|---|---|
| 金银花15g | 夏枯草15g | 石决明30g | 醋鳖甲25g |
| 牡蛎40g | 郁金15g | 猫爪草15g | 浙贝母10g |
| 生地黄20g | 牛蒡子10g | 天花粉15g | 鸡内金15g |
| 净山楂15g | 地骨皮15g | 砂仁10g | 丹参10g |
| 合欢皮10g | | | |

7剂，水煎服，日1剂。

二诊：2021年1月25日。

服药后乳房胀痛减轻，潮热次数较早前减少，偶有汗，仍入睡难，晨起无口干口苦，白天易疲劳，偶有头痛头胀，大便量少，小便正常。守前方加醋延胡索15g、姜厚朴10g、大黄10g、山药25g。结合患者所述，存在脾虚不运，三焦气化失司，须继续巩固和加强脾胃运化。共14剂，水煎服，日1剂。

三诊：2021年3月6日。

自行停药一月无明显不适，双侧乳房无明显胀痛，睡眠较早前好转，出汗减少，头痛缓解，二便调。

守上方继续中药调服3个月，复查乳腺彩超显示乳腺结节体积较前缩小，诸症缓解，嘱定期复诊。

【体会】

本案为肝气郁结，久而化火，导致乳癖，症见乳房胀痛、烦躁、盗汗、眠差者。女子以肝为先天，肝体阴用阳，藏血主疏泄，内寄相火，疏泄条达则气机通畅，抑郁时肝失疏泄，气郁化火，故女子乳房疾病多见肝郁气滞、郁火内扰者。

正如《外科正宗》所说："忧郁伤肝，思虑伤脾，积想在心，所愿不得志者，致经络痞涩，聚结成核。"故治以疏肝理气、解郁散结，同时健运脾胃、疏通经络。

首诊予猫爪草、浙贝母清热散结，石决明平肝潜阳，醋鳖甲、牡蛎平肝潜阳、软坚散结，生地黄、天花粉清热生津，夏枯草清肝火、散郁结，郁金行气解郁，地骨皮清虚热，金银花、牛蒡子清热，又以鸡内金、砂仁、山楂健运脾胃，合欢皮助眠。全方合用，可疏肝理气、解郁散结。二诊患者诉乳房胀痛减轻，但仍有潮热、大便不通，故效不更方，酌加延胡索疏肝止痛，厚朴行气止痛，大黄通便，山药益气健脾。

行医求学要勤求古训，博采众方，知常达变，求其病机，辨其证型，随证加减，才能提高诊疗水平。

# 五、肾系病证

## 1. 水肿（阴水，脾阳虚衰）

刘某，男，30岁，快递公司职员。

初诊：2020年2月23日。

主诉：全身水肿1年，加重10天。

患者1年前因淋雨后全身水肿，发烧，小便不利，经治疗后水肿病情有所缓解，但时有反复，伴晨起眼睑水肿，自觉胸胁胀满，身困乏力。10天前又因受湿，病情加重，症见：全身水肿，下肢肿甚，按之凹陷不易恢复，喘息，脘腹胀闷，食少，面色不华，神倦肢冷，大便一般，小便短少，舌淡，苔白腻，脉沉缓。广东广州人，偶有口腔溃疡等"上火"症状，喜饮"凉茶"，平素脾胃虚弱，纳差，四肢欠温，倦怠乏力。

辅助检查：BP 112/76mmHg，T 36.7℃，HBb 117g/L↓，血清总蛋白21g/L↓，转氨酶正常，肾功能、心功能、血脂、血糖、尿酸等血生化检查未见异常，腹部超声未见明显异常。

中医诊断：水肿（阴水，脾阳虚衰）。

西医诊断：低蛋白血症；贫血。

患者在水肿前有脾胃虚弱之症，1年前患过水肿，又复感湿邪，致全身水肿，下肢肿甚，按之凹陷，故诊为水肿，属脾阳虚衰的阴水。患者素体脾胃虚弱，中阳不振，运化失司，又复感湿邪，引动内湿，内外合邪，水湿内停，致水液潴留，泛溢于肌肤，故全身水肿，小便短少；阳气不足，湿浊沉着，故下肢肿甚，按之凹陷；脾虚运化无力，故脘腹胀闷，纳少便溏；脾虚则面色不华；阳不温煦，故神倦肢冷；舌淡苔白腻、脉沉缓是脾阳虚衰、水湿内聚之征。治法宜温阳健脾、化气行水，处方以实脾饮加味。

| 干姜 5g | 熟附片 10g | 木香 10g | 草果仁 10g |
| 白术 15g | 茯苓 30g | 大腹皮 30g | 木瓜 10g |
| 厚朴 10g | 防己 20g | 防风 15g | 葶苈子 10g |
| 猪苓 20g | 炙甘草 5g | 大枣 3 枚 | 生姜 5 片（为引） |

7 剂，水煎服，日 1 剂。嘱进食规律，少食生冷，慎起居，避风寒水湿。

二诊：2020 年 3 月 2 日。

全身水肿较前好转，晨起眼睑水肿缓解，脘腹胀闷感仍明显，便溏，夜眠少，时有心悸怔忡。加黄芪 30g，重用附子 30g，加生龙骨 20g，共 5 剂。

三诊：2020 年 3 月 7 日。

上述水肿诸症好转，手脚冰凉逐渐改善，喘满感缓解。恐利水太过，原方减葶苈子、大腹皮，附子减为 10g，加党参 20g，再服 7 剂。

四诊：2020 年 3 月 14 日。

诉全身水肿消除，纳差便溏，精神体力改善，面色较前红润，脉象较前有力，守方继进。随访半年，恪守良好的饮食作息习惯，水肿未再复发。

【体会】

《丹溪心法·水肿》曰："若遍身肿，不烦渴，大便溏，不涩赤，此属阴水。"《类证治裁·肿胀》曰："因肺脾肾虚致水溢者，为阴水。"本方是治疗阴水的代表方，其证属脾肾虚寒，阳不化水，水邪为患，当温阳实脾，恢复脾肾的制水行水之功。方以干姜、附子为君，其中干姜使中焦健运，脾阳振奋，温化水湿；附子辛热，能温肾助阳，肾阳得温则能化气行水，二味同用可温养脾肾、扶阳抑阴。白术、茯苓健脾和中，渗湿利水。木瓜能于土中泻木，兼以祛湿利水，使木不克土而肝和；厚朴宽肠降逆；木香调理脾胃之滞气；大腹皮行气之中兼能利水消肿；草果辛热燥烈之性较强，善治湿郁伏邪，五药同用，共奏醒脾化湿、行气导滞之效。甘草调和诸药，同时加生姜、大枣以益脾和中。诸药相伍，共奏温脾暖肾、行气利水之功。

后水肿逐渐缓解，减葶苈子、大腹皮，避免利水太过而伤及脾肾阳气。因眠差，出现心悸怔忡，故重用附子，加生龙骨以宁心安神。此病根本在脾肾阳虚，故重用黄芪以健脾阳、利水消肿，在后期加入党参加强健脾利水之功，效如桴鼓，立起沉疴。

## 2. 石淋（湿热下注）

杨某，女，39岁，工人。

初诊：2021年7月10日。

主诉：尿频、尿急1年，加重1个月。

患者诉近1年来反复尿频、尿急，间有尿痛伴血尿，2021年6月26日外院B超提示"双肾有多发性结石"，诊断为"双肾结石"，予抗生素、解痉止痛等药物治疗后症状可改善，停药即复发。白带量多，色黄质黏，异味重，口干不苦，畏热，喜冷饮，寐纳可，大便调。舌红苔黄，脉弦数。

中医诊断：石淋（湿热下注证）。

西医诊断：肾结石。

患者因湿热久蕴，煎熬尿液，日积月累，结成砂石；热伤津液，故见口干；热邪灼伤脉络，迫血妄行，血随尿出，故见血尿；久淋不愈，湿热耗伤正气，下元不固，肾失固摄，膀胱气化不利，故尿频尿急；白带量多色黄，畏热喜冷，舌红苔黄，脉弦数，均为湿热之象。四诊合参，当属湿热下注证，治宜清热化湿、利水通淋，方拟八正散化裁治之：

| | | | |
|---|---|---|---|
| 萹蓄 15g | 薏苡仁 30g | 川牛膝 10g | 海金沙 20g |
| 苍术 15g | 浙贝母 10g | 蛇舌草 30g | 石韦 30g |
| 蒲公英 30g | 苦杏仁 10g | 金钱草 30g | 鸡内金 15g |
| 白茅根 30g | 冬葵子 15g | | |

7剂，水煎服，日1剂。

二诊：2021年7月17日。

诸症明显改善。前方加白术、泽泻等健脾利水之药加减化裁治疗3个月，并叮嘱患者清淡饮食，多饮水。2021年11月15日复查B超见双肾结石数量明显减少。

【体会】

《素问·至真大要论》曰："留者攻之，坚者削之，积者行之，结者散之。"《诸病源候论》曰："诸淋者，由肾虚而膀胱热故也。"淋证的病位在肾与膀胱，且与肝、脾有关，其病机主要是肾虚，膀胱湿热，气化失司。随着治疗泌尿系结石的研究不断深入和发展，治疗方法也增加了不少新的内容，主要有清热利湿排石法、壮腰健肾法、温肾利水法、益气法、养阴法、理气行滞法、活血化瘀法、缓急止痛法和针灸疗法等。本案例余以清热祛湿、通淋排石为法，方中金钱草、海金沙、鸡内金三药具有通淋化石之功，是方中的核心用药，常称"三金"，是治疗结石的常用药。白茅根、石韦、萹蓄助"三金"利水通淋；石韦、冬葵子通淋排石、止痛、止血；川牛膝补肾强腰，利尿通淋，引石下行；因肺主气，主升发肃降，通调水道，故以杏仁、浙贝母理肺以增强排石动力；苍术、薏苡仁健脾祛湿。全方可利水通淋、理气散结、缓急止痛而排石。

### 3. 水肿（脾肾亏虚）

杨某，女，64岁，退休职员。

初诊：2021年6月5日。

主诉：反复颜面、下肢水肿3年。

患者于3年前因劳累过度后开始出现颜面水肿，逐渐累及双下肢水肿。曾在当地医院就诊，查尿常规示尿蛋白+++，肝功能提示白蛋白25.8g/L，经肾穿刺活检明确诊断为膜性肾病I期，给予激素治疗后生化指标明显改善（具体不详），但仍有反复下肢水肿，尿量一般，伴疲乏，纳呆，进食后腹胀明显，腰膝酸软，面色晦暗，精神不振，大便干，喜温饮。舌淡胖苔少，脉沉。

中医诊断：水肿（脾肾亏虚）。

西医诊断：肾病综合征。

患者劳累过度，且患病日久，加之服用西药激素后损伤脾肾，为其病因。患者脾气受损，运化失司，水液代谢失常；肾气虚衰，不能化气行水，遂使膀胱气化失常，开合不利，两者均可引起水液潴留体内，水泛肌肤而发为本病。患者腰膝酸软为肾气亏虚见症；疲乏，纳呆，进食后腹胀明显，为脾气亏虚所致。舌淡胖苔少，脉沉，为脾肾亏虚之佐证。四诊合参，本病当属脾肾亏虚，治宜补益脾肾，方药如下：

| | | | |
|---|---|---|---|
| 远志10g | 干石斛15g | 熟地黄15g | 枳实15g |
| 砂仁15g | 姜厚朴10g | 甘草片10g | 太子参20g |
| 盐杜仲10g | 菟丝子10g | 桑寄生10g | 白术15g |

| 乌药 10g | 独活 15g | 桑螵蛸 10g | 芡实 15g |
| 吴茱萸 10g | 益智仁 30g | 山药 25g | 升麻 15g |
| 冬瓜子 30g | 苦杏仁 10g | 白芍 30g | 当归 10g |

7剂，水煎服，日1剂。

二诊：2021年6月12日。

服药后下肢水肿较前消退，食欲改善，仍觉腰酸，并见大便溏。守前方去白芍、冬瓜子，继服7剂。

三诊：2021年6月19日。

服药后下肢水肿进一步消退，面色荣润，仍有腰酸，偶有耳鸣。守前方加盐牛膝20g，继续服14剂。

2021年7月2日患者复诊，诉尿量增多，水肿大减，诸症均改善。后服用归脾丸以善后，随访未见复发。

**【体会】**

水肿与肺、脾、肾三脏关系密切。如清代喻昌《医门法律·水肿》曰："水病以脾肺肾为三纲，盖因肺居上焦，为水之上源，有通调水道的作用；脾主中焦，有运化水谷精微和水湿的功能，为水之堤防；肾主下焦，职司蒸化开阖，以共同完成水液吸收运行排泄的整个过程。"本例患者脾气受损，运化失司，水液代谢失常；加之肾气虚衰，不能化气行水，遂使膀胱气化失常，开合不利，最终引起水液潴留体内，水泛肌肤而发为本病。

《素问·至真要大论》云："诸湿肿满，皆属于脾"，指出水肿皆由脾为患。《素问·脉要精微论》云："脾脉……其耎而散色不泽者，当病足胻肿，若水状也。"《素问·至真要大论》云："太阴司天，湿淫所胜，则沉阴且布，雨变枯槁，胕肿骨痛，阴痹"，指出水肿多由脾虚湿盛所致。余认为，脾主运化是水液代谢过程的中心环节，脾气健运则津液以充，水精四布，五经并行；脾虚失运，水湿停聚，则成水肿。因此，补脾法在水肿治疗中具有重要的地位。《金匮钩玄》曰："水肿，因脾虚不能制水，水渍妄行，当以参术补脾，使脾气得实，则自健运，自能升降。"

本例患者为典型的脾肾亏虚型，在治疗上体现了余临床补脾制水的学术思想，故方中应用了党参、白术、山药；考虑湿邪易阻滞气机，故应用化湿利水之品的同时亦不忘调气，常常应用理气药，例如本方中使用厚朴、枳实等药，以取气行则湿化、气行则水行之效，正如吴鞠通治水之旨："善治水者，不治水而治气"。另外，对于脾气不升、中气下陷者，常加升麻、柴胡以升提之，本例患者加用升麻即为此用意。同时配伍杜仲、熟地黄、菟丝子以补肾填精，共奏健运脾气、温运肾气之功，使脾胃枢机升降协调，则水邪得利。

### 4. 不育（脾肾阳虚）

王某，男，36岁，公务员。

初诊：2021年6月14日。

主诉：婚后3年不育。

患者结婚3年，未避孕而无子，既往有慢性前列腺炎、阳痿病史，外院治疗半年，尚未收效。其妻体健，月经正常，妇科检查未见异常。今来院就诊，刻下症：头晕耳鸣，易倦怠，腰酸腿麻，手足冰冷，同房后腹部胀痛不适，间或早泄、房事不举。上腹剑突下不适、拒按，纳食不佳，大便偏烂，小便频数。舌淡紫，脉细。

中医诊断：不育（脾肾阳虚）。

西医诊断：不育。

本例婚后3年不育，肾主生殖，肾阳不足，故见同房后腹部胀痛不适，间或早泄、房事不举，平素可见腰酸腿麻、手足冰冷等阳虚诸证；又脾气亏虚，故见倦怠无力，上腹不适、拒按，纳食不佳；舌淡紫、脉细为一派阳虚之象。本例证属脾肾阳虚，精少力弱，治以补肾益精，予余自拟方"固元方"加减，遣方如下：

| | | | |
|---|---|---|---|
| 萆薢 10g | 白芍 10g | 肉桂 10g | 沙苑子 15g |
| 益智 10g | 黄连 3g | 龙胆 6g | 山药 25g |
| 麸炒枳壳 15g | 当归 10g | 莲须 10g | 紫石英 10g |
| 川芎 10g | 柴胡 10g | 牛膝 9g | 醋五味子 15g |
| 黄芩 10g | 干姜 9g | 杜仲 15g | 锁阳 15g |
| 女贞子 15g | 枸杞子 10g | 金樱子肉 15g | 石菖蒲 10g |
| 菟丝子 15g | 覆盆子 15g | 淫羊藿 20g | 鸡血藤 20g |
| 炙甘草 5g | | | |

共 7 剂, 水煎服, 日 1 剂。

二诊: 2021 年 6 月 21 日。

患者上述症状有所好转, 但近日出现咽喉肿痛。中药加用生地黄 10g、玄参 10g、麦冬 10g, 共 7 剂, 水煎服, 日 1 剂。

三诊: 2021 年 6 月 28 日。

症状好转, 效不更方。间或调理 3 个月, 诸症缓解, 随访诉成功育子。

【体会】

清代《辨证录》云: "凡男子不生育有六病。六病何谓? 一精寒、二气衰、三痰多、四相火盛、五精稀少、六气郁。" 肾阳亏虚则精寒, 故而不育; 又《脾胃论·脾胃盛衰论》言: "百病皆由脾胃衰而生也", 脾胃虚弱则化源不足, 肾精不足, 故而不育。治以健脾益气温肾, 以自拟 "固元方" 主之。

方中予大量温补肾阳之品, 淫羊藿、菟丝子、锁阳、覆盆子、紫石英以温肾壮阳、益肾固精; 同时予生地、女贞子、枸杞子、金樱子滋补肝肾、生精固精, 以阴阳互生; 干姜温中醒脾; 肉桂壮命门之火; 又以萆薢、黄连、龙胆、石菖蒲等升清泌浊, 同时防温阳太过而肝胆火盛, 或致脾胃湿热; 少佐当归、川芎、鸡血藤等活血之品, 以推动肾气温煦脏腑。全方以大队温肾药为主, 佐以滋阴、清热、活血之品, 共奏健脾益气温肾之功。

## 5. 热淋 (湿热下注)

曹某, 男, 27 岁, 专业技术人员。

初诊: 2021 年 11 月 21 日。

主诉: 小便涩痛 1 月余。

患者近来长期加班, 饮水减少, 近 1 月出现小便涩痛, 尿后滴白, 伴小腹胀痛, 故求诊。刻下症: 小便滞涩不畅, 尿后滴白, 尿道灼热不适, 小腹以及会阴部坠胀疼痛, 腰部酸痛乏力, 口干口苦, 大便秘结, 2 ~ 3 日一行, 舌质红, 脉弦滑稍数。

中医诊断: 热淋 (湿热下注)。

西医诊断: 前列腺炎。

患者近来长期加班, 饮水减少, 水液蕴结体内, 滋生湿热, 湿热下注, 瘀阻尿道，故小便不通；热灼黏膜，故灼热不适；水热互结于少腹，故见小腹、会阴胀痛；热灼肾阴，故见腰酸乏力；郁热灼津，故口干口苦；舌脉均为本证之象。治以清热利湿，分清泄浊。遣方如下：

| | | | |
|---|---|---|---|
| 绵马贯众 10g | 连翘 10g | 麸炒白术 15g | 桔梗 5g |
| 金银花 10g | 玄参 15g | 北柴胡 15g | 木通 10g |
| 黄柏 25g | 龙胆 15g | 牛膝 10g | 甘草 10g |
| 泽泻 40g | 栀子 5g | 当归 10g | 生地黄 10g |
| 车前子 10g | 威灵仙 30g | | |

14剂，水煎服，日1剂。嘱清淡饮食，保证休息，忌食辛辣刺激之品，每日饮水2升。

二诊：2021年12月19日。

尿道涩痛较前减轻，仍有下腹胀痛。治疗上酌减清热祛湿之品，加温补肾元之肉桂、补骨脂等，遣方如下：

| | | | |
|---|---|---|---|
| 肉桂 5g | 威灵仙 30g | 五味子 10g | 黄芪 15g |
| 盐杜仲 15g | 麸炒白术 15g | 金钱草 30g | 补骨脂 25g |
| 玄参 15g | 北柴胡 15g | 黄柏 20g | 生地黄 15g |
| 龙胆 10g | 盐牛膝 10g | 甘草 10g | 泽泻 40g |
| 车前子 15g | 滑石 20g | | |

共7剂，水煎服，日1剂。

继以上方加减治疗1个月，诸症消失而愈。

【体会】

本案例为年轻男性前列腺炎，辨为湿热下注证。《医学心悟·小便不通》曰："癃闭与淋证不同，淋则便数而茎痛，癃闭则小便点滴而难通。"《诸病源候论·淋病诸候》说："诸淋者，由肾虚而膀胱热故也……肾虚则小便数，膀胱热则水下涩，数而且涩则淋沥不宣，故谓之淋。"本案患者一派湿热下注之象，治疗当以清热利湿、分清泄浊为法，方拟龙胆泻肝汤加减。

方中龙胆、栀子清肝胆实火，除三焦湿热；柴胡引经达邪，条达肝气，促邪外出；泽泻、车前子、威灵仙利水渗湿，利尿通淋；肝主藏血，肝经有湿热易损耗阴血，故用当归活血，玄参、生地清热凉血滋阴；金银花、连翘清热泻火解毒；绵马贯众清热止血；黄柏、木通、川牛膝清利下焦，通利小便，引热下行；甘草调和诸药。全方合用，共奏清热利湿、分清泄浊之功。

"热气大盛"令"小便不通""热势极微"则"但小便难也"，正如《诸病源候论·便病诸候》云："小便不通，由膀胱与肾俱有热故也。""小便难者，此是肾与膀胱热故也。"此为本案病机。然此病亦有他证者，《景岳全书·癃闭》载："有因火邪结聚小肠、膀胱者，此以水泉干涸而气门热闭不通；有因热居肝肾者，则或以败精，或以槁血，阻塞水道而不通；有因真阳下竭，元海无根，气虚而闭者；有因肝强气逆，妨碍膀胱，气实而闭者。"治疗上除清利湿热、分清泄浊，亦可辅以朱丹溪之提壶揭盖法。肺为水之上源，肺气闭阻，肃降失职，则水道不通，可酌予桔梗、荆芥、郁金等开宣肺气、化气行水。肺气得宣，小便得利，故喻为提壶揭盖，临证可供参考。

## 6. 遗尿（脾肾亏虚）

黎某，男，10岁，学生。

初诊：2021年4月3日。

主诉：遗尿7年，伴盗汗2周。

其母代诉：患儿于3岁时反复感冒咳喘，自始罹患遗尿之症，至今7年余，尿量不多，色白，无腰痛、腰酸，平均2次/晚。体重23kg，形体消瘦，素体孱弱，易感风寒，易患咳喘。近2周盗汗明显，喜温饮，寐纳可，二便调。舌质淡，有齿痕，苔薄白，脉弱。

中医诊断：遗尿（脾肾亏虚）。

西医诊断：遗尿症。

患儿屡患感冒、咳嗽后，损伤脾肾，为其病因。患儿脾失健运，气血生化失常，久病伤及脾阳，脾阳虚无以温煦肾阳，肾阳不足，又无以振奋脾阳，"脾阳根于肾阳"，此二者互相影响。加上患儿年幼，肾气不充，固摄无权，不能温煦膀胱，膀胱失约，气化失司，故遗尿。脾虚不能生化气血，气血不能滋养肌肤，故见形体消瘦；肾阴亏虚，阴不制阳，虚火内生，故见盗汗；脾虚致肺气生化不足，肺气虚不能固表，故见易感冒、易患咳喘；舌质淡，有齿痕，苔薄白，脉弱，为脾虚之见症。四诊合参，本病属肺脾气虚、肾阴阳两虚，治宜健脾益肺助肾阳、固泉缩尿，方拟五子衍宗丸、桑螵蛸散、缩泉丸加减化裁：

| | | | |
|---|---|---|---|
| 芡实 10g | 茯苓 5g | 山药 15g | 乌药 5g |
| 覆盆子 15g | 炙甘草 5g | 桑螵蛸 5g | 黄芪 10g |
| 砂仁 10g | 白芍 5g | 党参 15g | 鸡内金 5g |
| 麸炒白术 5g | 山茱萸 5g | 牡蛎 15g | 枸杞 5g |
| 盐桑椹 5g | 盐菟丝子 15g | 益智仁 20g | 五味子 5g |

7剂，水煎服，日1剂，嘱患儿养成夜间主动起床小便习惯。

二诊：2021年4月10日。

遗尿次数减少，显效，仍自觉手足心发热，伴盗汗。前方去党参，加太子参15g、五指毛桃10g，增益气健脾之功，继服7剂。

三诊：2021年4月17日。

服用上述7剂后遗尿改善，盗汗明显减少，仍自觉手足心发热。前方去麸炒白术，山药调整为20g，桑螵蛸调整为10g，鸡内金调整至10g，加杜仲10g、浮小麦30g，继服7剂。

患者坚持随诊2个月，守前方加减，遗尿、盗汗明显改善，体重增加。

【体会】

遗尿又名"遗溺"，最早在《素问·宣明五气论》云："膀胱不利为癃，不约为遗溺。"《灵枢·本输》中有载："三焦者……入络膀胱，约下焦。实则癃闭，虚则遗溺。遗溺则补之，闭癃者泻之。"《素问·灵兰秘典论》曰："膀胱者，州都之官，津液藏焉，气化乃能出矣。"肾为水脏，司二便；脾为中土，为水饮斡旋之枢机；肺为华盖，主输布津液，此三脏及膀胱与尿液的生成与排泄密切相关。然小儿脏腑娇嫩，处于"肺脾肾常不足"生理状态，肾虚则气化不利，脾虚则运化水湿能力失调，肺虚则通调水道功能失职，三焦气化失司则膀胱约束无权而成遗尿。故应以健脾益肺助肾阳治其本，收敛固涩治其标。

治疗上以补肾、缩尿的药物作为君臣主药，即桑螵蛸、菟丝子、山茱萸、补骨脂、益智仁等。酌加补气健脾之品，即白术、茯苓、山药等。佐以敛阴止汗之品，即白芍、五味子、牡蛎等，使脾得以健运，肾得以阴中求阳、阳中求阴。

西药治疗本病具有一定局限性，治疗效果不佳，而中药口服治疗有着丰富的临床经验。余认为治疗的关键首先在于健脾补肾，其次辨脏腑、辨虚实、辨寒热，更应详细追溯病史，对患儿饮食、起居、精神及心理状态等方面要进行深入了解，这对于准确把握病因病机及指导临床用药尤为重要。中医药治疗小儿遗尿症并非只求达到治愈的目的，而是调节各个脏腑使之功能协调，运行得力，这正是中医基础理论"整体观"的体现。

### 7. 遗尿（肾气不足，下焦蕴热）

黄某，男，9岁，学生。

初诊：2021年1月9日。

主诉：尿床6年。

患儿因"尿床6年"曾于外院就诊，行双肾膀胱彩超，提示无异常。先后服用丙米嗪、山莨菪碱等药物治疗，停药后遗尿仍反复，不能根治，故就诊于中医。刻下症：神清，智力、运动系统发育正常，夜间每小时尿一次，尿黄，尿骚味重，四肢怕冷，易疲劳，喜抱，纳食不香，大便稍干。舌淡红，苔薄白，脉沉。

中医诊断：遗尿（肾气不足、下焦蕴热）。

西医诊断：遗尿症。

患儿遗尿时间长，肾气不足，兼见虚寒证候。肾司二便，与膀胱相表里，肾气虚弱，下元虚寒，不能约束水道而致小便清长，故频频尿床。又因病程日久，多方求医问药，又或父母心切，日常予过多温补食疗，致下焦蕴热，故见尿黄、味骚、大便干。四诊合参，证属"肾气不足，下焦蕴热"，治疗以健脾益肾、清利湿热为法。遣方如下：

| | | | |
|---|---|---|---|
| 煅牡蛎 10g | 山药 15g | 黄芪 5g | 炙甘草 5g |
| 党参 5g | 砂仁 5g | 白术 5g | 稻芽 10g |
| 炒麦芽 10g | 茯苓 5g | 陈皮 5g | 五指毛桃 10g |
| 白芍 10g | 盐菟丝子 10g | 淫羊藿 15g | 盐巴戟天 5g |
| 盐杜仲 10g | 覆盆子 5g | 莲须 10g | 淡豆豉 5g |

10剂，水煎服，日1剂。

二诊：2021年1月23日。

遗尿次数较前减少，由每日遗尿转为偶隔天遗尿，纳食好转，但见小便清长，四肢仍冷。考虑下焦湿热已清，故去莲须、淡豆豉、薏苡仁等，加用远志交通心肾，神曲健脾开胃，升麻提升气机，调节肾之开合功能。

三诊：2021 年 2 月 7 日。

遗尿次数明显减少，2 ～ 3 天遗尿 1 次，四肢怕冷明显好转，纳尚可，大便调。效不更方，以前方加减再服用 14 剂后遗尿愈，而后以健脾益肾为法，间或服药半年，以匡扶正气，增强体质。

**【体会】**

本案为小儿自幼遗尿，检查无器质性病变者，此遗尿症多责之先天禀赋不足，下元虚寒。《幼幼集成·小便不利证治》曰："小便自出而不禁者，谓之遗尿；睡中自出者，谓之尿床。此皆肾与膀胱虚寒也。"此条文指出遗尿责之于肾与膀胱。肾主水，水液输布代谢与肾直接相关，肾阳不足，不能化气利水，以致遗尿。肾与膀胱相表里，膀胱气化功能有赖于肾阳的温煦、蒸腾以调节，肾阳不足，膀胱气化无权，发为遗尿；肾阳不足，故见四肢不温；脾气亏虚则纳食不香，易疲劳，喜抱；病久则下焦蕴热，故见尿黄，味骚，大便干。

四诊合参，为肾气不足、下焦蕴热之证。初诊治以健脾益肾、清利湿热。方中淫羊藿、巴戟天、菟丝子、覆盆子、杜仲温补肾阳，黄芪、党参、五指毛桃、白术、山药益气健脾，稻芽、炒麦芽消食防药滞，少佐莲须、淡豆豉清利下焦湿热。莲须性味甘、涩、平，归心、肾经，可清心固肾；淡豆豉、桑叶药性偏于寒凉，少佐莲须，组成药对，共奏清利下焦之效而不伤正。诸药合用，健脾益肾，清利下焦，服后遗尿次数较前减少，尿黄症状消失。

小儿之体，稚阴未长，稚阳未充，心肝有余，肺脾不足，肾常虚。遗尿的病因主要为胎禀不足，肾气亏虚，下元虚寒，使膀胱气化功能失调，不能制约水道而致遗尿。其治当以补肾固本止遗为要，正如张景岳云："盖水为至阴，故其本在肾。"戴思恭亦云："睡着遗尿者，此亦下元虚冷，小便不禁而然。"李中梓书："睡则遗尿，此为虚证，所以婴儿脬气未固，老人下元不固，皆有此患。"本病治疗以针对肾虚为主，因他脏之虚多源于肾；愈后则注重调理脾胃，盖脾土克肾水，脾土运化则肾水无以泛滥。

# 六、脑系病证

## 1. 头痛（痰瘀气滞阻窍）

赵某，女，37 岁，互联网工作者。

初诊：2021 年 4 月 18 日。

主诉：头痛 1 年余，加重 1 月。

患者 1 年前出现左侧偏头痛，痛如针刺，且有定处，牵连两侧，近 1 个月来加重，发作时以头撞墙，痛不欲生，伴头晕、恶心呕吐，畏光、怕噪声，心烦意乱，纳呆，胸闷，喜叹息，失眠多梦，便溏，小便不利，痛苦不堪。无手麻，无耳鸣，无听力下降，临床症状与头部转动无关。外院曾行头颅 CT 检查、经颅多普勒（TCD）检查等均未见明显异常。诊断为血管神经性头痛，服麦角胺咖啡因、布洛芬、芬必得等"止痛片"无效。患者平素从事互联网工作，长期伏案，经常熬夜加班，喜饮奶茶等冷饮，性急易怒。

查体：血压 165/89mmHg，心肺（—），形体肥胖，面色黯淡，皮肤干燥有鳞屑。舌质紫，苔薄白腻，脉弦涩有力。

中医诊断：头痛（痰瘀气滞阻窍）。

西医诊断：偏头痛。

患者平素饮食不节，过食生冷，致脾失健运，痰浊中阻，上犯清窍，加之长期伏案，缺乏运动，头颈部肌肉持续性痉挛收缩，经络阻滞，不通则痛；性急易怒，肝郁气滞，脉络不畅，不通则痛；瘀血阻窍，气机阻滞，清阳郁遏不升，则头痛日久不愈，痛如针刺，且有定处；瘀热扰心，则心烦意乱，失眠多梦；郁滞日久，肝失条达，故急躁易怒；至于唇、目、舌、脉所见，皆为痰瘀气滞征象。偏头痛发病虽然与肝相关，伴发焦虑、失眠、胸闷叹息、心烦等，甚至恶心呕吐，纳呆便溏，这是因为肝气犯胃、肝木克土所致。治法宜涤痰祛瘀、通窍止痛，处方如下：

| | | | |
|---|---|---|---|
| 川芎 30g | 川牛膝 30g | 白芷 10g | 柴胡 12g |
| 枳壳 15g | 白芍 30g | 赤芍 30g | 桃仁 10g |
| 红花 10g | 当归 12g | 钩藤 10g | 威灵仙 10g |
| 法半夏 15g | 白术 20g | 蜈蚣 2 条 | 全蝎 6g |
| 甘草 6g | | | |

7 剂，水煎服，早晚温服。

二诊：2021 年 4 月 25 日。

头痛若失，欣喜异常，颇感惊讶。前方再进 14 剂巩固疗效。随诊 3 个月，血压正常，头痛未再作。

【体会】

偏头痛在中医学中属于"头风"的范畴。中医学认为，偏头痛的产生与肝、心、脾、三焦的关系比较密切，辨证以肝肾阴虚、肝火过旺、肝阳暴涨、心血不足、三焦气滞为主，其病机是痰、火、瘀等因素阻滞了经络气机，导致气机运行不畅，头部经络阻滞不通，不通则痛，引起偏头痛的发生。

上方从王清任的血府逐瘀汤变化而来，适合柴胡体质合瘀血体质者，多表现为疼痛部位固定，久治不愈，胸闷、易怒、失眠等症。方中用虫类药蜈蚣、全蝎活血破瘀，消瘀化滞；桃仁破血行滞而润燥，红花活血祛瘀以止痛；川芎、威灵仙、白芷行气活血祛瘀；牛膝活血通经，祛瘀止痛，引血下行；赤芍、生地、当归养血益阴，清热活血止痛；桔梗、枳壳一升一降，宽胸行气；柴胡疏肝解郁，升达清阳，与枳壳同用，尤善理气行滞，使气行则血行；钩藤平肝降压，镇静安神；半夏、白术涤痰通窍止痛；桔梗并能载药上行，甘草调和诸药，兼为使药。合而用之，使血活瘀化气行，则诸症可愈，为治痰瘀气滞头痛之良方。

此例标本兼治，用四逆散疏肝解郁以治本，用归芎桃红活血养血止痛而治标，比较单纯解郁或通瘀止痛效果更为理想。方中君药川芎，张元素谓其"上行头目，下行血海"，为治疗头痛之要药；川芎用至 30g，一如清代医家所言"此药治疗头痛要重用，少则效差"，重用有良效，诚是经验之谈！

2. 痿证（脾虚痰阻）

徐某，男，18 岁，学生。

初诊：2020 年 7 月 25 日。

主诉：病毒性脑炎后乏力 2 个月。

患者于 2020 年 5 月 31 日因"突发呼之不应"入住西南医科大学某附属医院，诊断为"病毒性脑炎"，经抢救后生命转危为安。继之神情呆滞，舌强语謇，记忆力下降，肢软无力，不愿行走，气短懒言，垂目欲睡，畏寒肢冷，纳呆，寐差，便溏，日 1 次，小便调。颜面略肿，舌淡，边有齿痕，苔白腻，脉滑。其母代诉既往体质虚弱，纳差易倦，喜零食及碳酸饮料。

辅助检查：血钾 4.37mmol/L（参考值 3.5～5.3），钙 2.44mmol/L（参考值 2.11～2.52），血常规 WBC $6.01×10^9$/L（参考值 3.5～9.5）。头颅、胸部 CT 平扫未见异常。

中医诊断：痿证（脾虚痰阻）。

西医诊断：病毒性脑炎后遗症。

患者因饮食不节，中气受损，脾胃运化功能失常，兼受湿热之邪侵犯，因湿邪黏腻，久羁不去，耗伤津液，炼液成痰，痰邪滞留，遗而为害。痰邪蒙迷心窍，则神情呆滞，智力不聪；痰邪阻于经络，则肢软无力，肢体不遂；倦怠、纳差、便溏均为脾虚运化失司、水湿停滞之象；舌淡边有齿痕，苔白腻，脉滑，均为脾虚痰阻之征。四诊合参，属脾虚痰阻之证，治宜健脾补肾、豁痰开窍，方药如下：

| | | | |
|---|---|---|---|
| 柴胡 15g | 黄芩 10g | 法半夏 10g | 当归 10g |
| 郁金 15g | 枳壳 15g | 陈皮 5g | 浙贝母 10g |
| 炙甘草 15g | 党参 20g | 炒白术 15g | 茯苓 10g |
| 山药 30g | 枸杞子 15g | 桑椹 15g | 砂仁 20g |
| 桂枝 15g | 蜜麻黄 15g | 益智仁 20g | 山楂 15g |
| 草果 10g | 芡实 20g | | |

7 剂，水煎服，日 1 剂。

二诊：2020 年 8 月 1 日。

服药后精神状态明显改善，能主动与人沟通，乏力、食欲较前好转。仍诉头颈及腰部疼痛，畏寒肢冷，寐差，小便频数，每晚夜尿1次。效不更方，上方桑椹增至20g，蜜麻黄增至20g，继服7剂。

三诊：2020年8月8日。

诸症明显改善，乏力好转，可下地行走。效不更方，继服7剂。

患者坚持随诊2月，以上方加减，诸症明显改善，主动与人沟通，对答如流，精神状态佳，行走如常，寐纳及二便均正常。

**【体会】**

本病是由病毒直接侵犯脑组织所引起的疾病，该病早期多有意识障碍及发热，经治疗后部分患者能恢复正常，但很多患者留有精神障碍或肢体功能障碍等后遗症。西医对此尚无特效药物，中医据发病情况及临床表现，将该病列入"痿证"范畴进行治疗。

痿证虽与五脏六腑功能失调均有关，但与脾、肾关系最为密切。因肾为先天之本，主藏精，主骨；肾之精气亏虚则五脏之精血无以化生，精枯血虚，经脉筋骨失于濡养，可形成痿证。脾主运化，主四肢肌肉，脾胃共为后天之本，脾胃健运则水谷精微可转输于肺，濡养宗筋及四肢肌肉，使筋骨坚固，肌体壮实，运动自如；脾胃受损则气血生化乏源，水谷精微无以布散而敷布周身，致皮肉筋骨枯萎，可发为痿证。因此在治疗上着重补益脾肾。

本案例患者因脾虚不健，生化乏源，气血亏虚，筋脉失养，又逢湿热侵犯日久，蕴蒸成痰，痰邪滞留而发病。方中运用党参、炒白术、山药等健脾益气，佐以浙贝母、法半夏燥湿清热化痰，桑椹、枸杞子、益智仁补肾益智，砂仁、山楂、草果健胃祛湿，炙甘草调和诸药，共奏脾肾共补、化痰祛湿之效。

## 3. 虚劳（脾肾亏虚）

李某，女，39岁，企业职员。

初诊：2021年10月31日。

主诉：神疲乏力、眩晕多年，加重3个月。

患者诉有中度贫血史，平素身体素质差，神疲乏力。3个月前因劳累致眩晕、乏力加重，经后尤甚，兼有畏寒肢冷，伴腰膝酸软、自汗，脱发，纳寐可，大便秘结，3～4天行1次，质干硬如羊粪，小便可。舌淡苔薄白，脉细弱。血压97/66mmHg，心率75次/分，平素月经规律，有痛经。

辅助检查：①子宫腺肌症合并腺肌瘤；②子宫增大；③宫颈囊肿；④胸膜下结节（直径2mm）；⑤双侧腋下淋巴结肿大（18mm×6mm）。

中医诊断：虚劳（脾肾亏虚）。

西医诊断：贫血。

患者素体虚，久病伤及脾肾，脾胃亏虚，气血生化乏源，血液无以上濡头面清窍，则头晕、神疲乏力，经后加重；津液生化不足，肠失润养，推动无力，则便秘；毛窍失于荣养，则脱发；土不生金，累及于肺，肺气不足，表虚不固，腠理开泄而致自汗；阳虚不能温煦全身，则畏寒肢冷，腰膝酸软；舌淡苔薄白，脉细弱，为亏虚之症。四诊合参，本病当属脾肾亏虚，治宜以益气健脾、温阳补肾为大法。自拟加味八珍汤加减治之。

| | | | |
|---|---|---|---|
| 党参30g | 黄芪30g | 炒白术15g | 川芎10g |
| 茯苓10g | 山药25g | 莲子25g | 当归15g |
| 大枣10g | 枸杞15g | 白芍30g | 赤芍10g |
| 熟地15g | 桑椹15g | 桂枝10g | 枳实15g |
| 炙甘草10g | 黄精15g | 肉苁蓉15g | 炒莱菔子10g |

7剂，水煎服，日1剂。

二诊：2021年10月24日。

眩晕明显改善，大便已通畅，诸症皆较前好转。前方去女贞子、桑椹，加山药30g、炙甘草15g，以增健脾益气之功，继服7剂。

患者随诊2月，以加味八珍汤为基础随症加减，患者诉诸症得到明显改善，生活质量明显提高。

【体会】

脾胃为后天之本，气血生化之源，《类证治裁》曰："凡虚损起于脾胃。"《医醇賸义·虚劳》云："虚劳内伤，不出气血两途，治气血者，莫重于脾肾。"《慎斋医术》谓："补肾不如补脾。"本案例患者气血生化不足，其清气不能上升而致眩晕，《景岳全书·眩运》曰："原病之由，有气虚者，乃清气不能上升，或汗多亡阳而致，当升阳补气；有血虚者，乃因亡血过多，阳无所附而然，当益阴补血，此皆不足之证也。"

余认为治疗久病虚劳，其重在脾肾，治法上应重视甘温扶阳。因脾为后天之本，是气血营卫化生之源，肾为先天之本，是真阴真阳所寄之处，故补益脾肾是虚劳治本的大法。方用八珍汤补气益血，佐以黄芪、黄精、山药、莲子等健脾益肾，枸杞、桑椹滋阴补肾养血，肉苁蓉温阳补肾，桂枝调和营卫。全方先天后天同治，气血同补，调阴阳而和营卫，使脾肾健运，营卫周流，阴阳相贯，则中宫得固、五脏得养而虚劳自愈。

### 4. 头痛（脾肾亏虚）

杨某，男，49岁，工人。

初诊：2021年11月28日。

主诉：反复头痛20年，加重伴畏寒肢冷1年。

患者诉20年前无明显诱因出现头痛，前额为主，反复发作，呈隐痛感，以天气寒冷时尤甚，遇热则缓解。近1年头痛程度较前加重，伴畏寒肢冷明显。近2周痛甚时伴头晕、恶心、呕吐，口干口苦，汗不多，喜温饮，寐可，纳差，大便调，夜尿2～3次/晚。舌淡暗，苔白腻，脉细。既往有颈椎退行性变、胆汁反流性胃炎伴糜烂、胆囊息肉。

中医诊断：头痛（脾肾亏虚）。

西医诊断：神经性头痛。

患者久病则正气亏耗，脾肾日渐不足，脾为气血生化之源，脾虚则气血生化不足，气机不畅，血不能上荣于头部，故见头晕、头痛；脾虚则脾失健运，故见纳差；津液不能上呈则见口干口苦；脾虚则肝木乘之，肝气犯胃则胃失和降，故恶心、呕吐；肾阳亏虚则全身失于温煦，故畏寒肢冷、喜温饮；肾气亏虚，固摄无权，膀胱失约，故夜尿多；舌淡暗，苔白腻，脉细，均为亏虚之征，久病必瘀，故舌暗为夹瘀之象。四诊合参，治宜温补脾肾、理气活血。以自拟肾方合脾二方化裁治之。

| 柴胡15g | 防风15g | 黄连5g | 黄芩10g |
| 川芎10g | 郁金10g | 威灵仙30g | 延胡索20g |
| 香附15g | 白芍20g | 山药30g | 附子20g |

| 干姜10g | 补骨脂30g | 山茱萸15g | 益智仁20g |
| 桑白皮15g | 肉桂10g | 茯苓10g | 炙甘草15g |
| 薏苡仁60g | 煅牡蛎25g | | |

7剂，水煎服，日1剂。

二诊：2021年12月5日。

前额头痛明显改善，口干口苦仍甚，夜尿频多。前方去黄芩，重用白芍至30g以敛阴柔肝，加乌药10g、吴茱萸15g、桑螵蛸10g以增肾阳。继服7剂。

三诊：2021年12月12日。

服药7剂后，头痛已愈，口干口苦明显减轻，现觉头部昏沉、眼花，夜尿仍多。守方减黄连、干姜，加决明子15g、菊花10g清肝明目，莲子20g、茯苓20g健脾化湿，桂枝10g温通经脉。继服14剂。患者坚持随诊3个月，诸症均改善，未见明显复发。

【体会】

神经性头痛主要为血管性，亦被称作偏头痛，因头部血管神经调节障碍所导致，易反复发作，体位变化、情绪变化、咳嗽、寒热刺激及用力等均会加重疼痛感，临床主要特征为两侧或一侧阵发性剧烈头痛，伴随恶心呕吐、视物模糊等，临床特点为反复发作、病程长，治疗难度较大。

中医学范畴的头痛是指由于外感与内伤，致使脉络拘急或失养，清窍不利所引起的以头部疼痛为主要临床特征的疾病。内伤头痛一般起病缓慢，痛势较缓，多表现为隐痛、空痛、昏痛，痛势悠悠，遇劳则剧，时作时止。内伤头痛多因脏腑功能受损，复感外邪而诱发，多虚中挟实，本虚标实，下虚上实，下虚多在肝、脾、肾，上实常为风、痰、瘀，正如《普济方》所说："气血俱虚，风邪伤于阳经，入于脑中，则令人头痛。"《素问·五脏生成》曰："头痛颠疾，下虚上实，过在足少阴、巨阳，甚则入肾。"病位虽在头，但与肝、脾、肾密切相关。风、火、痰、瘀、虚为致病之主要因素。邪阻脉络，清窍不利，或精血不足，脑失所养，为头痛之基本病机。

头痛虽病因多端，证候多变，但为本虚标实之证。实为风、火、痰（湿）、瘀，尤以痰者为甚；虚多见五脏阴阳气血不足。因此临证时首当明其因，次审其久暂，再辨其表里。针对发病急者多偏实的特点，多采用熄风、潜阳、清火、化痰等以治其标；发病缓者多偏虚，多采用滋肾、养肝、益气、补血等以治其本。又"百病多因痰作祟"，故常予化痰、燥痰、豁痰等法除痰之源。同时诊疗时还应详参病因病机，辨治时或损其有余，或补其不足，灵活辨证，做到标本兼顾，治病求本。

方中附子、肉桂、干姜补火助阳，煅牡蛎滋阴潜阳，补骨脂、山茱萸、益智仁补益肝肾，山药、薏苡仁、茯苓、桑白皮、砂仁健脾祛湿化痰，川芎、郁金、香附、白芍活血止痛，黄连、黄芩清热燥湿，柴胡为引经药，炙甘草调和诸药。

### 5. 眩晕（脾虚肝旺）

杨某，女，62岁，退休人员。

初诊：2021年7月31日。

主诉：反复头晕3年。

患者于3年前因误服麻黄15g后出现头晕，伴大汗淋漓，曾就诊于当地医院，行相关血液生化检验及头颅MRI检查均未见异常，给予西药（具体不详）治疗后效果不佳。随后反复头晕不适，为发作性昏沉感，晨起尤甚，持续时间不定，伴易汗出，腰酸，易发脾气，双眼分泌物增多，平素怕冷，口苦，喜温饮，多梦，纳眠差，大便质烂，夜尿多，每晚约3次。舌边尖红，苔白腻，脉弦细数。

中医诊断：眩晕（脾虚肝旺）。

西医诊断：慢性主观性头晕。

患者食少纳呆，双眼分泌物增多，怕冷，喜温饮，大便溏，苔白腻，为脾虚湿困之见症；患者头晕，易发脾气，口苦，失眠多梦，舌边尖红，为肝郁化火、阳亢于上所致；其腰酸，夜尿多，为肾精不足之见症。四诊合参，本病当属脾虚肝旺，治宜健脾疏肝、平抑肝阳，方药如下：

| | | | |
|---|---|---|---|
| 酒川芎5g | 浮小麦50g | 北柴胡10g | 桂枝10g |
| 牡蛎20g | 白芍10g | 茯苓10g | 当归5g |
| 黄芩5g | 炒白术10g | 甘草5g | 炒枳壳10g |
| 法半夏10g | 郁金10g | 山药20g | 海螵蛸10g |
| 盐牛膝10g | 盐杜仲10g | 盐菟丝子10g | |

7剂，水煎服，日1剂。

二诊：2021年8月7日。

服药7剂后，患者头晕明显好转，睡眠有所改善，仍有纳差、大便烂，舌淡红，苔白微腻，脉弦细。守原方，茯苓调至20g，加泽泻15g、陈皮10g。

上方加减调治1个月后，患者头晕未见发作，诸症消退。

**【体会】**

眩晕的记载最早见于《内经》，称之为"眩冒"。《素问·至真要大论》云："诸风掉眩，皆属于肝。"指出眩晕与肝关系密切。《灵枢·卫气》曰："上气不足，脑为之不满，耳为之苦鸣，头为之苦倾，目为之眩。"明代张介宾则认为"无虚不能作眩"。元代朱丹溪在《丹溪心法·头眩》中则强调"无痰则不作眩"，提出了痰饮致眩学说。由此可见，有因气血不足，脑髓失养所致，有因水不涵木，肝阳偏亢，风阳上扰清窍所致，有因痰浊、瘀血闭阻脑络而头晕。另外，《素问·六元正纪大论》云："木郁之发……甚则耳鸣眩转"，指出了"眩转"为肝郁之甚。长期肝气郁结，情志不畅，肝失条达，风阳易动，上扰头目，亦可发为眩晕。正如《类证治裁·眩晕》所言："良由肝胆乃风木之脏，相火内寄，其性主动主升；或由身心过动，或由情志郁勃，或由地气上腾……以致目昏耳鸣，震眩不定。"

本案例患者由于脾气亏虚，运化失司，水湿内停，聚湿生痰，痰浊中阻，中焦气机升降失常，则大便质烂，纳差，畏风怕冷，双眼分泌物增多；情志不畅，肝失疏泄，气郁化火，阳亢于上，则眩晕、失眠、口苦；舌边尖红，苔白腻，脉弦细数，均为脾虚湿困、肝阳上亢之象。临床上应紧扣脾虚肝旺这一关键病机，以健脾疏肝、平抑肝阳为治法，采用逍遥散为基础方进行加减配伍。方中柴胡疏肝理气，当归补肝血，与白芍相配以养肝体，为疏肝解郁的常用配伍组合，三者配伍既遂肝之性，又养肝之本；茯苓、白术以健脾，使营血生化有源；甘草益气健脾，配白芍以养血柔肝；杜仲、牛膝、菟丝子、海螵蛸等补肾填精，以取其滋水涵木之效。全方具有补泻兼施、标本兼顾之特点，使得脾虚渐复，痰湿运化，肝气条达，则眩晕自除，诸证自消。

余认为，本案例实属从肝脾论治眩晕，针对肝脾失调采用了健脾疏肝法，既是本着"治病必求于本"的原则，又有标本兼治之意。辨证论治时应紧抓病因根本，从调理肝脾入手，可获良效。

### 6. 头痛（痰浊头痛）

乔某，女，44 岁，营销管理人员。

初诊：2021 年 1 月 9 日。

主诉：反复头痛 8 年。

患者丁 8 年前因应酬外出餐饮及劳累过度后开始出现头痛不适，为全头部胀痛，偶有头部沉重感，持续时间不定，数十分钟至数小时不等，吹风受凉或睡眠不佳后更易诱发，经休息后可稍减轻，平均每月发作 3 ～ 4 次。曾就诊西医，服用西乐葆、西比灵等药物，可以控制症状，但停药后症状反复。伴胃脘部胀闷感，喜温饮，眠一般，大便质烂，小便调。舌红苔白腻，脉弦。

中医诊断：头痛（痰浊头痛）。

西医诊断：血管神经性头痛。

患者平素饮食不节及劳累过度为其病因。其嗜食肥甘厚味，复因劳伤脾胃，致使脾失健运，聚湿生痰，清窍为痰湿所蒙，故发为本病。其头胀痛、沉重感，胃脘部胀闷感，大便烂，为痰湿内停见症，舌苔白腻为痰湿之佐证。四诊合参，本病当属痰浊头痛，治宜燥湿化痰、理气止痛，方药如下：

| | | | |
|---|---|---|---|
| 法半夏 10g | 陈皮 5g | 茯神 15g | 甘草片 15g |
| 当归 10g | 郁金 15g | 炒枳壳 15g | 太子参 25g |
| 姜厚朴 15g | 薏苡仁 60g | 炒白术 15g | 山药 30g |
| 合欢皮 15g | 桂枝 25g | 北柴胡 15g | 炒酸枣仁 20g |

水煎服，日 1 剂，共 7 剂。

二诊：2021 年 1 月 16 日。

服药后头痛程度减轻，但受凉后仍易诱发头痛，自行以热毛巾外敷前额部可稍减轻，觉睡眠浅，舌淡红苔白腻，脉弦滑。守前方加钩藤、首乌藤及延胡索各 15g，再投 7 剂。

三诊：2021 年 1 月 23 日。

服药后诸症明显改善，头痛发作次数减少，睡眠亦改善。方证同前，守前方继续服用 7 剂。

2021 年 1 月 30 日复诊，诉胃胀消失，大便正常。后继续随证调整善后巩固疗效 3 个月，头痛未见复发。

【体会】

头痛在病因上可分为外感与内伤两大类，其中内伤头痛病机复杂，病情反复多变，迁延难愈，常给患者的生活和工作带来较大影响。巢元方在《诸病源候论》中提到宿食、痰、中毒等均可作为头痛的致病因素，《诸病源候论·膈痰风厥头痛候》云："膈痰者，谓痰水在于胸膈之上，又犯大寒，使阳气不行，令痰水结聚不散，而阴气逆上，上与风痰相结，上冲于头，即令头痛。或数岁不已，久连脑痛，故云膈痰风厥头痛。"又有《备急千金要方》云："卒头痛如破，非中冷，又非中风，其病是胸膈中痰，厥气上冲所致，名曰厥头痛。"《丹溪心法》中有"头痛多主于痰"之说，即是指痰易停留于头部经脉，阻滞气血运行而导致头痛。

痰浊是头痛的主要致病因素之一，痰邪属阴，重浊而黏滞，易留滞于机体，阻遏气机运行，壅阻体窍。现代人嗜食肥甘厚味，多烟多酒，易致脾失健运，聚湿生痰，随气上行于头，阻滞经脉而作痛，临床多表现为头昏蒙沉重、眩晕欲吐、气短懒言、苔腻、脉弦或滑等症状和体征。

西医学针对血管神经性头痛的治疗效果仍不尽如人意，长期应用非甾体类镇痛药易产生胃肠道及肝肾损害等不良反应，还可导致药物依赖型头痛。本案例患者因饮食不节，嗜食肥甘厚腻之味，损伤脾胃，脾失健运，水液内停，聚湿成痰，痰浊内阻，壅遏气机，清阳不升，浊阴不降反升，蒙蔽清窍，头窍失养，故发为本病。《诸病源候论》言："风痰相结，上冲于头，可致头痛。"痰随气之升降流行，无处不到，而脑为人体真气所聚之处，痰邪极易凝滞于经络和脑窍，导致痰蒙脑窍或阻滞经络。

余治疗本病采用了二陈汤加减。二陈汤出自《太平惠民和剂局方》，由半夏、陈皮、茯苓、甘草、生姜、乌梅组成，方中半夏燥湿化痰为君，陈皮主于行气，两药合参，相得益彰；茯苓渗湿健脾，补而不滞，利而不猛，其健脾能杜生痰之源，渗湿以助化痰之力；生姜助半夏、陈皮降逆化痰，又制半夏毒性；乌梅酸收，防诸药耗散太过，使祛邪而不伤正；再加甘草补脾和中，调和诸药。余应用本方时去除了乌梅，因其味酸，酸性收敛，不利于豁痰开窍，故去之；易茯苓为茯神，取其入心脾两经，具宁心安神之功效；同时重用薏苡仁，取其味甘、淡，既能健脾，又能祛痰湿，为治疗痰湿型头痛的首选药物。

## 7. 眩晕（肝阳上亢，肾阴亏损）

黄某，女，45 岁，会计。

初诊：2021 年 1 月 24 日。

主诉：反复头晕 1 年。

患者于 1 年前开始出现反复头晕，甚或视物模糊，无天旋地转、呕吐等，外院诊断为"原发性高血压"，不规律服药。刻下症：头晕，伴性情急躁、目涩咽干，偶有汗出、双胁胀痛、腰酸，易困倦，平素胃纳欠佳，睡眠一般，入睡困难，二便调。舌红，苔薄白，脉弦。BP：153 ～ 165/93 ～ 106mmHg。

辅助检查：胸部 DR 正位片显示主动脉硬化；常规心电图检查显示左室高电压。

中医诊断：眩晕（肝阳上亢，肾阴亏损）。

西医诊断：原发性高血压。

患者反复头晕 1 年，伴性情急躁、目涩咽干，甚或视物模糊，为肝阳上亢证。肝为将军之官，肝为刚脏，体阴而用阳，肝阳上亢于清窍，则见眩晕；阳不入阴则眠差，入睡困难；又肝开窍于目，肝亢则目涩、视物模糊；肝失条达则性情急躁、两胁胀痛；肝为木，肾水滋涵之，肝阳上亢，实则水不涵木，肾阴不足而为之，故见肾阴亏虚诸证，如腰酸、咽干等。治以平肝潜阳、滋水涵木，遣方如下：

| | | | |
|---|---|---|---|
| 山药 20g | 栀子 15g | 百合 15g | 北柴胡 15g |
| 麸炒白术 10g | 陈皮 5g | 钩藤 10g | 黄芩 10g |
| 法半夏 10g | 麸炒枳壳 10g | 煅牡蛎 40g | 醋延胡索 20g |
| 茯苓 15g | 山茱萸 15g | 盐桑椹 15g | 砂仁 15g |
| 天麻 20g | 炒酸枣仁 15g | 玄参 15g | 黄芪 60g |

7 剂，水煎服，日 1 剂。嘱其饮食宜清淡，勿过食辛辣、肥甘厚味之品。

二诊：2021 年 1 月 31 日。

头晕、视物模糊、目涩咽干大有改善，仍稍胁痛；血压较前平稳。酌加川楝、青皮以行气疏肝止痛，余同前方。

三诊：2021 年 3 月 7 日。

诸症明显缓解，近期监测血压 127 ～ 134mmHg/73 ～ 88mmHg。药量酌减，继续服用月余巩固疗效。

【体会】

《素问·至真要大论》曰："诸风掉眩，皆属于肝。"提出眩晕与肝关系密切，可从肝论治。本案例用天麻、钩藤、煅牡蛎平肝潜阳，共为君药；黄芩、法半夏、栀子清泄肝火，北柴胡、麸炒枳壳合用则行气疏肝解郁，醋延胡索止胁痛，山茱萸、盐桑椹滋补肝肾，百合清心安神，炒酸枣仁、茯苓宁心安神，共用助眠，玄参滋阴；另外，方中以山药、麸炒白术、陈皮、砂仁配伍大剂量黄芪以健脾利水降压。诸药合用，奏平肝潜阳、滋水涵木之效。

本案为典型肝阳上亢型高血压的诊治，从肝肾论治，同时以大剂量黄芪等补气之品健脾利水，血压乃降，此为余治高血压病之临床思路之一，乃宗中医辨证论治的整体观。

## 8. 头痛（血虚肝阳上亢）

陈某，男，43 岁，个体户。

初诊：2021 年 11 月 1 日。

主诉：反复头痛 1 年，加剧伴头晕 2 个月。

患者近 1 年头痛时作，近 2 个月加剧，伴见头晕，甚则眼前黑蒙，跌仆倒地，伴胸闷、心悸。行颅脑磁共振示：后循环缺血。刻下症：头痛时作，伴见头晕、心悸胸闷，心悸甚则头晕易仆地，两胁作痛，腰背酸软，耳鸣。平时工作时间较长，精神压力大，易疲劳。纳可，口干，眠差，二便调。舌淡红，苔厚腻，脉细缓。血压 126/78mmHg。

中医诊断：头痛（血虚肝阳上亢）。

西医诊断：后循环缺血。

本案患者因工作压力大、情志不畅等原因致肝木不能条达，肝体失于柔和，以致肝郁血虚，肝阳上亢。足厥阴肝经"布胁肋，循喉咙之后，上入颃颡，连目系，上出额，与督脉会于巅。"肝郁血少则两胁作痛，头痛目眩；肝血不足，心失所养则头晕、心悸、胸闷；肝藏血，肝血虚则肝阳偏亢，阳亢化风，风阳上扰，则见心悸、头晕易倒地；舌脉皆为本证之象。治以健脾养血、和肝潜阳，遣方如下：

| 北柴胡 10g | 当归 10g | 郁金 10g | 麸炒枳壳 10g |
|---|---|---|---|
| 醋香附 10g | 醋延胡索 15g | 白芍 30g | 牛膝 15g |
| 炙甘草 10g | 白术 15g | 山药 30g | 枸杞 10g |
| 山茱萸 10g | 熟地黄 15g | 浮小麦 50g | 大枣 5g |
| 生龙骨 25g | 珍珠母 25g | | |

共 7 剂，水煎服，日 1 剂。

二诊：2021 年 11 月 18 日。

药后头痛减轻，无发作头晕，仍觉心悸，纳食不香。原方炙甘草加至 15g，酌加木香等醒脾之品，续服 7 剂。

服药 2 周，头痛、头晕、胁痛、心悸均好转。守方 7 付，患者未再来诊，3 个月后电话随访，告知未再发作，已愈。

**【体会】**

本案例为肝脾血虚、肝阳上亢证头痛，兼见眩晕、心悸等症。肝性喜条达，恶抑郁，为藏血之脏，体阴而用阳。《素问·五脏生成》曰："头痛颠疾，下虚上实"，《素问·方盛衰论》曰："气上不下，头痛颠疾"，《灵枢·口问》曰："上气不足，脑为之不满，耳为之苦鸣，头为之苦倾，目为之眩"。本案患者忧郁恼怒太过，肝失条达，肝气郁结，气郁化火，肝阴耗伤，风阳易动，上扰清窍，发为头痛。治以健脾养血，和肝潜阳。方中龙骨、珍珠母平肝潜阳；肝体阴用阳，故加白芍以活血柔肝；郁金、枳壳、香附、延胡索行气疏肝止痛；山药、白术健运脾胃；山茱萸、枸杞、熟地黄、当归补血益精，精血充盈则肝阳下潜；浮小麦配伍甘草、大枣，三药合用，甘润平补，养心调肝，使心气充，阴液足，肝气和；柴胡引药至肝经；牛膝引药下行，并补肝肾。诸药合用，共奏健脾养血、和肝潜阳之效。

头为"诸阳之会""清阳之府"，五脏精华之血、六腑清阳之气皆上注于头。现代生活节奏加快，学习、工作压力与日俱增，易成气郁之体，导致脏腑气血阴阳失调。《医经溯洄集》云："凡病之起，多由于郁。郁者，滞而不通之义。"肝失条达，疏泄失职，肝阳上亢，扰乱清阳，则发头痛；肝气犯脾，脾失健运，痰湿内生，痰浊上蒙清窍，可发为头痛；病程日久，痰瘀阻遏，气血痹阻清窍，亦可发为头痛。医者须审病求因，方能辨证求本，把握疾病之要领。

# 七、肢体经络病证

## 1. 中风中经络（气虚血瘀）

吴某，男，54 岁，工人。

初诊：2021 年 3 月 9 日。

主诉：左侧肢体乏力麻木 2 月。

患者 2021 年 1 月 8 日晨起突感左半身麻木乏力，活动受限。在当地医院就诊，诊断为"右脑桥急性脑梗塞"。既往有高血压、2 型糖尿病病史，一直未监测及规律服药。行抗血小板、调脂、降压、控制血糖等治疗后有所缓解，但仍遗留左侧肢体麻木，精神疲倦，四肢沉重乏力，伴头晕、气短、健忘、纳差，大便无力，3～4 天一行。查体：BP 160/110mmHg，空腹血糖 10.5mmol/L。舌红苔黄腻，脉弦。

中医诊断：中风中经络（气虚血瘀）。

西医诊断：脑梗死恢复期。

患者主诉左半身乏力麻木，但神志仍清，知其中在经络。从其兼症见头晕、健忘、气短、便秘、舌红苔黄腻，且有高血压、糖尿病病史，知其风阳内动，挟痰热上扰清窍、走窜经络为患，故以益气活血通络，兼以平肝熄风通腑为法，方用补阳还五汤加减：

| | | | |
|---|---|---|---|
| 黄芪 60g | 三七 10g | 川芎 10g | 丹参 15g |
| 延胡索 15g | 桃仁 10g | 红花 10g | 地龙 10g |
| 生山楂 15g | 天麻 20g | 牡蛎 30g | 川牛膝 10g |
| 女贞子 20g | 益智仁 25g | | |

7 剂，水煎服，日 1 剂。

二诊：2021 年 3 月 16 日。

服药 7 剂后患者诉左侧肢体麻木明显减轻，头晕、纳差好转，精神状况较前好转，但大便仍费力。上方加大黄 10g（后下），桂枝 10g，鸡血藤 25g，细辛 10g，再服 7 剂。

三诊：2021 年 3 月 23 日。

患者诉药后肢体麻木消失大半，大便畅通，胃口及精神明显好转，无其他不适。为巩固疗效，嘱其继服 14 剂。随访 3 个月未复发。

【体会】

气虚血瘀是急性缺血性中风的主要病机，益气活血化瘀理当成为其治疗原则。在治疗缺血性中风时，必须气血同治。不活血无以化其瘀，不活血无以通其经，活血化瘀具有调节血液循环、促进脑代谢和抗凝作用，能通经活络，散结除瘕，祛瘀生新。但是，活血必先行气，行气必先补气。"气为血帅"，益气使气行以消脉中之瘀，气旺以资新血生化之源，为治本之要；活血则瘀除脑通，新血得生，为治标之法。益气与活血同用，有化瘀不伤正之妙，故为治疗缺血性中风的根本大法。

补阳还五汤出自清代名医王清任的《医林改错》，"此方治半身不遂，口眼㖞斜，语言謇涩，口角流涎，大便干燥，小便频数，遗尿不禁"。全方以益气为主，活血为辅，方中重用生黄芪大补元气，使气行以促血行。现代研究表明，补阳还五汤能有效干预血管内皮功能损伤，保护血管内皮细胞，加强对内皮细胞功能障碍的逆转性治疗，具有扩张血管、抗动脉粥样硬化、改善微循环、提高组织耐氧力、改变血液流变性、抗血小板聚集、降低纤维蛋白原、抗血栓形成等作用。由此可见，益气活血法治疗缺血性中风疗效良好。

本案例以补阳还五汤为主化裁，取其补气活血以通络，此种活血通络法化瘀而不伤正气；再加丹参、生山楂、三七等祛心脑瘀血；女贞子、川牛膝补肝肾之虚；天麻、牡蛎等平肝熄风化痰。二诊兼以大黄破瘀消积通便，桂枝、细辛、鸡血藤温经通络，寒温并用，气血同治，服药 20 多剂后病情得以痊愈。

## 2. 痹证（肝肾不足，风痰阻络）

莫某，女，81 岁。

初诊：2021 年 8 月 17 日。

主诉：颈痛伴双手麻木1月余。

患者1个月前无明显诱因出现颈部胀痛，颈部僵硬不舒、活动受限，疲倦乏力，伴头部坠胀眩晕，双手麻木，口干，咽部异物感，时觉胸闷、呼吸不畅，常有腹胀，纳差，睡眠质量差，常需服用阿普唑仑助眠，大便不畅，易便秘，小便正常。舌淡红苔黄腻，脉弦细。既往有高血压、2型糖尿病病史，血压、血糖控制可。辅助检查：颈椎CT显示C2/3、C3/4、C4/5、C5/6椎间盘突出；颅脑CT显示脑干及双基底节腔隙性脑梗塞；心电图显示窦性心动过缓。

中医诊断：痹证（肝肾不足，风痰阻络证）。

西医诊断：颈椎病。

因患者年事已高，天癸已竭，肾精不足，骨髓失养，故出现颈痛、颈部活动受限等颈椎退变症状。脾失健运，无法运输水谷精微，故乏力、纳差。肝失濡养，故手麻。肝肾不足，阴不潜阳，内风夹痰邪上扰清窍，故出现眩晕。故治当以补肝肾、祛风痰、益气活血为主要法则，处方如下：

| | | | |
|---|---|---|---|
| 丹参 15g | 枸杞 15g | 蔓荆子 10g | 酸枣仁 15g |
| 茯苓 20g | 炙甘草 10g | 川芎 10g | 白芍 20g |
| 白芷 10g | 延胡索 15g | 川牛膝 10g | 桔梗 5g |
| 威灵仙 15g | 黄芪 60g | 天麻 15g | 砂仁 15g |
| 覆盆子 10g | 钩藤 10g | | |

7剂，水煎服，日1剂。

二诊：2021年8月24日。

服药7剂后患者诉颈痛及手麻明显减轻，精神好转，但睡眠仍较差，口干口苦明显。前方减白芷、川芎，加合欢皮10g、柴胡10g、灵芝10g、酒黄精10g、山药15g，再服7剂。

三诊：2021年9月7日。

患者诉"服药后我的所有症状减轻了一大半"，自行停药后颈部不适有反复，但疼痛程度较前降低，大便干，小便正常，无其他不适。为巩固疗效，嘱其继服14剂，并嘱避免颈部剧烈活动，随访3个月未复发。

【体会】

颈椎病是现代常见病、多发病，目前治疗多采取保守疗法。中医虽无"颈椎病"之名，但对其相关症状、体征的描述很多，见于痹证、痿证、项强、眩晕等范畴。中医学认为颈椎病的发生与体质因素、生活环境及饮食起居有关。余认为本病的本质是肾精不足，继发肝脾失养，痰浊凝滞。故本病病位主要在肾，与肝、脾两脏关系最为密切，辨证的关键在于辨清标本虚实，治疗上标本兼顾。

肝主疏泄，疏泄失司则气滞血瘀，一方面，瘀血郁而化热，肝阴不足，阴不制阳，故而肝阳上亢；另一方面，瘀血阻络，气血往来不利，故而头目欠清，易致眩晕，故疏肝理气是治疗中不可忽略的部分。

此外，健脾化湿亦为本病治疗的关键。因为无论外感、内伤等，皆可导致痰浊内生，蒙蔽清窍。另外，肝郁乘脾，脾虚湿困，亦可致脾脏津液化生受阻，化生痰饮，随气流行，既可阻碍气机，亦可反过来进一步影响脾、肾等脏腑的机能活动，从而加重水液代谢失常。

结合本病病因病机，治疗大法以补肾填精贯穿始终。通过补肾填精之法，滋补肝脾，从而使得脏腑阴阳平衡，各司其职，以固其根本，达到标本兼顾的目的。本案例选用天麻、钩藤、蔓荆子、白芷、威灵仙息风化痰；川牛膝、覆盆子、枸杞以补益肝肾；丹参、延胡索、川芎疏肝理气，活血化瘀；佐以白芍、甘草缓急止痛，酸枣仁养心安神；又因脾为生痰之源，故以黄芪、砂仁、茯苓益气健脾、燥湿化痰，脾胃得健，痰湿得祛，脑窍自然轻灵。二诊患者仍有睡眠障碍、口干口苦明显，予柴胡、合欢皮、灵芝、山药加强养肝安神、健脾补肾的功效。

另外，对于颈椎病患者，尤其注意叮嘱其避免颈部剧烈活动，以免引起大脑短暂性供血不足而诱发晕厥，并指导其适当进行功能锻炼，加强肌肉力量，增加颈椎稳定性，使筋骨强健，邪不可犯。

### 3. 腰痛（肝肾不足，痰瘀阻络）

周某，男，59 岁，建筑工人。

初诊：2021 年 12 月 29 日。

主诉：右腰腿部疼痛 8 年余。

患者平素有右腰腿部痹痛，弯腰时加重，每遇阴雨潮湿天气时症状明显，伴头晕、耳鸣，眼睛干涩，迎风流泪，睡眠差，难以入睡，夜间易醒，醒后常有双上肢麻木，胃纳一般，小便调，平素容易腹泻，舌暗红，苔黄腻，脉滑。曾自行服用木瓜丸及于外院治疗，均疗效不佳。有磺胺类、去痛药物过敏史。2012 年 3 月 10 日外院腰椎 CT 平扫显示腰部 L4/5 椎间盘突出。

中医诊断：腰痛（肝肾不足，痰瘀阻络）。

西医诊断：腰椎间盘突出症。

患者长期从事重体力劳动，劳伤肾气，经络既虚，或因卧湿当风而风湿乘虚搏于肾经，与血气相击，久而不散，致脉络凝阻，经络瘀滞不通，血脉凝涩，故见腰痛，遇寒湿加重。结合舌脉，辨证为痰瘀阻络证，治以补益肝肾、健脾祛湿、通络止痛，方予余自拟方"腰方"加减：

| | | | |
|---|---|---|---|
| 杜仲 15g | 盐狗脊 10g | 续断 10g | 盐菟丝子 10g |
| 桑寄生 15g | 鸡内金 10g | 威灵仙 20g | 山药 30g |
| 砂仁 15g | 茯苓 20g | 薏苡仁 20g | 肉桂 3g |
| 三七 10g | 延胡索 15g | | |

7 剂，水煎服，日 1 剂。

二诊：2022 年 1 月 5 日。

右腰腿部痹痛症状明显减轻，头晕、耳鸣、上肢麻木好转，迎风流泪、便溏情况改善，睡眠仍欠佳，胃纳一般，二便调。在原方基础上加酸枣仁、煅牡蛎、桂枝，三七、延胡索适当加量，7 剂，水煎服，日 1 剂。

【体会】

腰椎间盘突出症是骨科常见的疾病，绝大多数患者采用保守治疗即可获得较好的临床效果。目前临床主要的口服类西药包括激素类、脱水剂、消炎镇痛类药物等三类。口服药物治疗虽然能在短时间内缓解疼痛，但治标不治本，对于椎间盘退变严重、髓核突出较多或者椎间盘脱出的患者治疗效果短暂，较容易复发，且不良反应大。

中医认为"肾主骨，而三阴三阳十二经八脉有贯于腰脊者，劳损于肾，动伤经络，又为风冷所侵，血气击搏，故腰痛也。"（《诸病源候论》），又《丹溪心法》云："腰痛主湿热，肾虚、瘀血、挫闪，有痰积。"也说明劳损伤肾，风寒之邪外袭，筋骨气血阻滞，乃腰痛病机。肾主骨，肝主筋，脾主肌肉，肝、肾、脾功能异常均可导致腰腿疼痛，正如王肯堂在《证治准绳·腰痛》所说："虽然宗筋聚于阴器，肝者肾之同系也。五脏皆取气于谷，脾者肾之仓廪也。郁怒伤肝则诸筋纵弛，忧思伤脾则胃气不行，二者又能为腰痛之冠，故并及之。"故肝脾可与肾同时发病，引发腰痛。

清代李用粹曰："治惟补肾为先，而后随邪之所见者以施治。"余结合前人经验，认为肾虚是腰痛的根本原因，肾虚不荣腰府，不荣则痛；而风寒、暑湿、燥热之邪外袭，是在肾虚的基础之上导致经络受邪，进而肌肤腠理正气不足，感受邪气，壅塞经脉，气血运行不畅，不通则痛。且腰痛与肝、脾密切相关，故治宜先补肝肾，肝肾足则人体有能量对抗外邪，外邪不易侵袭，则病去一半，同时在补肝肾基础上兼祛风、寒、湿邪等。

本案以杜仲、续断、菟丝子补肝肾、强筋骨，狗脊、桑寄生补肝肾、祛风湿，肉桂温补肾阳，威灵仙祛风湿、通络止痛，鸡内金、山药、砂仁健脾祛湿，茯苓、薏苡仁利水渗湿，三七、延胡索通络止痛。全方以补肝肾为本，使肝血充盛，筋脉得以濡养，肾气足则精生髓，髓充而骨强，筋骨强盛则不易生病变。同时通过补益后天之本，养肝肾不足引起的正气亏损，在治本的基础上兼予祛邪、通络止痛。全方标本兼治，故能达到较好的治疗效果。

## 4. 大偻（瘀血阻络）

午某，女，37 岁，公务员。

初诊：2021 年 7 月 12 日。

主诉：反复双髋关节及腰背疼痛 5 年余，加重 1 周。

患者于 5 年前开始出现反复双髋关节及腰背疼痛，于我院确诊为"强直性脊柱炎"，曾服用"甲氨蝶呤"治疗，病情控制尚可，近 1 周因劳累过度、淋雨后疼痛加重，遂来求诊。刻下症：腰背僵直，行走受限，转侧不利，纳食可，疼痛影响睡眠，二便调，月经调。孕 2 产 1，顺产，现无生育要求。舌暗红，舌体有瘀斑，舌底脉络迂曲，苔薄白，脉弦涩。颈椎压痛、活动度尚可，腰椎前屈、侧弯活动受限；腰骶部轻度压痛；余关节未见肿胀压痛；指地距离 40cm，枕墙距离 2cm，胸廓活动度 2cm；双膝骨摩擦音（-），双 4 字试验（+）。

辅助检查：2018 年 11 月在我院住院期间查骶髂关节 CT 显示双侧骶髂关节符合强直性脊柱炎改变、双髋关节改变；曾查 HLA-B27（+）。

中医诊断：大偻（瘀血阻络）。

西医诊断：强直性脊柱炎。

患者病程日久，筋失濡润，气血阻滞，久而成瘀，痹阻经脉，故出现痹痛，见腰背及髋关节痉挛疼痛。本病属"大偻""筋痹"范畴，为筋脉拘挛、瘀血阻络证，治以舒筋解痉、活血通络，遣方如下：

| | | | |
|---|---|---|---|
| 酒川芎 10g | 当归尾 10g | 白芍 15g | 熟地黄 15g |
| 醋香附 15g | 桃仁 10g | 醋莪术 15g | 干益母草 15g |
| 醋三棱 10g | 桂枝 15g | 威灵仙 15g | 炙甘草 15g |
| 醋延胡索 20g | 山药 30g | 蜜麻黄 5g | 党参 20g |
| 盐杜仲 15g | 川牛膝 10g | 干姜 5g | 茯苓 5g |
| 麸炒白术 15g | 姜厚朴 10g | 砂仁 15g | 净山楂 15g |

共 7 剂，水煎服，日 1 剂。

二诊：2021 年 7 月 19 日。

考虑该病属风湿免疫疾病，故加薄树芝调节免疫功能；另予枸杞子 15g、山茱萸 15g、五指毛桃 20g、太子参 20g 匡扶正气。

三诊：2021 年 8 月 7 日。

疼痛缓解，方以滋补肝肾、填精益髓为主，以中药 7 剂配服膏方治疗。随访症状未再加重，可正常活动。

【体会】

《素问·长刺节论》曰："病在筋，筋挛节痛，不可以行，名曰筋痹。"故本病属筋痹范畴，筋脉拘挛为病机关键，治以舒筋解痉、活血通络。方中川芎、归尾、白芍、熟地黄四物补血活血舒筋；莪术、三棱破血逐瘀，剜陈出新；桃仁、益母草增强活血之力；杜仲、牛膝补肝肾、强筋骨；香附、厚朴行气，防药滞；砂仁、山楂消食和胃；山药、白术、党参、茯苓健脾益气，防攻伐太过；威灵仙祛风湿、通经络、止痹痛；醋延胡索活血行气止痛；病久寒积，故予蜜麻黄温散寒邪，干姜温中散寒、回阳通脉，桂枝温经通脉；炙甘草调和诸药。诸药合用，共奏舒筋解痉、活血通络之效。

本例患者病程日久，病久则损耗自身正气及脏腑功能，故治疗当攻补兼备，以调节自身免疫功能为主。

### 5. 痹证（湿热瘀滞）

张某，男，65 岁，退休。

初诊：2020 年 12 月 21 日。

主诉：双侧足趾关节红肿热痛 5 年，加重 2 天。

患者 5 年前因饮食不节出现关节疼痛，局部皮温升高、红肿，当时未予重视，后症状反复发作，间断使用秋水仙碱、非布司他片等治疗，病情控制一般。2 天前因食用海鲜出现双侧足趾关节疼痛，故就诊，刻下诊：双侧足趾关节疼痛，红肿热痛，活动受限，气温降低时尤甚，伴腰酸痛，口干口苦，眠一般，纳食尚佳，大便偏烂，夜尿 2 次 / 夜，舌质暗红，舌苔黄腻，脉象弦细。

辅助检查：外周血白细胞计数 $8.2 \times 10^9$/L，中性粒细胞百分比 75.8%，血尿酸 581μmol/L，血肌酐 139.5μmol/L，血沉 64mm/h，尿蛋白 ++。

中医诊断：痹证（湿热瘀滞）。

西医诊断：痛风性关节炎。

四诊合参，属中医痹证范畴，证属"湿热瘀滞"。患者嗜食膏粱厚味，以致湿热内蕴，侵袭经络，气血津液运行受阻，遂使湿热煎熬成痰瘀凝滞络道，导致关节红肿灼痛。治疗以清热利湿、通络止痛为法，予四妙散加减，遣方如下：

| | | | |
|---|---|---|---|
| 薏苡仁 30g | 苍术 10g | 黄柏 10g | 川牛膝 10g |
| 土茯苓 15g | 威灵仙 10g | 草薢 15g | 醋延胡索 10g |
| 海桐皮 20g | 忍冬藤 20g | 蜈蚣 1 条 | 陈皮 10g |
| 甘草片 5g | | | |

共 7 剂，水煎服，日 1 剂。

二诊：2020 年 12 月 28 日。

诸症好转，足趾稍有疼痛，腰部酸痛减轻，但见口干口苦，纳眠尚可，大便通调，夜尿 2 次 / 夜，舌质暗红，舌苔薄腻，脉细略滑。此时患者处于缓解期，病机以本虚标实为主，治以祛湿化浊、益肾通络，原方去蜈蚣、土茯苓，加盐续断 15g，14 剂，每日 1 剂，服法同前。

三诊：2021 年 2 月 20 日。

患者已无明显症状，无红肿热痛，复查血尿酸 337μmol/L，尿蛋白 +，血常规正常。继予巩固治疗，缓则治其本，予健脾益肾，处方：

| | | | |
|---|---|---|---|
| 炒薏苡仁 30g | 苍术 10g | 黄柏 10g | 川牛膝 10g |
| 威灵仙 10g | 萆薢 15g | 积雪草 20g | 金樱子 15g |
| 盐续断 15g | 盐杜仲 15g | 陈皮 10g | 生甘草 5g |

共 14 剂，每日 1 剂，服法同前。后用该方加减服 1 个月，嘱饮食节制，随访病情未再复发。

【体会】

本案患者年事已高，病程日久，反复发作。初诊病发为急，急则治标，治以清热利湿、通络化毒止痛。因患者年老，故不可清利太过，防止损伤脾胃，邪毒瘀滞，阻塞不通，疼痛复发。方以薏苡仁、苍术、黄柏、川牛膝之四妙为基础方，以清热利湿；酌加土茯苓清热解毒、除湿利关节，威灵仙祛风湿、通经络、止痹痛，萆薢利湿除痹，海桐皮、忍冬藤祛风湿、通经络；蜈蚣善走窜通达，用以通络止痛，延胡索佐之；陈皮健脾祛湿，甘草片调和诸药。全方合用，清热利湿，通络止痛，效立显。二诊症状好转，邪实仍在，治疗应标本兼顾，拟祛湿化浊、益肾通络，但不可通利太过，以防脾肾更伤，故去蜈蚣、土茯苓，改予续断补肝肾。三诊诸症好转，邪实已去，法当健脾益肾，但用药不宜大补，故去延胡索、海桐皮、忍冬藤、蜈蚣等，酌加续断、杜仲益肝肾、强筋骨，金樱子滋肾阴，使阴阳调和。

患者病邪虽在骨，但遣方用药须不忘后天之本，不能攻伐太过，同时亦要给予健运脾胃之品。《丹溪心法·痛风》指出痛风为"白虎历节风证"，其症状"四肢百节走痛是也""痛如虎咬"。明代张景岳《景岳全书·脚气》认为："外是阴寒水湿，今湿邪袭人皮肉筋脉；内由平素肥甘过度，湿壅下焦。寒与湿邪相结，郁而化热，停留肌肤……病变部位红肿潮热，久则骨蚀。"清代林珮琴《类证治裁》载："痛风，痛痹之一症也……初因风寒湿郁痹阴分，久则化热致痛，至夜更剧。"

中医学认为，痛风属"痹证"范畴，本病的主要病因是嗜食膏粱厚味，以致湿热内蕴，又兼外感风寒，侵袭经络，气血津液运行受阻，遂使湿热煎熬成痰瘀，凝滞络道，导致关节红肿灼痛。亦有患者先天禀赋不足，或年老体虚，脏腑功能失调，湿热内生，蕴久化热，聚痰留瘀而致风湿痰瘀痹阻经络。

痛风疼痛剧烈，但其更严重的危害是慢性肾功能的损害，临证须关注生化指标，确保药效及安全。

### 6.腰痛、水肿（脾肾亏虚，湿热阻络）

刘某，男，45岁，工人。

初诊：2021年3月1日。

主诉：腰痛半年，加重伴下肢水肿1周。

患者近半年来反复出现腰痛，未经系统治疗。1周前感冒后出现腰酸加重，伴下肢轻度水肿，外院就诊查尿常规：潜血+，蛋白+++，西医诊断为慢性肾炎。患者拒绝肾穿，要求中医治疗，故来就诊。刻下症：颜面及双下肢水肿，腰膝酸痛，酸软无力，纳呆，劳热汗出，面色㿠白，偶有尿路刺激症状，尿少而黄，舌质淡，苔白，脉细滑数。

中医诊断：腰痛、水肿（脾肾亏虚，湿热阻络）。

西医诊断：慢性肾炎。

本病属中医学"腰痛""水肿"范畴，证属"脾肾亏虚，湿热阻络"。脾肾亏虚，肾脏开阖失司，脾脏运化无权，导致水液输布失常而尿少；湿热阻络，故而腰酸、尿黄；舌脉为本证之象。治疗以补脾益肾、清利湿浊为法，遣方如下：

| | | | |
|---|---|---|---|
| 萆薢15g | 泽泻30g | 茵陈10g | 甘草10g |
| 丹参10g | 黄芪15g | 山药30g | 薏苡仁30g |
| 桂枝10g | 北柴胡15g | 黄芩10g | 车前子10g |
| 牛膝15g | 盐杜仲20g | 续断10g | 盐菟丝子10g |
| 桑寄生15g | | | |

共7剂，水煎服，日1剂。

二诊：2021年3月8日。

患者服药后颜面、下肢水肿消退明显，尿量增多，仍觉腰酸。泽泻、薏苡仁减至15g，酌加盐桑椹、熟地黄各15g以益肾阴，续服14日。

随诊辨证治疗年余，腰痛缓解，乏力减，无下肢水肿，尿蛋白+～++。

【体会】

《素问·脉要精微论》曰："腰者，肾之府，转摇不能，肾将惫矣"，《素问·至真要大论》云："诸湿肿满，皆属于脾"，《素问·太阴阳明论》亦云："今脾病不能为胃行其津液，四肢不得禀水谷气，气日以衰，脉道不利，筋骨肌肉皆无气以生，故不用焉。"《素问·水热穴论》载："肾者，胃之关也，关门不利，故聚水而从其类也。"本案患者腰酸已年余，近期出现颜面及双下肢水肿，又出现尿少而黄等湿热之象，《医学入门》云："脾病则水流为湿，火炎为热，久则湿热郁滞经络，尽皆浊腐之气，津液与血亦化为水。"《素问·阴阳应象大论》云："热胜则肿。"四诊合参，辨为脾肾亏虚、湿热阻络之证，治以补脾益肾、清利湿浊为法。

首诊方中，黄芪、山药健脾益气；续断、菟丝子、桑寄生、杜仲益肾，桂枝助温煦气化之力；泽泻、薏苡仁、茵陈、黄芩、车前子、萆薢清泻湿热；少佐丹参活血祛瘀，现代药理研究发现此味可使血小板解聚，血管扩张，减少肾组织缺血低氧，提高机体抗缺氧能力，清除自由基，改善血流动力学。诸药合用，共奏补脾益肾、清利湿浊之功。

慢性肾炎往往迁延难愈，与湿邪重浊有关。治疗须循序渐进，还应借助现代实验室检查，监测肾功能指标，同时根据症、舌、脉表现进行辨证论治，用药应慎用或禁用明确有肾损害副作用之品，慎用攻伐药物。

### 7. 痛风（脾肾亏虚，痰瘀阻络）

何某，男，32岁，司机。

初诊：2021年4月18日。

主诉：双侧跖趾关节肿痛、畸形6年余。

患者6年前开始出现尿酸偏高，跖趾关节红肿热痛，活动受限，诊断为"痛风性关节炎"，间或予秋水仙碱、别嘌醇、非布司他、双氯芬酸钠、依托考昔等药物对症治疗，但因其饮食不节制、饮水过少等，仍见骨节酸痛，现寻求中医治疗。刻下症：形体偏肥胖，面色㿠白，双侧跖趾关节畸形，稍红肿，活动不利，伴痛风石，皮色晦暗，双膝关节隐痛、腰背酸痛，腹胀纳少，自觉疲劳，眠可，大便偏烂，小便黄。舌胖，色淡暗，苔白腻，脉弦。

辅助检查：血尿酸603μmol/L；尿常规：潜血+++，尿蛋白+，尿微量白蛋白15mg/L。

中医诊断：痛风（脾肾亏虚，痰瘀阻络）。

西医诊断：痛风性肾病。

本案患者形体肥胖，肥人多痰，又好食肥甘厚味，痰湿下聚于下肢末端，发为痹阻，故见关节畸形、活动不利，痹阻日久而成痛风石。水湿长期蕴结体内，肾脏气化不及，久伤肾气，加之痰湿困脾，日久则成脾肾亏虚、痰瘀阻络之证，舌暗、苔腻、脉弦滑为此证之象。治以补脾益肾、利湿祛瘀、通络止痛，遣方如下：

| | | | |
|---|---|---|---|
| 黄柏 10g | 车前子 10g | 苍术 15g | 威灵仙 15g |
| 金钱草 30g | 山茱萸 15g | 盐杜仲 15g | 山药 20g |
| 黄芪 15g | 炙甘草 10g | 桂枝 15g | 茯苓 15g |
| 砂仁 15g | 石菖蒲 10g | 川牛膝 10g | 泽泻 100g |
| 麸炒白术 40g | 党参 30g | 干姜 10g | 薏苡仁 30g |

7剂，水煎服，日1剂。

嘱其清淡饮食，勿进食海鲜、肉类、菇类、老火汤等高嘌呤饮食，勿喝酒，服药后复诊。

二诊：2021年4月25日。

药后跖趾关节疼痛消失，活动较前灵活，仍见腰背酸痛、疲劳。续前方，再服10日。

三诊：2021年5月9日。

诸症好转，但诉腰背不适。前方酌减利水渗湿之品，泽泻减至40g，酌加益智仁温补脾肾，芡实补脾益肾。

该患者继续服药至3个月，其间未见痛风发作，遂开始缓慢停药，随访至今，症状未见复发，复查血尿酸均处于正常水平，尿潜血（＋）、蛋白（±），同时再次与患者强调注意饮食和生活调节。

【体会】

本案例为痛风日久，肾脏受累导致的痛风性肾病，辨为脾肾亏虚、痰瘀阻络者。痛风性肾病可归属于中医学"痹证""历节风""腰痛""水肿""尿浊"等范畴。本案患者形体肥胖，素来多痰，又好食肥甘厚味，痰湿下聚于下肢末端，发为痹阻，故见关节畸形、活动不利，痹阻日久而成痛风石。水湿长期蕴结体内，肾脏气化不及，久伤肾气。又《素问·逆调论》云："肾者，水脏，主津液"，肾为水脏，司开阖，主泄浊;《素问·生气通天论》云："清阳出上窍，浊阴出下窍"，脾肾亏虚则肾开阖失司，脾失健运，痰湿困脾，日久则成脾肾亏虚、痰瘀阻络之证，治疗宜补脾益肾、利湿祛瘀、通络止痛。

首诊方中重用泽泻至100g，配伍白术、山药、茯苓、金钱草、苍术、党参、黄芪等，以奏健脾益气、补肾养阴、利水泻浊之效，补中有泻，泻而守阴；又予杜仲、山茱萸、黄柏、桂枝、干姜等以平调肾阴肾阳；薏苡仁、车前子、石菖蒲、砂仁芳香开宣，利尿除痹，湿浊乃泄；威灵仙祛风湿、通经络、止痹痛；炙甘草调和为使。全方合用，共奏补脾益肾、利湿祛瘀、通络止痛之效。

肾司开阖，肾气充则气化有常，可分清泌浊。肾为"先天之本""五脏阴阳之本"，主水，《素问·水热穴论》曰："肾者，胃之关也，关门不利，故聚水而从其类也……聚水而生病也"，故肾气为肾的生理关键，肾病则肾气亏虚，水湿停留发为水毒，滞留于筋脉关节则见关节肿胀疼痛。脾为津液升降输布的枢机，脾之为病则升清降浊无权，湿热内生、痰瘀互结而致痹阻经络。正如朱丹溪言："凡人身上中下有块者，多是痰。""手足麻木是湿痰死血"。谨守病机，随证变通，方能屡屡奏效。

另外，余泽泻用量大多为30～100g，用不同剂量的泽泻，其功效可有所侧重。本案用量为每剂100g，配伍白术、白芍、女贞子、龟甲、熟地黄等意在补肾养阴、利水泄热，重泄浊阴、毒阴的同时坚守本阴；临床上见肢体水肿、痰饮伏肺咳喘等诸饮时，泽泻可用50～80g以渗湿利水、化痰祛饮；泻热、祛湿时常用20～30g。具体用法须切合临床实际，因人、因证而异。

# 八、五官诸窍病证

## 1. 鼻窒（肺脾气虚，邪滞鼻窍）

栾某，男，60 岁，工人。

初诊：2020 年 7 月 31 日。

主诉：反复鼻塞流涕、打喷嚏 10 余年。

患者近 10 年来遇凉易鼻塞、流清涕、打喷嚏，少许恶寒，偶有头昏沉感，伴肢体乏力，无口干口苦、喜叹息、烦躁易怒，纳可，夜间易醒，醒后可入睡，小便调，大便偏溏烂，1～2 次/日。形体消瘦，舌暗红苔黄，脉沉。

既往体健，有蚕豆病病史，否认其他手术史、过敏史等。

中医诊断：鼻窒（肺脾气虚，邪滞鼻窍）。

西医诊断：慢性鼻炎。

患者形体消瘦，病史绵长反复，乃邪气留滞鼻窍，久而伤及正气，肺气不足、卫气羸弱而难以抵抗风邪，加之清肃无力，故出现打喷嚏、鼻塞流涕、恶寒；脾气虚弱，运化失健，故出现肢体乏力、夜间易醒、大便溏烂；清阳不升导致出现头昏沉感；浊阴上干，阻塞鼻窍，导致鼻塞、流涕；舌暗红苔黄、脉沉，为肺脾气虚致邪滞日久，郁热入络，阻碍气血流通之象。四诊合参，本病属肺脾气虚，邪滞鼻窍。治法宜补益肺脾、祛邪通窍。以余自拟方"加味八珍汤"合"鼻方"加减，方药如下：

| | | | |
|---|---|---|---|
| 党参 20g | 北芪 25g | 白术 10g | 茯苓 20g |
| 怀山药 25g | 薏苡 20g | 当归 15g | 大枣 10g |
| 杞子 15g | 白芍 10g | 山茱萸 15g | 熟地 15g |
| 淮小麦 30g | 女贞子 15g | 旱莲草 15g | 桑椹 20g |
| 炙甘草 10g | 辛夷花 10g | 防风 10g | 羌活 10g |

7剂，日1剂，水煎服。

指导患者自我保健：①双手心快速搓热后浴面：双手掌分别置于双下颌处，快速向上擦至太阳穴，反复擦20次。②按迎香：用两手指按揉迎香穴，约1分钟。③擦鼻侧：用两手指迅速擦鼻侧处，以微热为度。

二诊：2020年9月4日。

患者服用上方7剂后自觉整体症状明显改善，惟口干明显，自行停药1月未发病，2天前遇凉后再次出现流清涕、打喷嚏，恶寒、头昏沉感较之以往明显减轻，未出现肢体乏力，少许口干，无口苦，纳可，夜间易醒，大便偏溏，1～2天/次。舌暗苔白黄，脉沉。守上方，党参改为太子参15g，药量调整为北芪15g、茯苓10g、大枣8g、山茱萸10g、桑椹15g，去羌活加黄芩10g、柴胡10g、苍耳子10g。7剂，嘱继续坚持按摩保健。

三诊：2020年9月18日。

服药后自觉整体症状较前明显好转，现已停药1周，无鼻塞流涕，偶有打喷嚏，无恶寒、头昏沉感、肢体乏力、口干口苦，纳可，夜间易醒，大便偏溏，1～2天/次。舌暗红苔白，脉弦。前方茯苓加至20g，当归减为10g，去苍耳子、旱莲草，柴胡加至12g，加茵陈12g，14剂，连续服用7剂，余7剂隔日服。

患者坚持服药3周并配合按摩保健，诸症缓解，且未出现口干不适，打喷嚏、流涕等只偶有发作。

**【体会】**

本案例以鼻塞流涕、打喷嚏为主要症状，无明显季节性，当属于中医"鼻窒"范畴。鼻窒发病多因于肺虚卫弱，如《灵枢·本神》曰："肺气虚则鼻塞不利，少气。"肺主气，开窍于鼻，若肺气虚弱，则鼻窍通气之职受影响而窒塞不通，故治疗可补肺通鼻窍。《脾胃论》指出："饥饿不得饮食者……可使脾胃升降失调而发病"，鼻塞可使嗅觉减退，口不知味，饮食减少，可影响脾胃功能，导致脾胃虚弱，而脾胃虚弱又能影响鼻的功能，形成恶性循环，即《素问·玉机真脏论》所说："脾为孤脏……其不及则令人九窍不通。"

综上所述，鼻与肺、脾在生理、病理上均密切相关，应深求古意，重视强健脾胃功能在治疗鼻塞脾虚中的作用，采用补益肺脾、祛邪通窍治疗鼻窒可取得良好效果。此病考虑患者年老体虚且病程日久，为气血亏虚，益气当选四君子汤，补血当选四物汤，且气血同源，益气配合养阴补血则疗效更优，故选用余自拟方"加味八珍汤"合"鼻方"加减，在八珍汤的基础上增加了黄芪、山药、薏米、小麦等益气健脾之药，又去辛温之川芎，加用女贞子、旱莲草、桑椹子、山茱萸、枸杞等更加柔和养阴补肝肾之药，增强益气养阴之功，使周身气机得以运化而不会过于温燥，补脾益气体现"培土生金"之效。配伍辛夷、防风、羌活等增加通窍之力，使伏邪得出，且暗合玉屏风散益气固表，属实为补益肺脾、祛邪通窍之方。二诊患者自觉服药后症状缓解但口干明显，考虑益气太过致"气有余"，遂党参改太子参，黄芪、茯苓、大枣等益气之药减半，山茱萸、桑椹等养阴补肝肾之药减量，加用柴胡、黄芩等清热之药以防化火。三诊茯苓加量，合用茵陈，配合柴胡调和肝脾气机，以助化脾湿。本案在服用中药增强体质的同时指导患者按摩保健，疏通经络，合理养生。

此病西医治疗以局部用药如血管收缩剂滴鼻、封闭治疗、下鼻甲黏膜下硬化剂注射或手术治疗为主，久之有药物性鼻炎可能。临床上常接诊经西药治疗仍不能取得满意疗效者，其病情反复，患者心理压力大，影响生活。本案为典型的"虚证鼻炎"，通过补虚祛邪获得较好的治疗效果，体现中医标本兼治的特点。

## 2. 口疮、头晕（肝阳上亢，痰瘀交阻）

周某，女，65岁。

初诊日期：2021年5月8日。

主诉：反复口腔溃疡伴头晕5年。

患者5年前出现口腔溃疡伴牙龈灼热、舌边尖疼痛，时感头晕神倦，心情烦躁，胸闷，恶心欲呕，口苦、口干，喜热饮，夜间睡眠差，噩梦多，易惊醒，时有双腿抽筋，腰酸，双下肢沉重感明显，胃纳可，大便不成形，便量不多，小便正常。既往高血压病史多年，长期服药治疗（具体不详），无规律监测血压，平时测收缩压160～170mmHg。舌红苔白脉弦。BP 192/84mmHg，P73次/分，心肺听诊无异常。患者血压高但拒绝住院观察治疗，签署告知书后要求门诊中药调治。

中医诊断：口疮、头晕（肝阳上亢，痰瘀交阻）。

西医诊断：复发性口腔溃疡，高血压病。

本案例患者是因肝失疏泄，肝阳上亢，导致心火上炎，并影响脾胃运化及胆汁的分泌与排泄功能，故反复出现口腔溃疡、口干口苦；头晕、失眠、血压偏高为心肝火盛、肝阳上亢之象；胸闷作恶因脾虚失运、湿浊痰阻所致；腰酸为肝阳升动太过，耗伤肾阴而成。治疗以平肝潜阳、清化湿热、祛瘀通络为法，具体处方如下：

| | | | |
|---|---|---|---|
| 夏枯草 15g | 黄芩 15g | 菊花 10g | 川牛膝 15g |
| 蜈蚣 3g | 地龙 10g | 黄连 5g | 槐花 30g |
| 防己 10g | 玄参 15g | 决明子 15g | 川芎 15g |
| 钩藤 15g | 黄芪 60g | 白芷 15g | 天麻 20g |
| 泽泻 30g | 龙骨 25g | 牡蛎 30g | |

3 剂，水煎服，日 1 剂。

二诊：2021 年 5 月 11 日。

患者口舌溃疡疼痛减轻，头晕明显减少，仍疲倦，双目发痒、口干口苦，夜间明显，大便次数增多，1 天 3～5 次，血压 130～148/80～86mmHg。中药泽泻增至 60g，加炒白术 20g、威灵仙 15g，共 7 剂。

三诊：2021 年 5 月 18 日。

口腔溃疡无新发，其余症状明显好转，在家测血压 126～151/78～90mmHg。上方加减治疗一月后口腔溃疡无再发作，其余症状明显好转。随访 3 月，血压稳定。

【体会】

复发性口腔溃疡属于中医学"口疮""口舌生疮"范畴。根据中医理论，脾开窍于口，心开窍于舌，病多发于口舌，当与心、脾关系最密切。但从经络循行理论看，足阳明胃经"入上齿中还出挟口环唇"，足太阴脾经"挟咽连舌本散舌下"，足少阴肾经"循喉咙挟舌本"，足厥阴肝经"下颊里还唇内"，任脉、督脉均上络口腔唇舌，故病位不仅涉及心、脾，还与肝、胃、肾等关系密切，因此，复发性口腔溃疡是脏腑及经络功能失调的表现。

本案例以黄芩、菊花、钩藤、夏枯草、决明子清肝泄热；黄连、槐花祛湿降火；龙骨、牡蛎育阴潜阳；久病致瘀，风痰阻络，故以天麻、川芎、白芷、蜈蚣、地龙祛风通络；川牛膝引诸药下行；又患者兼有头晕、恶心、胸闷、血压偏高、下肢沉重，故以黄芪、泽泻、防己健脾利水降压。诸药合用，肝、脾、心并调，共奏平肝潜阳、清化湿热、祛风通络之效。二诊时患者疲倦、大便次数增多，为脾虚湿盛，加炒白术、泽泻、威灵仙以健脾祛湿。

本案例患者除了把多年的口腔溃疡治愈，血压也得到了稳定的下降，体现了中医药"以人为本"的整体观念优势。值得一提的是，在随访过程中，患者透露因自觉服中药感觉良好，自测血压正常，已自行将西药减量至后期停服，其间监测血压亦没再反弹，再次验证了中药降压疗效可靠。

### 3. 喉痹（肺脾气虚，卫阳虚弱）

曹某，男，32 岁，企业职员。

初诊：2021 年 3 月 21 日。

主诉：咽痛 45 天。

患者述于 2021 年 2 月 4 日感冒后，咽喉反复疼痛，呈刺痛感，咽干痒，痒甚则咳嗽不止，干咳无痰，伴打喷嚏、流涕，鼻涕质清稀、色白，晨起尤甚。平素恶风，无汗，口干，喜温饮，寐纳可，二便调。舌红，苔白湿润而光滑，脉沉弱。有慢性咽炎、慢性鼻窦炎病史，常有鼻炎不适。

中医诊断：喉痹（肺脾气虚，卫阳虚弱）。

西医诊断：慢性咽炎。

患者素体脾阳不足，外感余邪未尽，痰饮内伏，郁闭肺气，使肺气壅结，上攻咽喉，咽部脉络阻滞，声户开合不利，导致咽痛；肺失宣肃，故干咳难止；气上逆壅塞鼻窍，故见流涕、打喷嚏；肺气化不利，津液输布异常，不能上承于口，故见口干；恶风、舌苔白湿润光滑、脉沉弱均是肺脾气虚、卫阳虚弱、诸窍失温养之征。法当温肺散寒、健脾益气、利咽通窍，以苓甘五味加姜辛半夏杏仁汤为主加减：

| | | | |
|---|---|---|---|
| 蜜麻黄 10g | 细辛 10g | 法半夏 10g | 苦杏仁 10g |
| 干姜 15g | 五味子 10g | 炙甘草 5g | 茯苓 15g |
| 白芷 15g | 牡蛎 30g | 苍耳子 10g | 桔梗 5g |
| 党参 15g | 麸炒白术 15g | 桑白皮 20g | 合欢皮 10g |
| 北柴胡 15g | 桂枝 10g | 诃子 10g | 木蝴蝶 15g |
| 威灵仙 15g | 防风 15g | | |

7剂，水煎服，日1剂。

二诊：2021年3月28日。

患者打喷嚏、流涕已愈，咽痛明显减轻。前方去蜜麻黄、细辛、法半夏、党参、苍耳子；加太子参20g、百合20g以健脾润肺；加灵芝15g、射干10g以清热利咽；加山楂5g消积散瘀，7剂。

三诊：2021年4月4日。

诸症明显改善，晨起偶觉咽痛干痒。前方加石斛15g、猫爪草15g以滋阴清热、化痰散结，14剂。

后随访得知患者咽痛已愈，鼻咽部无异常不适，纳眠二便等一切如常。

【体会】

头为诸阳之会，鼻咽喉位于人体上部，为清阳之窍，历代医家认为，五官疾病多由诸经火热上犯所致，如肝热则耳湿多脓，肺火则鼻肿干臭，肾热则咽干舌燥，胆热则口苦耳聋等，治疗多从火热论之。但耳鼻咽喉通过脉络与五脏六腑相连，依赖五脏六腑化生的清气、气血进行濡养，才能发挥其正常的生理功能。若脏腑虚损，阳气不足，诸窍失去温养，寒从内生，则诸窍为病。因此对于五官疾病的治疗，温法也不可偏废。具体临证过程中，须详辨气血阴阳虚实，圆机活法，以利咽开窍、健脾补肺为主。因"咽需液濡，喉赖津养"，治喉痹须兼顾养阴，并遵循"正气存内，邪不可干""邪之所凑，其气必虚"的原则，注重"护元以解之"。

本案例以《金匮要略》苓甘五味加姜辛半夏杏仁汤为主方进行加减，干姜辛热走肺，既能温肺散寒以化饮，又可温运脾阳以化湿；细辛辛温发散，合干姜除凝聚之饮；茯苓甘淡实脾，益脾以杜生痰之源，渗湿以泄已聚之痰；五味子味酸收敛，久咳之人，肺气必有耗散，与细辛配伍，一收一散，收不留邪，散不伤正；炙甘草调和诸药，缓和药性；半夏燥湿祛痰、降逆止咳；杏仁、蜜麻黄宣降肺气、化痰止咳；防风、白芷、苍耳子祛风通窍；党参、炒白术健脾益气；桑叶、柴胡、桂枝、木蝴蝶、桔梗清肺利咽、疏肝和胃；威灵仙通络止痛；牡蛎、合欢皮软坚散结、解郁安神；诃子敛肺止咳。复诊时以太子参、百合、石斛等以养阴清热，防疏散太过而耗气伤津之嫌。诸药合用，使阳气得复，寒气得散，咽喉自利，诸症自消。

### 4. 湿疮（湿热内蕴，心火亢盛）

高某，女，45岁，企业高管。

初诊：2021年6月13日。

主诉：右嘴角肿痛、瘙痒半月余。

患者于一月前出现口腔溃疡，未予重视，后进食辛辣刺激后逐渐累及右嘴角，自行服用阿昔洛韦片、抗病毒口服液等药物后疼痛可缓解，但停药即复发，遂前来进一步治疗。刻下症见：右嘴角丘疹水疱，色鲜红、肿痛、灼热刺痛感明显，伴瘙痒，夜间尤甚，痒甚难眠，伴心烦，口干，大便干结，2日一次，小便黄赤。脸色萎黄，舌红苔黄，脉滑数。已停经1年，G1P1A0。

中医诊断：湿疮（湿热内蕴，心火亢盛）。

西医诊断：口角疱疹。

患者"年过六七，三阳脉衰于上"，一月前又受火热之邪内侵致口腔溃疡，加之饮食不节，损伤心脾，湿热互结，疏泄不畅，外发肌肤而发病。患者脾失健运，故见脸色萎黄；心火炽盛，故见心烦、口干、不寐；心火下移小肠，故见便秘、小便黄赤；舌红苔黄、脉滑数为湿热内蕴之象。四诊合参，本病属于湿热内蕴，心火亢盛，外发肌肤所致，治法当清热凉血、除湿祛风止痒，予自拟方"皮2方"化裁加减：

| | | | |
|---|---|---|---|
| 蛇床子20g | 防风10g | 蒺藜10g | 白鲜皮15g |
| 白芷10g | 猪苓15g | 连翘10g | 甘草10g |
| 紫苏叶10g | 荆芥穗15g | 薄荷10g | 黄芩15g |
| 苦参15g | 白芍30g | 玄参15g | 羌活15g |
| 火麻仁30g | 大黄10g | | |

7剂，水煎服，日1剂。

二诊：2021年6月19日。

右嘴角疱疹明显消退，无瘙痒，无疼痛，诸症明显改善，大便日行2次。守前方，加栀子10g、牡丹皮10g、赤芍10g、泽泻30g增强清热解毒、散结消肿之功，继服7剂。

随诊3月，嘱忌辛辣食物，未再复发。

## 【体会】

中医认为，湿疮是因禀赋不耐，风、湿、热阻于肌肤所致，男女老幼均可发病，可泛发全身，又可局限于某些部位。《杂病源流犀烛·湿病源流》曰："湿之为病，内外因俱有之。其由内因者，则脾土所化之湿，火盛化为湿热，水盛化为寒湿。"《素问·至真要大论》曰："诸痛痒疮，皆属于心。"巢元方在《诸病源候论》中言："诸久疮者……为风湿所乘，则头面身体生疮。"明确指出风、湿、热三邪为其主要致病因素。

本病的治疗原则以清热祛风除湿、养血活血为主，灵活运用自拟方"皮2方"化裁加减，临床治疗湿疮收效甚好。方中以连翘、黄芩、玄参等清热凉血，蛇床子、猪苓、白鲜皮、苦参等药物燥湿止痒，白芷、紫苏叶、荆芥穗、薄荷等药物清热祛风，佐以白芍、蒺藜养血活血，火麻仁、大黄泄大肠之热。

## 5. 鼻鼽（肺脾气虚）

李某，女，7岁，学生。

初诊：2021年2月28日。

主诉：患儿反复打喷嚏、鼻塞3年伴盗汗。

其父代诉：患儿3年前无明显诱因出现鼻痒、喷嚏、鼻塞频作之症，每逢季节转变时加重，前往外院诊断为"过敏性鼻炎"，予以对症药物治疗，停药即复发。平素喜冷饮，盗汗，寐可，纳差，大便干结，1～2天行一次，小便偏黄，舌红苔薄黄，体重27kg。

中医诊断：鼻鼽（肺脾气虚）。

西医诊断：变应性鼻炎。

儿童在生理上有禀赋不同和肺脏娇嫩、脾常不足的特征。患者平素喜冷饮，损伤脾胃，故见纳差；脾气一虚则肺气亦虚，卫外不固，故鼻痒、喷嚏、盗汗等症反复发作。四诊合参，治法为补益肺脾、祛邪通窍，以自拟方"鼻炎方"合"脾2方"化裁治之：

| | | | |
|---|---|---|---|
| 辛夷花10g | 百合10g | 细辛2g | 白芷5g |
| 防风10g | 羌活5g | 桔梗5g | 法半夏5g |
| 炙甘草5g | 苦杏仁5g | 桑白皮10g | 枇杷叶15g |

| 紫苏子 5g | 莱菔子 5g | 五味子 10g | 党参 15g |
| 茯苓 10g | 山药 15g | 苍耳子 10g | 大黄 5g |

7 剂，水煎服，日 1 剂。

二诊：2021 年 3 月 14 日。

药进 7 剂后，诸症明显改善。效不更方，前方去党参，加玄参 5g、山药 20g 增健脾祛湿之功，继服 14 剂。

患儿坚持随诊 2 月，症状明显改善，未见明显复发。

【体会】

儿童变应性鼻炎属中医学鼻鼽、鼽嚏范畴，肺、脾、肾虚弱为致病之本。肺开窍于鼻，鼻为肺之官。《素问·阴阳应象大论》载："肺主鼻，在窍为鼻。"《诸病源候论》指出："肺气通于鼻，其脏有冷，冷随气入乘于鼻，故使津液不能自收。"脾为后天之本，为气血生化之源，肺气有赖于脾土的滋养。鼻为清窍，清阳交会之所，血脉聚集之处，《素问·气交变大论》曰："脾土受邪……上胜肺金，白气乃屈，其谷不成，咳而鼽"。肾为先天之本，禀先天之赋，藏全身之精气，内寓元阴元阳，对小儿的生长发育尤为重要。《素问经注节解·宣明五气篇》曰："肾为欠、为嚏。欠，呵欠也，神气昏惰之所致。嚏，喷嚏也，肺气外达之所致。肾乃寒水，气易冰凝，肾为肺子，上达于母则发而为嚏，不独外感风寒为嚏也。"

《素问·风论》曰："风者，百病之始也。"风邪为六淫之首，风邪致病，首先犯肺。风邪或夹寒、夹热、夹湿，郁闭肺气，宣肃失调，致鼻塞不通，鼻痒阵阵，鼻涕流注，喷嚏频作。邪郁肺气，久必化热，肺热炼津为涕。《素问玄机原病式》曰："诸痛痒疮皆属于火。"又曰："心火邪热干于阳明，发于鼻而痒则嚏也。"《素问·至真要大论》曰："少阴，君火也，热乘于肺，肺热则鼻流清涕谓之鼽，鼻痒喷出大声谓之嚏。"不但实热可致鼻痒喷嚏流涕，虚热也能出现，如《素问经注节解·热论》曰："伤寒衰而成嚏者，由火热已退，虚热为痒，痒发则嚏也。"

在具体诊治过程中，应根据患儿禀赋的厚薄、年龄大小及兼证的不同，圆机活法，辨证施药。尤其强调固护脾胃功能，从调理脾胃入手，使用药物尤其不能大补、大辛大热、大苦大寒，恐伤其脾胃功能，使病成迁延之症。方中用党参、山药、茯苓健脾益气；辛夷花、细辛、苍耳子、白芷引药上行、通利清窍，玄参、百合等以养阴清热，加枇杷叶、杏仁、半夏等化痰祛湿，紫苏子、莱菔子、大黄等润肠通便。随诊而变，有守有攻，但固护元气、补益脾肺贯穿始终。中医药内服外治疗效明显，较西医治疗手段多，副作用少，费用低，复发少。

## 6. 喉痹（肝郁脾虚，痰阻咽喉）

梁某，女，32岁，企业职员。

初诊：2021年10月11日。

主诉：咽喉异物感2年。

患者于2年前因工作劳累后出现咽喉不适，呈异物感，在外院诊断为"慢性咽喉炎"，予以抗生素等药物治疗（具体不详）效果欠佳，伴胃胀、烧心、反酸，进食后加重，急躁易怒，善太息，口干口臭，自汗，喜冷饮，多梦易醒，纳一般，二便调。舌淡红，边见齿痕，苔白腻，脉弦。初潮13岁，月经周期正常，LMP：2021年10月8日，平素月经量中等，色暗，有血块，痛经（+），无乳房胀痛，G2P1A1，白带无异常。

中医诊断：喉痹（肝郁脾虚，痰阻咽喉）。

西医诊断：慢性咽炎。

患者因工作劳累，复因情志不遂，肝失条达，气机郁结，木郁乘土，运化失职，升降失常，痰湿内生，痰与气互相搏结，聚于咽喉而发为喉痹，故临床症见咽中似有异物感；肝气郁结，横逆犯胃，胃气郁滞，故见胃胀；胃气上逆，胃失和降，郁而化火，故见反酸、烧心；肝失疏泄，故见善太息；气郁化火，柔顺失和，故口干口臭、急躁易怒；热扰心神，故多梦易醒；舌淡红，边见齿痕，苔白腻，脉弦，均为肝郁脾虚之象。四诊合参，治法当疏肝解郁、健脾化痰，方拟柴胡疏肝散合香砂六君子汤化裁治之。

| | | | |
|---|---|---|---|
| 柴胡15g | 黄芩10g | 法半夏10g | 郁金10g |
| 枳壳10g | 香附10g | 白芍10g | 陈皮5g |
| 浙贝母10g | 炙甘草5g | 党参20g | 鸡内金20g |
| 炒白术15g | 茯苓10g | 山药30g | 枸杞10g |
| 川芎5g | 诃子15g | 砂仁20g | 桔梗5g |

6剂，水煎服，日1剂。

二诊：2021 年 10 月 17 日。

服药 6 剂后咽喉异物感明显改善，已无胃胀、烧心感。仍觉口干，偶有反酸。其月经干净 1 天，故予方①，即前方去郁金、浙贝母、党参，加黄芪 15g、太子参 20g 等，以增健脾固表之力，3 剂。

嘱经后第 4 天服方②，即前方减川芎、郁金、浙贝母，加黄芪 15g、灵芝 15g、麦冬 10g，以增固表、补气安神之功，继服 10 剂。

三诊：2021 年 11 月 17 日。

患者先后服用上述方①、方②后，咽喉异物感明显改善，已无胃胀、烧心、反酸，精神状态佳。守二诊方②继服 14 剂。随诊 3 月，症状消失，再未复发。

【体会】

目前临床上慢性咽炎以抗感染治疗或局部雾化吸入治疗为主，其病程长，症状反复，迁延难愈，治疗棘手，严重影响患者的身心健康。

《素问·阴阳别论》曰："一阴一阳结，谓之喉痹。"张景岳提出："一阴，肝与心主也。一阳，胆与三焦也。肝胆属木，心主三焦属火，四经皆从热化，其脉并络于喉，热邪内结，故为喉痹。"

本例患者乃肝气郁结，木郁乘土，痰湿内生，痰与气互相搏结，聚于咽喉而发为喉痹。故治疗原则是疏肝、理气、化痰，运用柴胡疏肝散以"和"肝，柴胡、枳壳、香附、郁金等药疏肝解郁、理气宽中；香砂六君子汤以"健"脾，党参、鸡内金、炒白术、茯苓、山药、砂仁等药健脾和胃；酌加利咽喉之品，如诃子、桔梗等；佐以法半夏、陈皮、浙贝母等药燥湿化痰；炙甘草调和诸药，以调理肝脾。共奏疏肝解郁、健脾化痰之功。

## 7. 鼻渊（脾经湿热）

陈某，男，49 岁，个体户。

初诊：2021 年 5 月 15 日。

主诉：反复流脓鼻涕 10 年。

患者于 10 年前开始反复出现流脓鼻涕，为黄色脓鼻涕，伴鼻塞，声音重浊，偶有头昏、头痛，无鼻衄。西医诊断为鼻窦炎、鼻息肉，建议行手术治疗，患者拒绝，间断服用抗组胺及稀化痰液等药物对症治疗，但症状反复，迁延不愈，故求诊中医治疗。症见：神疲倦怠，胸闷纳呆，舌红苔黄腻，脉滑。患者平素嗜饮酒，常常因工作需要外出应酬聚餐。

中医诊断：鼻渊（脾经湿热）。

西医诊断：慢性鼻窦炎。

患者嗜饮酒，加之饮食肥甘厚腻，损伤脾胃，导致湿热内停，为其病因。其神疲倦怠，胸闷纳呆，为湿困脾胃之表现；加之外湿侵袭，内外相引，上犯鼻窍，津液溶溢，故见流脓鼻涕；湿热蕴结，邪滞孔窍，清气出入之道壅塞，清浊相混，故见鼻塞、头昏诸症；舌红苔黄腻、脉滑为湿热之佐证。四诊合参，当辨为脾经湿热，治宜清热燥湿、宣肺通窍，方药如下：

| 北柴胡 15g | 黄芩 10g | 郁金 15g | 麸炒枳壳 10g |
| 醋延胡索 10g | 陈皮 5g | 甘草片 5g | 茯苓 15g |
| 山药 30g | 辛夷 15g | 枸杞 15g | 法半夏 10g |
| 山茱萸 15g | 升麻 15g | 牡蛎 25g | 砂仁 15g |
| 茵陈 20g | 太子参 20g | 石菖蒲 15g | 诃子 15g |
| 猪苓 15g | 菊花 10g | 桂枝 10g | 细辛 10g |
| 白芷 10g | 防风 10g | 桔梗 5g | |

7剂，水煎服，日1剂。

二诊：2021年5月23日。

服药后患者鼻塞明显缓解，但仍有流脓鼻涕。守前方去枸杞，加苍耳子10g；并嘱其配合运动锻炼，可坚持跑步，以增强体质，预防感冒，同时注意少吃辛辣刺激的食物。

继续以补益脾肺、疏风通窍为法间断调治3个月，患者鼻塞、流黄脓鼻涕等症状消失，精神明显好转。

【体会】

鼻渊病因病机复杂，易反复发作。鼻渊之名出自《素问·气厥论》之"鼻渊者，浊涕下不止也""胆移热于脑，则辛颊鼻渊"，是鼻渊病的最早阐述。余认为，其病因不离外邪和内热两端，病位与肺、脾、胆关系密切。外邪包括感受风寒或风热。外邪侵袭，肺窍不宣，故鼻塞；风邪外袭，循经上扰，阻遏清阳，故头痛；肺在液为涕，鼻流浊涕，量多不止，均为肺之病变。至于内因，乃今人多饮食不节，起居失常，致宿食停滞，又恣食煎炸烹炒、肥甘厚味、膏粱醇酒，酿痰生湿生热，故临床以肺经蕴热、肺胃热盛者居多。积热上熏肺窍，致肺窍不利，肺气宣发肃降失职，津液敷布失常，故而成涕。

本案例患者饮食不节，嗜食肥甘厚腻之品，致脾胃呆滞，太阴内伤，水谷不运，则湿自内生，内外相感而病湿热。正如《景岳全书》所说："鼻渊证……多因酒醴肥甘，或久用热物，或火由寒郁，以致湿热上熏，津汁溶溢而下，离经腐败，有作臭者，有大臭不堪闻者。"本案例治疗以清热化湿为大法，辅以宣肺通窍、固护脾胃。临证时可配伍白芷、辛夷、苍耳子等以宣通鼻中玄府，茯苓、砂仁、白术等以渗湿健脾、调和脾胃。

值得一提的是，鼻渊患者常常伴见头痛不适，辨证时可参照经络循行路线加以判断，如太阳经头痛，多在头后部；阳明经头痛，多在前额部及眉棱骨处，少阳经头痛，多在头两侧，并连及耳部；厥阴经头痛，在颠顶部，或连于目系。同时要注意鼻涕的特点进行辨治，如鼻涕由稀变稠，量多不止，首先是津液敷布失常，责之肺气宣发肃降失职；涕由清变浊，是津液腐浊变化，更有痰热秽浊瘀腐化毒，是为内热。总之，临床诊治鼻渊需要灵活辨证，不可执于一端而偏废之，方能药到病除。

## 8. 鼻鼽（肾气不足，肺失温养）

周某，女，60岁，退休。

初诊：2021年5月26日。

主诉：过敏性鼻炎反复多年。

患者反复发作过敏性鼻炎多年，遇冷则喷嚏连连，素畏风寒，易流清涕、晨起喷嚏。刻下症：流清涕，伴盗汗，纳呆倦怠，口中无味，四肢怕冷，腰痛，间有头痛，夜卧不安，舌淡、苔薄白。

中医诊断：鼻鼽（肾气不足，肺失温养）。

西医诊断：过敏性鼻炎。

本案患者素畏风寒多年，易流清涕，手足不温，乃"脏冷"所致。患者年已六旬，脏腑功能日渐亏损，肾气不足，故见四肢怕冷、腰痛；损及肾阴则盗汗，心阴不足则夜卧不安；金水相生，肾气不足则肺失温养，肺气亏虚，故素畏风寒；肺卫不固，故晨起遇冷则喷嚏连连、流清涕；舌淡、苔薄白为肾气不足、肺失温养之征。治以温补脾肾、祛风通窍，拟膏方调治，遣方如下：

| | | | |
|---|---|---|---|
| 龟甲胶 10g | 紫河车粉 6g | 制附子 10g | 生晒参 30g |
| 生黄精 15g | 山药 25g | 酒萸肉 10g | 制南五味子 10g |
| 茯苓 15g | 黄芪 15g | 肉桂 10g | 大枣 6g |
| 柴胡 10g | 当归 9g | 熟地黄 10g | 生地黄 10g |
| 生白术 10g | 泽泻 20g | 升麻 10g | 辛夷 10g |
| 炒苍耳子 10g | 防风 10g | 白芷 10g | 赤芍 10g |
| 生枳实 5g | 陈皮 5g | 炙甘草 5g | |

共 30 剂，煎膏调服，早晚一次。

服用膏方 3 月余，怕冷、喷嚏、畏风寒等诸症均愈。嘱平时饮食多注意固护脾胃，清淡为主，勿过食生冷；注意养护肺气。

【体会】

巢元方在《诸病源候论·卷二十九》中提及"肺气通于鼻，其脏有冷，冷随气入乘于鼻，故使津涕不能自收"；李东垣在《脾胃论》中也提及："肺者，肾之母，皮毛之元阳本虚弱……故病者善嚏，鼻流清涕"；清代郑寿金也在《医理真传·阳虚证问答》中说："病后忽鼻流清涕不止，喷嚏不休……乃先天真阳之气不足于上。"久虚久寒者宜膏方进补，故本例予大量温补脾肾之品如龟甲胶、紫河车粉、制附子、生晒参、生黄精、山药、酒萸肉、制南五味子、黄芪、肉桂、熟地黄、生地黄等补虚；证属卫气虚弱、肺气不宣，故又予辛夷、炒苍耳子、防风、白芷宣肺通窍；生枳实、陈皮健脾化痰。共行温补脾肾、祛风通窍之功。

本案患者年事已高，且病程日久，脏腑常有亏损。知此病机，对证投药，效果颇佳。

### 9. 鼻渊（风热犯肺，脾虚湿盛）

苏某，女，40 岁。

初诊：2020 年 12 月 12 日。

主诉：反复鼻塞、喷嚏 5 年余，加重 3 天。

患者 2 年前行过敏原检查（吸入组、食物组）提示尘螨过敏。3 天前因熬夜工作后出现鼻塞、喷嚏连连，今日至门诊就诊，刻下症：鼻塞、鼻渊，喷嚏连连，鼻涕稍黄，咽痒咳嗽，痰多，质偏稀，咽稍干，无发热恶寒等，纳呆，平素易疲劳，眠一般，二便调。舌红，苔薄黄腻，脉浮滑数。

中医诊断：鼻渊（风热犯肺，脾虚湿盛）。

西医诊断：过敏性鼻炎。

患者素有反复鼻塞、喷嚏旧疾，肺气不足，又久居潮湿之地，脾土偏湿，素体偏虚，熬夜后津液灼耗，故见邪热犯肺，肺开窍于鼻，故见鼻塞流黄涕；热邪伤津，故可见咽干；患者既往有慢性鼻炎病史5年，肺气不足，脾气虚弱，脾虚生痰，故见咳嗽痰多，质偏稀；脾气亏虚则纳呆，平素易疲劳；舌红，苔薄黄腻，脉浮滑数，为风热犯肺、脾虚湿盛之舌苔脉象。方拟二陈汤合三子养亲汤加减，遣方如下：

| | | | |
|---|---|---|---|
| 紫苏子10g | 芥子10g | 北柴胡15g | 桂枝15g |
| 黄芩10g | 浙贝母15g | 白及15g | 法半夏10g |
| 苦杏仁10g | 陈皮5g | 桑叶10g | 五味子10g |
| 炙甘草5g | 牡蛎30g（先煎） | 蔓荆子10g | 茯苓25g |
| 太子参20g | 麸炒白术15g | 桔梗5g | 桑白皮25g |
| 合欢皮10g | 防风15g | 炒莱菔子10g | |

共4剂，水煎服，每日1剂。

二诊：2020年12月17日。

服药后鼻塞、喷嚏减轻，咳嗽咯痰缓解，但仍见鼻酸，闻异味或遇冷热气流则仍连续喷嚏。诊为肺热已除，脾土仍虚，肺气不固。故以补脾益肺为法，予自拟方"鼻炎方"服用1周，方药有辛夷、百合、苍耳子、细辛、白芷、薄荷（后下）、防风、羌活、桔梗、法半夏、太子参、山药、白术等，服药后鼻塞、喷嚏等诸症缓解。

【体会】

本案例反复鼻塞、喷嚏日久，素体肺脾两虚，今复外感风热，故实为虚实夹杂、外热内寒之证。急则治其标，故初诊予二陈汤合三子养亲汤加减，以理气化痰。《灵枢·五色》说："下者，脾也。""下"指鼻准；《医方辨难大成·中集》亦认为："鼻内属脾。"方中紫苏子止咳平喘、顺气行痰，炒芥子利膈消痰、温肺利气，莱菔子行气祛痰、消食导滞，法半夏燥湿化痰、下气散结，陈皮芳香醒脾、化痰燥湿，五味子收敛肺气；又加黄芩、桑叶、杏仁、浙贝、桔梗清肺热止咳；又患者脾湿甚，佐以桂枝温阳化气，太子参、白术益气健脾；又予合欢花、牡蛎安神助眠。诸药合用，可清热化痰、健脾祛湿。

初诊效显，肺热、痰湿消退大半，故转而补脾益肺，自拟鼻炎方芳香通窍，同时予山药、白术、太子参等益气健脾，以鼓肺卫，卫固而外邪不得进，中土坚实而内湿无以生，内外坚守，鼻渊无以犯也。

本案为虚实夹杂、外热内寒之证，体现中医辨证的灵活及精准之处。

## 10. 口疮（心脾积热，肝郁气滞）

杜某，女，51岁，教师。

初诊：2020年12月28日。

主诉：反复发作口腔溃疡多年。

患者多年前开始反复出现口腔溃疡，伴牙龈肿痛、舌边尖疼痛，平素易心情烦躁，胸胁胀痛，曾查 $^{14}$C 呼气试验提示阴性，服用枯草杆菌二联活菌肠溶胶囊等治疗，未见明显好转，今求诊于中医。刻下症：神志清楚，精神欠佳，近期因工作生活压力较大而致情绪更加焦虑易怒，面色萎黄，口唇、舌尖散在口腔溃疡，进食受影响，口苦、口臭，口干喜冷饮，腹胀，饭后甚，呃逆，心烦，双目涩痛，睡眠欠佳，大便干结，2～3日一行，小便黄，舌红，苔少，脉弦滑。

中医诊断：口疮（心脾积热，肝郁气滞）。

西医诊断：阿弗他性口腔溃疡。

本案为"口疮"范畴，证属心脾积热、肝郁气滞。患者长期饮食不节，内生湿热，又患者处于围绝经期，心阴不足，肝气郁滞。中焦气机不畅，导致胃肠道蠕动功能减弱，中焦燥屎内结而湿邪易阻气机，故见患者腹胀、呃逆；肝主情志，调畅气机，喜条达，患者因工作生活压力较大，心情易躁，情绪欠佳，致肝气郁结，肝失疏泄，郁结之气与燥屎互结，日久郁而化火，火邪上攻口舌，故见口腔溃疡。患者生活作息规律不得调整，焦虑急躁情绪无以缓解，故病情反复发作。治以清泻心脾之积热、疏肝解郁、通畅胃肠之积滞，处方以凉膈散加减，遣方如下：

| | | | |
|---|---|---|---|
| 木香 10g | 黄芩 15g | 菊花 10g | 淡竹叶 10g |
| 地龙 10g | 黄连 5g | 连翘 15g | 玄参 15g |
| 决明子 15g | 大黄 12g | 芒硝 12g | 钩藤 15g |
| 盐牛膝 15g | 麦冬 10g | 白芷 15g | 栀子 9g |
| 天麻 20g | 泽泻 50g | 川牛膝 15g | 香附 10g |
| 合欢皮 10g | 甘草 10g | 牡蛎 30g | 龙骨 25g |

7剂，水煎服，日1剂。

服药3剂，患者电话咨询诉大便次数增多，1日3～4行，臭如败卵。追问自觉口腔灼热疼痛减轻，进食较前好转，嘱其继续服用。

二诊：2021年1月4日。

口腔溃疡较前减少，面积较前缩小，睡眠欠佳，大便通畅，余症皆较前好转。予前方去大黄、芒硝，加火麻仁12g、柏子仁10g、枳实10g，共7剂，水煎服，日1剂。

停药后电话回访，诉口腔溃疡已消失，嘱患者清淡饮食、调畅情志、适当运动、保证休息。

**【体会】**

本案为围绝经期女性复发性口腔溃疡，中医称为"口疮""口糜"，其病机与"火"邪关系密切，可因劳倦过度、饮食不节等以致火邪上炎，发而为疮。《素问·气交变大论》指出："岁金不及，炎火乃行……民病口疮者甚。"而本案为更年期女性，心阴不足，虚火灼盛，又长居南粤之地，素体偏湿，加之饮食不节，湿热积脾，又因工作生活压力过大，肝气不舒，导致出现心脾积热、肝郁气滞之象，舌脉皆符本证。

治疗以清泻心脾、疏肝解郁、泻热通便为法，方以凉膈散加减。方中重用连翘以清热解毒，透散上焦邪热，为君。本方用大黄、芒硝通便泻下之意不在治疗便秘，而在清泄胸膈之热，是"以泻代清"之义。佐以黄连、黄芩、栀子等清上中焦之热，牛膝引火下行，菊花、香附、钩藤疏肝解郁，麦冬、玄参滋阴润燥，合欢皮安神解郁，龙骨、牡蛎镇静安神。

初诊后患者大便次数增多，臭如败卵，乃"以泻代清"奏效。二诊时观察到患者便秘情况有所缓解，故去大黄、芒硝，恐其药性生猛而伤正气，改火麻仁、柏子仁缓图之，同时柏子仁有养心安神之功，同合欢皮助患者改善睡眠，加木香、枳实进一步加强理气行气之功，使气机运行无碍，上下相接，诸症即除。

复发性口腔溃疡是口腔常见病，发病与饮食、情志、体质等多种因素有关，西医目前尚无特效治疗方法。余认为中医药治疗复发性口腔溃疡具有一定的优势，尤其本案用药，体现了"以泻代清"的配伍意义。《圣济总录·口舌生疮》云："论曰口舌生疮者，心脾经蕴热，盖口属脾，舌属心，脾者土，心火积热，传之脾土，二脏俱热毒，不得发散，攻冲上焦，令口舌之间生疮肿痛。"是以心脾积热之口疮不宜宣发，宜泻下，引火下行；另肝为心之母，主疏泄，与情志相关，五行属木，木克土，体阴而用阳，为刚脏，喜条达，易气郁、易化火，若肝之为病，则易母病及子、肝木乘脾，延及心脾二脏，且肝经分支从目系下向颊里，环绕唇内，故肝经郁滞可见口疮。临证当虑及此病机，酌情予疏肝理气之药，可事半功倍。

# 九、妇科病证

## 1. 月经后期（脾肾阳虚，瘀血内阻）

何某，女，19 岁，学生。

初诊：2020 年 11 月 6 日。

主诉：月经周期错后半年。

患者 13 岁初潮，自 2020 年 1 月开始月经周期延长至 53 天，近 2 个月月经未至，LMP：2020 年 8 月 30 日，量一般，5 天干净，色暗红，无血块，无腰酸、乳房胀痛等，无口干口苦，纳眠可，二便调。查体：形体偏瘦，舌淡暗苔白，边有齿痕，脉涩。否认怀孕，否认其他特殊病史。

中医诊断：月经后期（脾肾阳虚，瘀血内阻）。

西医诊断：月经失调。

患者青年女性，形体偏瘦，平素在校学习暗耗气血、思虑伤脾，脾失健运，气血生化失司，营血衰少，冲任不足，血海不能按时盈满溢出，致月经经行错后；又因病程日久，虚寒内生，耗伤阳气，气血运行迟滞，血滞胞宫，故月经色暗红；其舌淡苔白、边有齿痕为脾肾阳虚之象，舌暗、脉涩为瘀血内阻之象。四诊合参，本病属脾肾阳虚、瘀血内阻，治法为温肾健脾、祛瘀生新。用自拟方"经过期方"加减以逐瘀通经，方药如下：

| | | | |
|---|---|---|---|
| 川芎 10g | 当归尾 12g | 白芍 10g | 熟地黄 15g |
| 醋香附 10g | 桃仁 10g | 醋莪术 15g | 益母草 15g |
| 桂枝 8g | 木香 10g | 炙甘草 12g | 狗脊 15g |
| 淡附片 12g | 党参 18g | 黄芪 18g | 砂仁 15g |

7 剂，配方颗粒，水冲服代茶饮。嘱月经来潮量多时停服。

因患者为阜外在校生，不方便复诊，以自拟方"加味八珍汤"加减以健脾补肾、补虚生新，于经后或月经未至时服用，方药如下：

| | | | |
|---|---|---|---|
| 党参20g | 白术12g | 茯苓10g | 川芎10g |
| 山药25g | 当归10g | 熟地黄15g | 白芍10g |
| 山萸肉15g | 桑椹20g | 枸杞10g | 炙甘草10g |
| 白及10g | 菟丝子12g | 覆盆子12g | |

7剂，配方颗粒，水冲服代茶饮。嘱行经第7天开始服，或月经未至时服，注意保持心情愉悦。

患者不能面诊，家属转告得知服完前七剂后月经即至，且次月月经如期而至，无明显不适。

【体会】

月经后期主要发病机理是精血不足或邪气阻滞，血海不能按时满溢，病位在胞宫，与肝、脾、肾三脏相关。治疗须辨明虚实，虚证治以温经养血，实证治以活血行滞。

本案只见月经周期推迟甚至停经，未见明显兼症，虚象不明显，乃瘀血内阻之证，可选用逐瘀通经之法，因此用自拟方"经过期方"加减运用。活血过度必将损耗气血，不能单纯活血祛瘀，因此不仅在四物汤养血调经的基础上配伍桃仁、莪术、益母草加强活血祛瘀之功，还配伍香附、木香疏肝理气调经，使经血下行顺利；再配伍少量的桂枝，意在借桂枝温煦之力鼓动药力，以加强疗效；患者舌淡苔白，边有齿印，此乃久病脾肾阳虚之象，故配伍狗脊温肾助阳、淡附片补火助阳，以散内生之虚寒；佐以党参、黄芪、砂仁健脾益气。全方共奏逐瘀通经、疏肝调经、温肾健脾之效，使月经生化有源，疏泄有常，化瘀不伤正，调和肝、脾、肾三脏，治标不忘本。

经后选用八珍汤加减配伍运用，在益气养血的基础上，选用桑椹、枸杞等甘、平、性偏寒之品，在滋阴养血的同时避免虚热内生，对于经后血少阴虚者有很好的疗效，常用于妇女月经经后、经间期调补；补肝肾方面，菟丝子补肾益精兼能养肝，覆盆子益精固肾，可添精补髓，两者常常配伍运用；女子月经来要顺畅，结束要干净，因此经后配伍白及收敛止血。

脾为后天之本，主统血且化生气血，月经来潮离不开脾气健旺、气血充盈；肝藏血主疏泄，调畅气机，使月经按时来潮；肾精充盈才能不断化生阴血，使月经满溢。因此，月经之病必须从肝、脾、肾三脏论治，用药注重补脾肾、疏肝气。经行后亦有病情反复者，此乃先天禀赋不足或气血虚日久，缺乏月经的基础物质，须调补脾肾，诚如傅青主在《傅青主女科·女科上卷·调经·经水后期第十六》中所说："经本于肾，而其流五脏六腑之血皆归之，故经来而诸经之血尽来附益，以经水行而门启不遑迅阖，诸经之血乘其隙而皆出也，但血既出矣，则成不足。"因此，诸经之血随月经而出，经后应当健脾补肾，巩固先天之本及后天之本，保证气血生化有源，为下一次月经作准备。月经调理应该贯穿整个月经周期，经前、行经期、经后、经间期往往需要运用不同的治疗方法，建议坚持调补3个月为1个疗程，同时保持心情愉悦，切莫把服药当成任务而增加心理负担。

## 2. 崩漏（肾阴不足证）

蒙某，女，33岁，公务员。

初诊：2021年3月16日。

主诉：阴道不规则出血2年余。

患者诉2年前因劳累后经乱无期，月经一月来潮2～3次，末次月经2月18日至今近一月淋漓不净，经色鲜红，质稠，有血块，伴腰酸、健忘，下腹胀，平素易疲倦、头晕，白带稍多，色黄，纳可，眠一般，二便调。G3P2A1。舌红苔少，脉细。

辅助检查：2021年2月1日人乳头瘤病毒（HPV）检测未见异常；白带常规显示细菌性阴道病阳性，白细胞+++，分泌物脓细胞+，清洁度Ⅳ；性激素六项$E_2$ 29.42，余未见异常。2021年3月6日血常规示血红蛋白112g/L（参考值115～150），红细胞压积34.4%（参考值35%～45%），红细胞平均体积77.5fL（参考值82～100），平均血红蛋白量25.1pg（参考值27～34）。

中医诊断：崩漏（肾阴不足证）。

西医诊断：功能性子宫出血。

本案例因劳累而病作虚，出血病程长则阴愈亏，肾阴不足使肝木失养，藏血失职，相火扰动冲任，崩漏乃作；阴虚生内热，热灼阴血，则血色鲜红质稠、白带黄；阴血不足，不能上荣于脑，故健忘、失眠、头晕；阴精亏虚，外府不荣，作强无力，则腰酸；舌红少苔，脉象虚细，为肾阴不足之症。治以滋肾益阴、止血调经为法，方选归芍地黄汤加减：

| | | | |
|---|---|---|---|
| 甘草 5g | 当归 10g | 生地黄 10g | 黄连 5g |
| 黄芩 10g | 白芍 10g | 醋香附 10g | 知母 10g |
| 黄柏 25g | 牡丹皮 15g | 地榆炭 20g | 蒲黄炭 20g |
| 炒酸枣仁 20g | 山药 20g | 枸杞子 15g | 血余炭 20g |
| 莲子心 10g | 桑椹 15g | 牡蛎 25g | |

7 剂，水煎服，日 1 剂。

二诊：2021 年 4 月 27 日。

服药 7 天后阴道出血止，至 4 月 21 日月经如期而至，经量较前增多，色鲜红，5 天净，无腹痛，仍腰酸，食欲一般，睡眠可，二便调，舌红苔白，脉弦细。治以健脾补肾、疏肝解郁为法，以补其虚损，具体方药如下：

| | | | |
|---|---|---|---|
| 薏苡仁 20g | 甘草片 5g | 炒麦芽 30g | 山药 25g |
| 砂仁 10g（后下） | 茯苓 20g | 太子参 20g | 黄芩 10g |
| 延胡索 10g | 郁金 5g | 姜半夏 10g | 北柴胡 10g |
| 香附 10g | 白及 15g | 杜仲 15g | 仙鹤草 15g |
| 炒酸枣仁 15g | | | |

7 剂，水煎服，日 1 剂。

随访跟踪 3 个月，患者服前方后月经规律，经量正常，腰酸好转，精力明显改善，纳眠二便均正常。

【体会】

崩漏是妇科常见病、疑难病，早在《内经》便有"阴虚阳搏谓之崩"的记载。《诸病源候论·崩中漏下候》指出："冲任之脉虚损，不能制约其经血，故血非时而下。"《东垣十书·兰室秘藏》云："妇人血崩是肾水阴虚不能镇守胞络相火，故血走而崩也。"明确指出肾阴虚引起虚火动血而致崩漏。《丹溪心法附余》中提出治崩三大原则——塞流、澄源、复旧，即"治崩次第，初用止血以塞其流，中用清热凉血以澄其源，末用补血以还其旧。"余认为，出血量较大时应首重止血却不唯止血；若出血时间较长，应考虑夹有血瘀，则须化瘀止血；崩漏血止后应重在调周论治，固本善后，调理恢复。

本案例患者崩漏的病机是虚火妄动，迫血妄行，兼有脾虚不摄所致，故以滋阴降火、调冲止血为法则，方选归芍地黄汤加减。以当归、生地、桑椹、枸杞、白芍养血滋阴，使阴血充则水能制火；佐以黄芩、黄连、黄柏、知母、牡丹皮、莲子心泻火而坚阴；地榆炭、血余炭、牡蛎加强收敛止血作用；香附、蒲黄炭活血化瘀止血，使补而不滞，滋而不腻，止血而不留瘀；酸枣仁、五味子以养心安神；山药、甘草以健脾固摄。诸药合用，共奏滋阴补肾止血之效，达到阴平阳秘、精神乃治的目的。

二诊时血已止，并处月经后期，重在调周治疗，平衡阴阳，以期恢复正常月经周期。结合患者脾肾不足的证候特征，以健脾补肾、疏肝解郁为法，肝、脾、肾同治，调达气机。因治病求本，标本兼顾，方证契合，故立竿见效。

### 3. 闭经（肾虚肝郁，气滞血瘀）

连某，女，34 岁，文员。

初诊：2021 年 3 月 30 日。

主诉：子宫内膜异位症术后 1 年，月经不规律半年。

患者因痛经于 2016 年诊断为"子宫内膜异位症"，并于 2020 年 4 月 21 日行膀胱部分切除术，输尿管吻合/种植术和肠切除吻合术，腹腔镜左侧输尿管狭窄段切除再吻合术，腹腔镜下盆腔粘连分离术，术后维持"注射用醋酸亮丙瑞林微球"治疗 6 个月，停抑那通后 2 月多月经未至，需黄体酮辅助月经方能来潮（2020 年 12 月及 2021 年 3 月曾服黄体酮调经），易疲倦、腰酸，烦躁，间有右下腹及左腰疼痛，睡眠欠佳，余无明显不适，要求中药调理。初潮 13 岁，既往月经规律，28 天一行，一周净，LMP：2021 年 3 月 10 日，量中，无痛经。G1P0A1，白带无异常。2020 年 12 月外院彩超：乳腺增生，左肾体积稍小，右肾、膀胱、子宫附件未见明显异常；妇检：宫颈肥大，宫颈柱状上皮异位（轻度）；血生化：胱抑素及 CA199 上升，余性激素指标未见明显异常。舌暗，苔薄白，脉弦。

中医诊断：闭经（肾虚肝郁，气滞血瘀）。

西医诊断：子宫内膜异位症术后。

患者术后正值正气虚弱之际，应用促性腺激素释放激素激动剂（GnRH-a）治疗后患者性激素分泌紊乱，致肝肾不足，阴阳失衡，气血受损，运行无力，血瘀加重，阻滞气机，肝失疏泄，故表现为月经紊乱、腰酸乏力、烦躁、失眠等；舌暗苔薄白、脉弦均是肾虚肝郁、血瘀内阻表现。治以滋补肝肾、调理气机为主，兼以活血化瘀，具体方药如下：

| | | | |
|---|---|---|---|
| 党参 15g | 黄芩 10g | 白芍 30g | 醋延胡索 15g |
| 姜半夏 10g | 柴胡 15g | 香附 10g | 麸炒枳壳 10g |
| 薏苡仁 20g | 炙甘草 15g | 炒麦芽 30g | 麸炒白术 15g |
| 山药 30g | 茯苓 15g | 桑椹 15g | 益智仁 15g |
| 菟丝子 10g | 桑寄生 15g | | |

7 剂，水煎服，日 1 剂。

二诊：2021 年 4 月 6 日。

患者精神好转，腰酸、烦躁较前改善，月经未至，诉下腹坠胀明显，睡眠一般。前方减桑椹、益智仁、菟丝子、桑寄生等补肾之品，加当归尾 10g、川芎 6g、莪术 10g、香附 10g、益母草 15g 以加强活血调经之力，再服 7 剂。

三诊：2021 年 4 月 20 日。

患者服前方后 4 月 14 日月经至，经量中等，无痛经，7 天净，无腰酸及腹胀等不适，睡眠好转。继续以健脾补肾、疏肝活血为法调治 2 个月，月经均如期而至，一切如常。

【体会】

子宫内膜异位症（Endometriosis，EMT）主要治疗方法为保守性手术联合术后药物巩固治疗，促性腺激素释放激素激动剂（gonadotropin-releasing hormone agonist，GnRH-a）作为术后常用药物之一，存在导致机体低雌激素状态的副作用，从而出现一系列围绝经期症状，如月经紊乱、潮热、盗汗、心悸、眩晕、头痛、睡眠障碍、耳鸣、抑郁、激动易怒、骨质丢失，以及性欲下降和阴道干燥等，严重影响患者生活质量。中医药在改善 EMT 术后应用 GnRH-a 不良反应方面有显著疗效，同时对机体的内分泌和免疫系统等有良好的调节作用，有广阔的临床应用前景。

对于应用 GnRH-a 类药物预防子宫内膜异位症复发的术后患者，余认为盆腔中的有形之邪虽已祛除，但其瘀血的本质仍未得到根本解决。术后患者正值正气虚弱之际，应用 GnRH-a 治疗后患者体内雌激素水平下降，性激素分泌紊乱，导致肾阴阳失衡，气血受损，运行无力，血瘀加重，阻滞气机，肝失疏泄。肾主生殖，肝主疏泄，调理肝肾有助于平衡阴阳，恢复生殖轴正常运转，减少 GnRH-a 类药物的副反应，故治疗原则以滋补肝肾、调理气机为主，兼以活血化瘀。此外，临床上治疗育龄期妇女要重视周期疗法的应用，要顺应妇女生理节律，分期用药，以平衡阴阳、兼顾气血，注意辨证与辨病相结合，着重以藏泻适时为指导原则。

本例患者首诊时正值经间期后，为重阴转化期，阴精充盛，由阴转阳，冲任气血活动旺盛，故宜阴阳双补，使阴阳气血俱旺，同时宣通气机，以促进阴阳转化。方中以桑椹、益智仁、菟丝子、桑寄生等结合四君子汤以健脾补肾，使先天之本与后天之根相互滋生；配合柴胡、香附、枳壳、延胡索等疏通气机之药，以和调气血，促进阴阳转化。二诊时正值经前期，此时阳气偏盛，为重阳转化期，肝气易于郁结，血海满溢，阴血易于瘀滞，治宜活血调经，推动气血运行，使经血通畅，故重用莪术、益母草、川芎等行气疏肝、活血调经之品，使经血按期满溢而至。后期守滋肾疏肝、活血化瘀之法和调气血，平衡阴阳。

### 4. 绝经前后诸症（肝肾阴虚）

潘某，女，56 岁，退休工人。

初诊：2020 年 6 月 27 日。

主诉：潮热半年伴左耳鸣 2 月余。

患者述半年前无明显诱因潮热，夜间尤甚，伴左耳鸣，如蝉鸣，自汗，寐差易醒，纳可，二便调。舌红苔少，脉弦。停经 4 年。

中医诊断：绝经前后诸症（肝肾阴虚）。

西医诊断：更年期综合征。

患者已过"七七之年"，肾阴不足，天癸渐竭，气血无以生化，肾阴亏损，肾水不能上济心火则心烦失眠、潮热汗出；肾虚时会导致髓海空虚，故可发为耳鸣；观其舌红苔少，脉弦，乃肝肾阴虚之征象。法当滋肝益肾、清热安神，以自拟方育阴方加减治之。

| | | | |
|---|---|---|---|
| 钩藤 15g | 远志 15g | 首乌藤 15g | 酸枣仁 20g |
| 茯神 15g | 五味子 10g | 柏子仁 20g | 地骨皮 10g |

| 牡蛎 35g | 山茱萸 10g | 甘草 5g | 泽泻 30g |
| 桑椹 15g | 桑白皮 30g | 柴胡 15g | 龟甲 15g |
| 黄芩 10g | 鳖甲 15g | 陈皮 5g | 黄芪 15g |
| 白芍 10g | 生地黄 10g | 黄连 5g | 炒白术 10g |

7 剂，水煎服，日 1 剂。

二诊：2020 年 7 月 5 日。

服药后耳鸣已无，潮热、自汗明显减轻，余无不适。守前方去钩藤、地骨皮、炒白术、黄芪，调整柏子仁为 15g、牡蛎为 30g、鳖甲为 10g，继服 14 剂。

随访 2 月，患者潮热、耳鸣未见再发。

【体会】

妇女更年期综合征西医主要采用补充性激素的方法，达到重新正常的量值，确实近期疗效良好，但大量激素加重身体负担，致使脏器负重工作，就会带来子宫肌瘤、卵巢肿瘤等不良反应。

中医学称妇女更年期综合征为"绝经前后诸症"。《素问·上古天真论》记载："女子……七七任脉虚，太冲脉衰少，天癸竭，地道不通，故形坏而无子也。"指出了妇女在 49 岁前后年龄阶段的生理变化。清代《竹林女科证治》中提出："女性进入绝经期前后，脏腑经络已经衰退，肝经、肾经之气血亏损更为明显，最终导致诸多症状的出现"。由此可知，肝肾二经气血的盛衰直接决定着机体的血运状态，妇女年届七七，肝肾失调，则百病诸生。

本病的发病因素较为复杂，它与妇女生理病理的变化，家庭和社会环境影响，自身的个性特点及精神因素紧密相关，因此症状多种多样，常为多脏腑症状同时出现，证候亦错综复杂，往往寒热相兼，虚实夹杂，程度有轻有重，病程有长有短，出现症状的年龄有越来越年轻的趋势。

本病的本质是肾气衰弱，阴阳失去平衡，导致气血失调，脏腑功能紊乱，故治疗上应抓住"肾虚"的本质，在补肾固本、调理阴阳的前提下，结合其他脏腑的症状，采用疏肝解郁、益气健脾、养心安神、祛湿化痰、调理气血等法，才能收到较好的疗效。

方中龟甲、鳖甲、牡蛎滋阴潜阳，地骨皮、生地黄等药滋阴降火，远志、首乌藤、酸枣仁、茯神、柏子仁等药养心安神，五味子、浮小麦、白芍、黄芪等药收敛固涩、山茱萸、桑椹补肝肾、益精血，钩藤、柴胡疏肝平肝且为引经药。

另外需要强调的是，由于本病是多个因素所致疾病，药物治疗是一个方面，社会环境、家庭及精神因素也不可忽视，尚须进行相应的心理治疗和自我保健，即中医所谓的"调情志，节嗜欲，适劳逸，慎起居"等辅助疗法。

### 5. 滑胎（肾阳不足，下焦虚寒）

梁某，女，33 岁，教师。

初诊：2021 年 3 月 13 日。

主诉：婚后 3 年多次流产，求嗣。

患者婚后 3 年，自然怀孕 3 次，均发生早期自然流产，最后一次为 2021 年 2 月，因胎停行清宫术。行相关免疫学检查，未见异常，丈夫体健，精液常规检查未见异常。曾接受中西医治疗，至今未成功育子，遂求诊于此。平素月经周期稍欠规则，13 岁初潮，经期 5 ～ 7 天，周期 25 ～ 35 天，LMP：2021 年 3 月 8 日，已行经 5 日，量偏少，经色稍暗，夹少量血块，经前少腹刺痛，经行第一日小腹绞痛，伴腹泻，带下清稀，四肢偏冷，下肢甚，喜热饮。刻下症：月经未净，经血色黯，量不多，困倦乏力。纳呆食少，眠差，嗜睡，大便不成形，稍食冷物则腹泻，行经时腹泻，小便清长。舌淡红，舌苔白，脉沉缓略迟。G3P0A3。

辅助检查：2020 年 8 月 20 日行子宫附件彩超示左侧附件炎、子宫小肌瘤。

中医诊断：滑胎（肾阳不足，下焦虚寒）。

西医诊断：习惯性流产。

四诊合参，本病属中医学"滑胎"范畴，证属"肾阳不足，下焦虚寒"。患者素来脾肾阳虚，故见四肢怕冷，下肢甚；肾阳亏虚，下焦失于温煦，故经前少腹刺痛，经行小腹绞痛，带下清稀；脾阳不足，中寒内盛，故稍食冷物则腹泻；阳气不足，三焦失于通调，故困倦乏力；下焦虚寒，胞宫失养，难以结胎，故数次滑利；舌淡红，舌苔白，脉沉缓略迟，皆为肾阳不足、下焦虚寒之象。故以金匮温经汤温补脾肾，间以暖宫祛寒，先安结胎之地，再治以调经促孕、滋养气血，使其顺利受胎。遣方如下：

| | | | |
|---|---|---|---|
| 阿胶 5g | 醋三棱 15g | 桂枝 10g | 吴茱萸 10g |
| 红花 5g | 炙甘草 5g | 三七 10g | 熟附子 15g |

| 生姜 15g | 麸炒白术 10g | 黄芪 15g | 酒川芎 5g |
| 当归尾 5g | 白芍 5g | 熟地黄 10g | 桃仁 5g |
| 醋莪术 10g | 益母草 15g | 小茴香 10g | 牡丹皮 10g |
| 麦冬 10g | 法半夏 5g | | |

7 剂，水煎服，日 1 剂。

二诊：2021 年 3 月 20 日。

服药后下焦畏寒、腹泻之象缓解明显，但诉腰酸，稍口干。考虑患者素体虚弱，易虚不受补，故暂减温补之量，加天冬、石斛滋阴制燥，熟地黄加至 15g，以助诸药缓缓温化，14 剂，水煎服，日 1 剂。

三诊：2021 年 4 月 3 日。

诉困倦、畏寒、腹泻诸症好转明显，近 1 周无腹泻症状，四肢觉温。考虑现处经前期，又素体虚弱，故予黄芪桂枝五物汤加减，以益气温经、和血通络，潜方如下：黄芪 30g，桂枝 10g，芍药 10g，生姜 10g，大枣 4 枚等。药 7 剂，水煎服，日 1 剂。

四诊：2021 年 4 月 17 日。

服药后于 2021 年 4 月 11 日月经至，16 日净，诉本次月经未见腹痛，无身寒之症，经血量中等，色红，无夹血块，无腰酸、口干等，无腹泻。考虑患者宫寒已缓，可逐步改予滋补肝肾为法，同时嘱患者可开始试孕。方药守前，酌加菟丝子、女贞子、续断、桑寄生、桑椹、淫羊藿、杜仲等补肝肾，同时以余"调经 3 号膏方"调服。

后守方加减，患者于 2021 年 6 月回馈已成功怀孕，胚胎健康。继续以滋补肝肾、健脾固胎为法，间服中药至 12 周之后，现待产家中，下月预产，产检指标正常。

【体会】

本案例为肾阳不足、下焦虚寒证滑胎。患者素来脾肾阳虚，四肢不温，经行腹痛、泄泻，婚后 3 年数次滑胎，为胞宫虚寒，故难以结胎。《金匮要略·妇人杂病脉证并治》载："妇人之病，因虚、积冷、结气，为诸经水断绝。至有历年，血寒积结胞门，寒伤经络，凝坚在上。"《傅青主女科》载："寒冰之地，不生草木；重阴之渊，不长鱼龙"。《圣济总录》有云："妇人所以无子，由冲任不足，肾气虚寒故也。"故治疗当以温补脾肾、暖宫祛寒、调经促孕为法。

首诊予金匮温经汤主之，方中吴茱萸、桂枝温经散寒、通利血脉，其中吴茱萸功擅散寒止痛，桂枝长于温通血脉，共为君药。当归、川芎活血祛瘀、养血调经；丹皮既助诸药活血散瘀，又能清血分虚热，共为臣药。阿胶甘平，养血止血，滋阴润燥；白芍酸苦微寒，养血敛阴，柔肝止痛；麦冬甘苦微寒，养阴清热。三药合用，养血调肝，滋阴润燥，且清虚热，并制吴茱萸、桂枝之温燥。黄芪、甘草益气健脾，以资生化之源，使阳生阴长，气旺血充；半夏、生姜辛开散结，通降胃气，以助祛瘀调经，其中生姜又温胃气以助生化，且助吴茱萸、桂枝以温经散寒，以上均为佐药。酌加三七、红花、莪术、益母草、桃仁、小茴香等温肾散寒、活血调经；熟附子补火助阳、温经散寒；甘草尚能调和诸药，兼为使药。诸药合用，共奏温经散寒、养血祛瘀之功。

服药7剂后患者下焦畏寒、腹泻之象缓解明显，但诉腰酸，稍口干，故暂减温补之量，加天冬、石斛滋阴制燥，以助诸药缓缓温化。三诊后患者四肢觉暖，寒象已缓，改投以黄芪桂枝五物汤，方中黄芪为君，甘温益气；桂枝温经通脉，与黄芪配伍，益气温阳，和血通经，桂枝得黄芪益气而振奋阳气，黄芪得桂枝温阳而不致留邪。芍药养血和营而通血络，与桂枝合用，调营卫而和表里，两药为臣。生姜辛温，疏散风邪，以助桂枝之力；大枣甘温，养血益气，以资黄芪、芍药之功，与生姜为伍又能和营卫、调诸药，以为佐使。四诊后逐步改予滋补肝肾为法，同时配合膏方调服，成功受孕，然后继续中药调治至稳定期。

此病与肾关系最密切，盖《景岳全书》载："且胎怀十月，经养各有所主，所以屡见小产堕胎者，多在三个月及五月七月之间，而下次之堕必如期复然。且以先次伤此一经，而再值此经，则遇阙不能过矣。况妇人肾以系胞，而腰为肾之府。"故治疗多从肾着手，但临证须灵活变通，方能提高诊疗水平。

## 6. 不孕（脾肾亏虚）

陈某，女，34岁，工人。

初诊：2020年10月24日。

主诉：不孕10余年。

已婚10余年，未育，多次自然受孕不成功，2018年至今行4次试管受孕，均胚胎不发育，现计划 1 个月后再次行胚胎植入术。平素生活压力大，经前乳房胀痛、易倦怠，纳眠可，二便调。形体偏胖，舌淡暗苔白，脉沉。LMP：2020 年 10 月 12 日，4 天净，痛经明显，量多，血块少，月经周期不规律。男方体健。

中医诊断：不孕（脾肾亏虚）。

西医诊断：原发性不孕。

患者青年女性，先天禀赋不足，加之多次试管受孕，损伤肾气，使冲任虚衰，胞脉失养，故不能摄精成孕；冲任失调，血海失司，故出现月经量多；平素受孕压力大，情志不舒，肝郁气滞，故经前乳房胀痛、痛经；气行不畅，加之形体偏胖者痰湿内盛，湿浊中阻，脾失健运，故出现倦怠乏力等不适；舌淡暗苔白，脉沉，乃久病虚证兼气血运行不畅之象。四诊合参，本病属脾肾亏虚，治法宜健脾益肾为主。以自拟方"加味八珍汤"加减治之，遣方如下：

| | | | |
|---|---|---|---|
| 党参 30g | 黄芪 30g | 白术 15g | 川芎 10g |
| 茯苓 10g | 山药 25g | 薏苡仁 20g | 当归 12g |
| 枸杞子 15g | 白芍 10g | 山萸肉 15g | 熟地黄 15g |
| 浮小麦 30g | 女贞子 12g | 墨旱莲 15g | 桑椹 20g |
| 炙甘草 10g | 柴胡 15g | 黄芩 10g | 法半夏 10g |
| 郁金 10g | | | |

7 剂，配方颗粒，水冲服代茶饮。

二诊：2020 年 10 月 30 日，经前。

倦怠改善，失眠，尿频，今日阴道有少量褐色分泌物，纳可，二便调。患者拟行人工受孕，药物影响导致月经不规律，结合病症加强健脾，以自拟方"脾方"加减，拟方如下：

| | | | |
|---|---|---|---|
| 太子参 12g | 砂仁 15g | 白术 10g | 浮小麦 40g |
| 茯苓 10g | 陈皮 5g | 薏苡仁 25g | 山药 25g |
| 黄芪 12g | 炙甘草 6g | 柴胡 15g | 黄芩 10g |
| 法半夏 10g | 郁金 10g | 益智仁 30g | 百合 20g |
| 乌药 10g | 菟丝子 10g | 白及 12g | |

7 剂。嘱其丈夫共同调理。

三诊：2020 年 11 月 6 日。

LMP：2020 年 11 月 3 日，现月经第三天，痛经较前减轻，量一般，鲜红色，血块少，少许口干，经前乳房胀痛改善，无倦怠、失眠、尿频，纳眠可，二便调。自诉近一周空腹血糖 6.0～7.2mmol/L，餐后 2 小时血糖 5.0mmol/L。方选加味八珍汤加减，遣方如下：

| | | | |
|---|---|---|---|
| 党参 20g | 黄芪 20g | 白术 10g | 川芎 8g |
| 茯苓 10g | 山药 25g | 薏苡仁 15g | 当归 6g |
| 大枣 10g | 枸杞子 15g | 制何首乌 10g | 白芍 10g |
| 山萸肉 15g | 熟地黄 15g | 浮小麦 30g | 女贞子 15g |
| 墨旱莲 12g | 桑椹 20g | 鸡血藤 6g | 炙甘草 6g |
| 莲子 25g | 砂仁 15g | 炒酸枣仁 15g | 五味子 10g |

14 剂。

四诊：2020 年 11 月 21 日。

LMP：2020 年 11 月 3 日，7 天干净，现凌晨易醒，醒后难入睡，纳可，二便调。自诉近一周空腹血糖 6.0～7.2mmol/L，餐后 2 小时血糖 5.0mmol/L。拟近日到外院行胚胎植入术。用方如下：

| | | | |
|---|---|---|---|
| 党参 20g | 黄芪 20g | 白术 10g | 茯苓 10g |
| 山药 25g | 薏苡仁 18g | 当归 6g | 枸杞子 15g |
| 白芍 12g | 山萸肉 15g | 熟地黄 15g | 浮小麦 30g |
| 女贞子 15g | 墨旱莲 12g | 桑椹 20g | 鸡血藤 8g |
| 炙甘草 6g | 莲子 25g | 砂仁 15g | 炒酸枣仁 15g |
| 五味子 10g | 柴胡 12g | 芡实 12g | 苍术 10g |

14 剂。

五诊：2020 年 12 月 5 日。

LMP：2020 年 11 月 3 日，已于外院行胚胎植入。现睡眠较前改善，二便调。自诉近一周空腹血糖 6.0～7.2mmol/L，餐后 2 小时血糖 7.0mmol/L。用方如下：

| | | | |
|---|---|---|---|
| 太子参 15g | 白术 6g | 茯苓 6g | 山药 25g |
| 薏苡仁 15g | 当归 5g | 枸杞子 12g | 白芍 10g |
| 山萸肉 12g | 熟地黄 12g | 浮小麦 30g | 女贞子 12g |
| 墨旱莲 12g | 桑椹 20g | 炙甘草 6g | 莲子 25g |

| 砂仁 15g | 炒酸枣仁 15g | 五味子 10g | 柴胡 12g |
| 芡实 12g | 苍术 10g | 黄精 10g | 益智仁 12g |
| 覆盆子 8g | | | |

14 剂。

**【体会】**

本案例以女子婚后 10 年不孕为主，考虑不孕症。中医学认为孕育的机制主要在于"月经调""男精壮""阴阳和"，本病的发生多与冲任气血失调有关。《医宗金鉴》云："女子不孕之故，由伤其任冲也"，其在脏则以肾、肝、脾为主。肾藏精，主生殖，"胞络者系于肾"，肾（产生天癸）－冲任－胞宫为女性生殖轴，故肾虚导致的生殖功能失调是女性不孕的主要原因。女体属阴，以血为用，肝藏血，主疏泄，为冲脉之本而司血海，故又有"肝为女子先天"之说，所以肝血不足、肝郁亦为不孕的重要因素。脾（胃）为后天之本，主运化，统血而生血，"冲脉隶于阳明"，所以脾胃功能失调也与不孕有关。

本案四诊合参当辨为脾肾两虚、肝脾不调，肾虚、冲任虚衰则不能摄精成孕，脾虚气血乏源亦不能养先天之本，肝气不调、疏泄失常则冲任失和，诸因相加则长年不得孕。余认为，不孕之症首先调经，经调孕自成。调经之法，观月经之期、量、色、质而治之，以气血流通、冲任调达为目的。治疗不孕应在辨证选方的基础上结合月经周期进行调理，如脾肾亏虚患者可在八珍汤基础上加减，经前期配合活血调经，佐以疏肝理气，以达胞宫排血通畅之目的。氤氲期治当促排卵、温养冲任。经后期血海空虚，肾气耗损，治以温养冲任、益肾填精以培补其本。

女性不孕症与心理状况、心理压力承受力及性格有着非常密切的关系，精神过度紧张、心理障碍往往会导致内分泌功能紊乱、排卵障碍，形成越想怀孕越难以怀孕的局面。在治疗的过程中，不可忽视家人，特别是丈夫的作用。对于不孕症患者，要尊重她们、关心她们、体贴她们，平时不宜议论有关不孕之类的话题，家人更不宜有意无意地埋怨、斥责、挖苦她们，而应该开导、鼓励、帮助她们，这样不仅有利于患者康复，而且也有利于家庭和睦、社会安定。减少或减轻不孕症患者的心理障碍，不仅可以提高自然受孕率，还可以提高患者的生活质量，是一个值得全社会高度重视的问题。

后记：本案患者经历调经、疏肝解郁、活血化瘀、补益肝肾等治疗后，成功人工受孕，并于 2021 年 8 月 24 日顺利产下一婴儿。

## 7. 不孕（肾虚肝郁）

张某，女，38 岁，工人。

初诊：2020 年 9 月 13 日。

主诉：婚后备孕 10 年未育。

结婚 10 年未育，平素口苦口干，喜叹息、喜温饮，畏寒、四肢冷，睡眠可，多梦，盗汗，胃纳可，小便黄，大便干结，每天 1 次。LMP：2020 年 9 月 1 日，7 天干净，周期规律，量多，色偏暗，血块多，痛经，经前乳房胀痛，经行腰酸乏力，G2P0A2。男方体健。2016 年自然流产史，2018 年 7 月因胚胎停育行药流术。辅助检查：右侧乳房结节。

中医诊断：不孕（肾虚肝郁）。

西医诊断：继发性不孕。

患者婚后多年未育，平素受孕压力大，情志不舒，肝郁气滞，故经前乳房胀痛、痛经、喜叹息；气郁化火，上则胆汁逆流而感口苦口干、多梦、盗汗，下则小便黄、大便干结；患者先天禀赋不足，加之两次流产损伤肾气，肾虚则肢冷、畏寒、喜温饮。四诊合参，本病属肾虚肝郁，治以益肾通络、疏肝调冲为主。拟毓麟珠合四逆散加减治之，遣方如下：

| | | | |
|---|---|---|---|
| 柴胡 15g | 当归 10g | 郁金 10g | 酸枣仁 15g |
| 枳壳 10g | 菟丝子 15g | 延胡索 15g | 白芍 10g |
| 鳖甲 15g | 炙甘草 5g | 党参 20g | 白术 15g |
| 茯苓 10g | 山药 30g | 枸杞 15g | 山茱萸 15g |
| 熟地 15g | 桑椹 20g | 砂仁 15g | 黄精 15g |

7 剂，水煎服，日 1 剂。

二诊：2020 年 9 月 20 日。

服药后诸症改善，现觉纳呆，餐后胃脘饱胀，恶心、乏力，睡眠可，大便每天 2 次。2020 年 9 月 14 日行子宫 – 输卵管造影术提示：双侧输卵管通畅。上方去郁金，加鸡内金健胃消食，7 剂。

三诊：2020年9月29日。

服药后精神状态良好，时有左下肋阵发性疼痛，约1分钟可自行缓解。晨起时自觉汗多，伴左前臂麻木感，双小腿抽筋，活动后减轻，食欲可，睡眠一般，多梦，偶尔易醒，大便每天2次，成形，小便稍黄，LMP：2020年9月1日。因值经前期，上方去枳壳、鳖甲，加莲子益肾健脾、养心安神，7剂。

本案患者守上方加减，经历8个月的孕前、孕中调治后，于2021年10月16日顺利产下6.2斤男婴。

**【体会】**

近年来，不孕症的发病率持续上升，主要有以下原因：一是现代人的生活节奏过快、生活压力增大，晚婚晚育越来越普遍，平均结婚、生育年龄的上升，很大程度上是导致不孕不育的一个重要因素。二是不孕症多由妇科疾病迁延不愈而致，患者长期受病痛折磨，身心承受着巨大的压力。所以怎样从根本上治疗不孕症，减少患者痛苦，提高患者生活质量，是需要攻克的难题。现代治疗不孕症以病证结合、中西合璧为主要思路。

《景岳全书·妇人规》言："产育由于血气，血气由于情怀，情怀不畅则冲任不充，冲任不充则胎孕不受。"《妇人良方大全》曰："有喜怒不节，气宇不舒，伤于心肝，触动血脉，乃致胞门不固。"均说明了肝郁可导致不孕。女子常有余于气，不足于血，若其素性忧郁，或七情内伤，情志不畅，或因久未受孕，继发肝气郁久化热，耗灼肝阴，肝肾同源，日久累及肾阴，肝肾阴虚，胞脉胞络失于润养，精卵及黄体化源不足，则影响精卵及黄体生长发育。所以在治疗不孕症时应注意心理的调护，保持心情舒畅，避免精神过度紧张、焦虑。

不孕症常见肾虚与肝郁并存，肾虚为本病发病的核心，肝郁为标，治疗时主张以气血为本、肝肾为总纲，运用益肾通络、疏肝调冲的方法。方用毓麟珠合四逆散加减治之，毓麟珠药方出自《景岳全书》五十一卷，用于补肾益气、填精益髓，为治疗不孕症之专方。早期以柴胡、郁金、延胡索疏肝行气，配合鳖甲、桑椹、黄精、山茱萸等补肝肾、滋阴潜阳。脾胃为后天之本，是人体正气的根本，疾病后期应当固护脾胃，保养正气，以助受孕。

### 8. 不孕（肝郁气滞，脾肾亏虚）

夏某，女，31 岁，公司职员。

初诊：2021 年 9 月 26 日。

主诉：备孕 4 年未育。

患者婚后 4 年备孕均未能成功生育，为求中药调理来诊。既往在外院诊断为"多囊卵巢综合征"，近 2 月规律服用戊酸雌二醇片、地屈孕酮片。平素眠差，多梦易醒，易疲劳，头昏沉感，烦躁易怒，胃纳一般，易饥饿，饭后易腹胀，喜热饮，二便正常。初潮 12 岁，既往月经规律，30～32 天一行，一周净。LMP：2021 年 9 月 18 日，量中等，色鲜红，偶有血块，无痛经，偶有腹胀，经前 1 周乳房胀痛。婚后备孕 4 年中，2017 年 12 月及 2019 年 2 月分别于孕 8 周、孕 10 周时生化妊娠流产。白带无异常。面色少华，舌苔白腻有齿印，脉弦细弱。

中医诊断：不孕（肝郁气滞，脾肾亏虚）。

西医诊断：多囊卵巢综合征。

本案例患者精神忧郁，肝气不畅，气机郁滞则烦躁易怒、经前乳房胀痛、经期腹胀；肝气乘脾则脾失健运，脾胃升降失常则纳差脘满、疲乏、头晕；肝郁化火，故而消食易饥；肾精不足，不能涵养心神，故出现多梦易醒；面色少华、苔白有齿印为脾胃亏虚之象，脉细弱为肾精不足之象。故在治疗时应用疏肝解郁、健脾益肾之法，以自拟方"疏肝健脾益肾方"加减：

| | | | |
|---|---|---|---|
| 柴胡 15g | 黄芩 10g | 法夏 10g | 当归 10g |
| 郁金 10g | 枳壳 10g | 香附 10g | 延胡索 15g |
| 白芍 10g | 陈皮 5g | 炙甘草 5g | 党参 20g |
| 白术 15g | 茯苓 10g | 山药 30g | 鸡内金 15g |
| 枸杞 15g | 熟地 15g | 薏苡仁 30g | 首乌藤 30g |
| 牡蛎 25g | 厚朴 10g | 远志 20g | 山茱萸 15g |
| 砂仁 15g | 桂枝 10g | 薄荷 10g | 浮小麦 50g |

6 剂，日 1 剂，水煎服。

二诊：2021 年 10 月 1 日。

患者服前方后，睡眠较前明显改善，精神状态良好，小便黄，大便烂，日 2

次。根据患者月经前后阴阳气血变化的规律，拟方①（嘱经前服）：疏肝健脾益肾方去白芍、远志，薏苡仁减至 20g，熟地减量至 10g，浮小麦减量至 30g，加用补骨脂 10g、莲子 20g、五味子 10g，3 剂，以健脾益肾填精；方②（嘱行经后服）：疏肝健脾益肾方去远志、厚朴、薄荷、桂枝、郁金，鸡内金减至 10g，加桑椹 10g、地骨皮 20g、糯稻根 20g、莲子 20g，5 剂，以清热养阴、补益脾肾。

上方总计 8 剂，水煎服，日 1 剂。

三诊：2021 年 10 月 9 日。

服用上方后除月经前有轻微乳房胀闷不适，余诸症皆除。予原方去薄荷、浮小麦，首乌藤减量至 25g，加用远志以安神定志，共 12 剂。2021 年 10 月 24 日查尿妊娠实验（＋）。

【体会】

多囊卵巢综合征常见的临床表现为月经异常、不孕、卵巢多囊样表现等。针对临床表现为不孕的患者，促进生育是其治疗目标，西医以使用激素、手术为主要常见处理方法。中医药注重整体观，进行个体化辨证施治，在此类患者的治疗中有一定的优势。

不孕主要与肾气不足、冲任气血失调有关，临床常见有肾虚、肝郁、痰湿、血瘀等类型。不孕症的辨证主要依据月经的变化、带下病的轻重程度，其次依据全身症状及舌脉，进行综合分析，明确脏腑、气血、寒热、虚实，以指导治疗。治疗重点是温养肾气、调理气血，使经调病除，则胎孕可成。

本案例为肝郁气滞、脾肾亏虚，自拟方是由小柴胡汤、逍遥丸、补中益气汤、养精种玉汤四方加减组成，方中柴胡、香附、郁金、黄芩、半夏、浮小麦疏肝利胆、解郁调气；当归、枳壳、延胡索活血化瘀、理气通经；熟地、枸杞、山茱萸滋补肾阴；桂枝、白芍养血调经；党参、白术、山药、茯苓益气健脾。综之，全方具有疏肝健脾、补益脾肾之效，法中病机，药达病所，使肝气舒畅，冲任通，诸症自消，故能获效。但在辨证施治的同时，更要重视精神疗法，使患者戒躁怒，去忧抑，性情开朗，力求做到"移情，易性"，房事有节，以利于成孕。

# 十、儿科病证

## 1. 小儿咳嗽（表寒里热，肺卫不固）

刘某，女，3 岁 7 个月。

初诊：2021 年 6 月 21 日。

主诉：咳嗽 20 天。

患儿于 2021 年 5 月 30 日因"发热伴咳嗽、流涕 1 天"前往外院儿科就诊，诊断为"支气管肺炎"，予退热、止咳、化痰等对症治疗后，现发热已退，仍咳多，有痰难咯，夜间明显，伴气促、鼻塞、流清涕，自汗多，喜温饮，寐差，纳可，二便调。舌淡，苔白腻，脉弱。平素容易感冒，有腺样体肥大病史。

中医诊断：小儿咳嗽（表寒里热，肺卫不固）。

西医诊断：支气管肺炎。

患儿肺卫为邪所伤，肺卫失宣，则见流涕；表邪未解，内已化热，热为寒遏，故气逆作喘；肺为贮痰之器，肺经受邪，肺失清肃，失去敷布津液之能，凝聚为痰，故出现咳痰；肺气不足，以致卫外失司，则自汗；气虚不能固表，则易感；舌淡苔白腻，脉弱，为亏虚之象。四诊合参，本病属表寒里热，肺卫不固，法宜解表清热、健脾益气。方拟大青龙汤合六君子汤加减化裁：

| | | | |
|---|---|---|---|
| 蜜麻黄 5g | 细辛 5g | 法半夏 5g | 陈皮 5g |
| 干姜 5g | 炙甘草 5g | 牡蛎 15g | 丹参 5g |
| 龙脷叶 5g | 桔梗 5g | 苦杏仁 5g | 浙贝母 5g |
| 苍耳子 5g | 柴胡 5g | 黄芩 5g | 党参 15g |
| 炒白术 10g | 桂枝 5g | 石膏 25g | |

7 剂，水煎服，日 1 剂。

二诊：2021 年 6 月 28 日。

服药 7 剂后，其父代诉患儿咳嗽、鼻塞、流涕已愈，精神状态明显改善，仍有自汗、盗汗。前方去蜜麻黄、石膏、苍耳子，加浮小麦 20g、薏苡仁 30g、地骨皮 5g，加强健脾祛湿、益气止汗之力。共 14 剂，水煎服，日 1 剂。

随访 3 月，患儿汗多明显好转，精神、纳眠好，近期无外感史，易感体质得到改善。

【体会】

支气管肺炎属于中医学"咳嗽"范畴。余认为，小儿体禀稚阴稚阳，体质尚未完全定型，所以小儿发热、咳嗽纯属风寒或风热者少见，而以外寒内热、客寒包火者居多，临床上常用"寒温并用"法治疗。本案患儿有易感、汗多等肺气亏虚之典型表现，病位不仅在卫在表，更在肺。故治疗当在解表散寒、清泄里热的同时，加强益气固表、健脾补肺，如此肺、脾同治，正气存内而达到全面驱邪之效。

用药方面，以蜜麻黄、桂枝发汗散寒；干姜、细辛温肺化饮；龙脷叶、浙贝母清热化痰、润肺止咳；桔梗开宣肺气，杏仁降利肺气，一宣一降，以恢复肺气之宣降，加强止咳平喘之功；党参、白术健脾祛湿；半夏、陈皮燥湿化痰；苍耳子祛风通窍；牡蛎、丹参软坚散结、散瘀消肿；柴胡、黄芩、石膏清解里热；炙甘草调和诸药。全方共奏宣肺解表、清解里热、益气健脾之效。

## 2. 小儿积滞（脾胃积滞）

何某，女，6 岁，学生。

初诊：2021 年 2 月 1 日。

主诉：纳差、腹胀 1 月余。

患儿 1 个月前因过食牛扒、烤肉等肉食后出现消化不良，脘腹胀满，不思饮食，家长强行喂食则诉脘腹胀痛，大便干燥如羊粪，手足心发热，服健胃消食片、小儿七星茶等成药收效不显，故来诊。刻下症：脘腹胀满，不思饮食，手足心灼热，偶有嗳气，矢气偏臭，夜不安寐，口渴喜冷饮，大便燥结。舌红，苔腻稍黄，脉滑。

中医诊断：小儿积滞（脾胃积滞）。

西医诊断：功能性消化不良。

小儿饮食不知自节，饥饱不知自调，贪进肉食过量后致胃纳过量，胃气壅滞，失于受纳运化，饮食内停，积而成滞，蕴而化热。食积、气滞、郁热，三者阻于中阳，致脾胃运化失司，故见脘腹胀满；热结肠道，故大便燥结，矢气偏臭；郁积肢体，故手足心热；脾胃升降失司，故见嗳气；舌脉为脾胃积滞、中焦郁热之象。治以和顺脾胃、消积导滞，遣方如下：

| | | | |
|---|---|---|---|
| 木香 5g | 郁金 5g | 苦杏仁 5g | 白芍 10g |
| 甘草片 5g | 北柴胡 5g | 黄芩 10g | 陈皮 5g |
| 山楂 5g | 炒莱菔子 5g | 紫苏子 5g | 大腹皮 5g |
| 枳实 15g | 冬瓜子 10g | 姜厚朴 5g | 柏子仁 10g |
| 大黄 5g | | | |

3 剂，水煎服，日 1 剂，稍放凉缓服。嘱进食清淡，勿强行喂食，可予粳米汤、小米粥等食之。

二诊：2021 年 2 月 3 日。

服药后大便得下，脘腹胀满消除大半。考虑中满稍除，行气之药酌减，泻下之药改予缓和之品，守此法再服用 4 日。前方去大黄、枳实，改予生地黄 5g、麦冬 5g。

三诊：2021 年 2 月 7 日。

诉腹胀已愈，胃纳恢复，主动进食，便下复常，每日一行。考虑小儿脾胃薄弱，经此积损，应为其健运脾胃，方能恢复正气，故予六君子汤继续调服 3 日。时值春节，嘱其不可过食肉类、零食等。

**【体会】**

本案为小儿过食肉类，运化失司，导致积滞，辨为脾胃积滞之证。《证治准绳·幼科·宿食》云："小儿宿食不消者，胃纳水谷而脾化之，儿幼不知撙节，胃之所纳，脾气不足以胜之，故不消也。"又《小儿药证直诀》载："疳皆脾胃病，亡津液之所作也。"本案小儿过食肉类，因其脾胃薄弱，形气未充，故无以受纳运化，郁滞脾胃而成积滞。治当以和顺脾胃、消积导滞为法。

首诊以调顺气机、泻腑逐热为先，方中木香行气调中止痛，大腹皮下气宽中，莱菔子消食除胀、降气化痰，辅以杏仁降气，陈皮理气，紫苏子降气润肠，郁金行气开郁，以上诸味气药使气机升降动调；又重用枳实破气消积除痞，大黄泻下攻积；冬瓜子、柏子仁润肠通便，使肠腑畅顺；又予山楂消肉积，柴胡、黄芩消除积热；白芍、甘草缓急止痛。全方合用，气机得行，腑实得通，故效如桴鼓。

二诊患儿症状好转，见其奏效，用药即减，改予缓和之品，恐其脏腑之气不能胜之。

三诊诸症已蠲，虑其喜肉食，故乃胃强脾弱之体，时值春节之际，恐再食之不节，故继续予以健脾益气之药，以调和脾胃。

小儿脏腑娇嫩，形气未充，若过量喂养，或恣其贪食，或纵其寒凉，则最易伤其脾胃而致积滞之证内生。治小儿积滞须强调以下两点：

其一，初病宜消，宣降有度。如本案患儿，首诊方中大队药物均为气药，宣开、降顺配伍得当，使中焦气机重新畅行，寓"提壶揭盖"之意，切不可只予降气而不予开宣，避免诸药合力冲撞于下，反引腹痛。同时，开宣药宜予芳香、行肺脏为宜，因肺与大肠相表里，肺气开宣则大肠传导无阻。

其二，积久当和，平调阴阳。积滞日久，胃津必耗，故可出现手足心热、肠燥不行等。此时治法，当既祛积滞内实之邪，而又扶阴阳偏虚之正，所谓补泻合用，谷稻芽、莲子心、黄连、石斛、麦冬等可为之。

### 3. 肥胖病（湿热内阻）

陆某，男，19岁，学生。

初诊：2021年7月31日。

主诉：体重超重10年余。

患者自小多食易饥，平素喜吃零食，少运动，10岁以后逐渐出现形体发胖，腹部脂肪堆积明显。现身高168cm，体重76kg，腹围93.5cm，要求减重，故来诊。刻下症：四肢困倦，脘腹胀满不适，常伴口干口苦，喜冻饮料，大便秘结，3～4日一行，小便短黄，舌偏红、苔薄黄，脉滑有力。

中医诊断：肥胖病（湿热内阻）。

西医诊断：肥胖症。

本患者多食少动，过食零食，水液输布失司，痰湿内生，湿重困脾，脾失运化，溢于肌表则为患；湿困肝胆，肝胆不能泌输精汁以净浊化脂，浊脂内聚则肥胖；脾虚不运，痰湿内停，郁久化热，故出现口干，脘腹胀满不适，大便秘结，小便短黄；舌偏红、苔薄黄、脉滑有力等为胃肠湿热之象；形体发胖，气机运行艰涩，故见四肢困倦。治疗以清胃泻热、通利肠腑为法，拟龙胆泻肝汤加减，遣方如下：

| | | | |
|---|---|---|---|
| 龙胆 10g | 黄连 5g | 北柴胡 15g | 栀子 10g |
| 泽泻 80g | 茯苓 15g | 生地黄 20g | 车前草 10g |
| 白茅根 10g | 茵陈 10g | 苦杏仁 10g | 玄参 10g |
| 大腹皮 10g | 陈皮 5g | 白术 25g | 广藿香 15g |
| 砂仁 15g | 桂枝 5g | 川牛膝 15g | |

7剂，水煎服，日1剂，可分多次服用。嘱清淡饮食，戒零食。

二诊：2021年8月7日。

服药后诉大便通畅，日1～2行，手足困重较前好转，口干口苦缓解。泽泻、生地黄减半，继续服用1周，嘱其每日有氧运动30分钟。

三诊：2021年8月14日。

四肢困倦明显好转，无觉口苦，大便日一行，偏烂，腹胀减轻。前方去黄连、茵陈、龙胆、栀子，改予炒薏苡仁30g、猪苓10g、净山楂10g、山药20g，继续服用7天。

三诊后患者湿热之象好转明显，体重减至67.6kg。继续中药调治，根据辨证，以补脾益气、利水渗湿为主；同时嘱其保持每日有氧运动，饮食宜清淡；有条件可进行针灸、埋线疗法等中医外治综合治疗。连续随访，其体重缓慢连续下降，体脂率降低。

**【体会】**

本案例为儿童期发展而成的肥胖症，早期未予干预，日渐成湿热内阻之证。《育婴家秘》云："小儿脾常不足，非大人可比，幼小无知，口腹是贪……视大人犹多也。"《幼科发挥》亦载："肝常有余，脾常不足者，此却是本脏之气也……肠胃脆薄，谷气未充，此脾所不足也。"《素问·奇病论》道："此人必数食甘美而多肥也"。《吕氏春秋·尽数篇》曰："形不动则精不流，精不流则气郁"。纵观众多医家之述，小儿脾胃虚弱、痰湿内生、贪食不节、缺乏运动均可导致肥胖。此案患者多食少动，水液输布失司，痰湿内生，湿重困脾，脾失运化，溢于肌表而为此患。治以清胃泻热，通利肠腑。

首诊投以龙胆泻肝汤加减，方中龙胆草、黄连泻肝胆、胃肠之火；栀子、茵陈清热利湿；生地凉血解毒；重用泽泻，加强利水渗湿之力；车前子清热利尿；柴胡调和肝胆；茯苓、砂仁、广藿香健脾利湿；少佐白茅根、玄参滋阴止渴；桂枝温阳化气，助祛湿之力；川牛膝引药下行。诸药合用，清胃泻热，通利肠腑。服药后大便通畅，次数增多，乃湿热之邪泄下，故予泽泻、生地黄减半。三诊湿热进一步清泄，故去黄连、茵陈、龙胆、栀子，改予炒薏苡仁、猪苓利水渗湿，净山楂消脂化食，山药健脾益气。诸症好转，而继续予补脾益气、利水渗湿为法，调治数月。

肥胖与《灵枢》所述"土形之人"较符合。《灵枢·阴阳二十五人》曰："土形之人……其为人黄色，圆面大头，美肩背，大腹，美股胫，小手足，多肉，上下相称"，与脾土密切相关。《素问·经脉别论》云："饮入于胃，游溢精气，上输于脾，脾气散精，上归于肺"，《素问·厥论》曰："脾主为胃行其津液者也"，脾虚痰湿，津液输布失司是肥胖的重要病机，小儿肥胖更是如此，因小儿脏腑娇嫩，五脏六腑的形与气皆不足。

同时，饮食起居也是发病的关键因素。《临证指南医案·湿》云："湿从内生，必其人膏粱酒醴过度，或嗜饮茶汤太多，或食生冷瓜果及甜腻之物。其人色白而肥，肌肉柔软。"《望诊遵经》指出："富贵者，身体柔脆，肌肤肥白，缘处深闺广厦之间，此居养不齐，作息无度者易致脂肥停积而成肥人。"

故肥胖之为病，病因众多，临证时须逐本还原，治疗才能达到预期效果。

## 4. 小儿便秘（肺热肠燥，脾肾阳虚）

刘某，男，9岁，学生。

初诊：2021年10月24日。

主诉：便秘1周。

患儿素来大便燥结、解衣费力，伴四肢怕冷，腹部稍胀，食冷物则腹痛、腹泻。1周前因感冒发热，出现大便秘结，感冒痊愈后大便仍未通，故来求诊。刻下症：1周无大便，伴腹部胀痛、四肢冷，口干口苦，口气重，偶咳嗽，小便偏黄。纳食不香，眠一般。舌红，苔薄黄，脉滑。

中医诊断：小儿便秘（肺热肠燥，脾肾阳虚）。

西医诊断：儿童功能性便秘。

本案患儿自幼脾肾阳虚，四肢怕冷，脾胃运化功能差，大肠传导失司，又因外感风热，热邪壅肺，肺失宣降，移热大肠，肠道津液不足，故而大便秘结；腑气不通，故口干口苦口臭；素体腹中冷积，遇肠热燥，冷热交争，故见腹痛腹胀；舌脉均为本证之象。治以泻肺润肠、温补脾肾为法，遣方如下：

| | | | |
|---|---|---|---|
| 郁金 10g | 紫苏子 5g | 当归 10g | 白芍 20g |
| 甘草 5g | 党参 20g | 白术 12g | 炒麦芽 20g |
| 茯苓 10g | 山药 20g | 黄芪 15g | 炒莱菔子 10g |
| 升麻 3g | 肉桂 3g | 黄连 3g | 枳实 10g |
| 冬瓜子 20g | 姜厚朴 10g | 柏子仁 20g | 大黄 5g |

共 3 剂，水煎服，日 1 剂。并嘱睡前服适量蜂蜜水，平素多饮水，少食辛辣炙煿之品。

二诊：2021 年 10 月 27 日。

服前方后大便通、腹胀减，饮食有所改善。复诊于原方去大黄、枳实、黄连、升麻，改肉苁蓉 15g。续服 3 剂，病情痊愈。

【体会】

本案例为素体阳虚之小儿，复感肺热之邪，导致阴阳失调之便秘，辨为肺热肠燥、脾肾阳虚之证。《素问·举痛论》曰："热气留于小肠，肠中痛，瘅热焦渴，则坚干不得出，故痛而闭不通矣。"又《诸病源候论》曰："大便不通者……热气偏入肠胃，津液竭燥，故令糟粕痞结，壅塞不通也。"肺主一身之气，主宣发肃降，肺与大肠相表里。肛门又谓魄门，位于大肠之末端，其启闭受肺气宣降主导，肺气宣降正常，则魄门启闭正常。本案患儿自幼脾肾阳虚，四肢怕冷，脾胃运化功能差，大肠传导失司，又因外感风热，热邪壅肺，肺失宣降，移热大肠，肠道津液不足，无水行舟，故而大便秘结。治以泻肺润肠、温补脾肾为法。

方中大黄泻下秘结；黄连清胃肠之热；紫苏子、莱菔子清泻肺气，莱菔子又化痰消食、宽中下气而通便；郁金开宣肺气；党参、白术、茯苓健脾益气；当归养血和血润燥；少佐肉桂补火助阳，温固脾肾，防诸药过寒、过消散；枳实、厚朴行气散痞，促使胃肠节律性运动；白芍敛阴养血；肉苁蓉补肾益精、润燥而司开阖；并用黄芪、升麻，取欲降先升之意，诚如《医方集解》中云："有病大小便秘者，用通利药而困效，重用升麻而反通"。故全方能奏泻肺润肠、行气血、调阴阳之功，使泻下不伤正，气行阴亦行，阴行便自通。

临证时如患儿病机复杂，阴阳失调，虚实夹杂，则不能拘泥于清下、润下之法，还须注意燮理阴阳、气血并调，尤其注重调节气机升降。《四圣心源》曰："脾升胃降，肝生于左，肺藏于右，土枢四象，一气周流"，脾升胃降，肺宣发肃降，组成人体升降之枢机，均能影响大肠传导。故治疗可酌选莱菔子、郁金等以"开肺气，通大肠"。

### 5. 小儿厌食（脾胃虚弱）

谢某，男，9岁。

初诊：2020年12月19日。

主诉：厌食、挑食4年。

其母代诉：患儿自5岁以来厌食、挑食，进食量少，每餐进食少许即不欲进食，仅吃些素菜，荤菜更不愿意吃。平素不愿活动，不耐疲劳，与同龄儿童相比，其体形瘦小，大便秘结，小便尚调。舌淡红苔白，脉细。

中医诊断：小儿厌食（脾胃虚弱）。

西医诊断：厌食。

本案例患儿由于家长过于溺爱，恣意零食、偏食，致脾胃损伤而厌食。脾在体合肌肉、主四肢，脾气健运则四肢营养充足，活动轻劲有力；若脾失健运，清阳不升，布散无力，则可见活动少、不耐疲劳；大便秘结为脾虚失运夹有积滞所致；舌淡红苔白、脉细均为脾胃气虚之佐证。四诊合参，本病当属脾胃虚弱，治宜益气健脾，选方六君子汤加味，方药如下：

| | | | |
|---|---|---|---|
| 白芍6g | 太子参15g | 砂仁4g | 甘草3g |
| 北柴胡4g | 黄芩4g | 当归2g | 枳壳4g |
| 陈皮2g | 淡竹叶3g | 法半夏3g | 炒鸡内金5g |
| 炒白术5g | 茯苓3g | 山药20g | 薏苡仁20g |

水煎服，每日1剂，共7剂。

二诊：2020年12月26日。

服药后患者食量增加，继服上方7剂巩固疗效，并嘱其家长注意指导饮食均衡，少吃零食。

【体会】

厌食症以1～6岁小儿多见，除食欲不振外，一般无其他不适，预后良好；但长期不愈者，气血生化乏源，抗病能力下降，容易出现反复呼吸道感染，或易罹患他症，甚或影响生长发育转化为疳证。《幼幼新书》云："脾，脏也；胃，腑也。脾胃二气合为表里，胃受谷而脾磨之，二气平调则谷化而能食。"脾胃为后天之本，气血生化之源，脾主运化，胃主受纳，脾胃调和则口能知五谷饮食之味；脾胃不和，纳化失职，则可造成厌食。如《医学心悟》所言："坤土虚弱不能消食。"小儿脏腑娇嫩，脾常不足，加之小儿饮食不知自节，或家长喂养不当，损伤脾胃，使脾胃运化不利，可出现纳谷不香，以致厌食甚至拒食。

本案例患儿由于家长过于溺爱，放纵小儿所好，过吃零食或生冷食物，致脾胃损伤，因而导致厌食。根据本病脾胃虚弱之关键病机，以健脾运脾为治则，选方六君子汤加味。六君子汤出自明代《医学正传》，具有益气健脾、燥湿化痰的功效，原文药物组成为：茯苓、甘草、人参、陈皮各一钱，白术、半夏各一钱五分。方中人参甘温益气，大补脾胃之气；白术为臣，健脾燥湿，既助人参补脾胃之气，又助脾运化；茯苓甘淡，可健脾渗湿；半夏燥湿化痰、降逆止呕，陈皮行气健脾和中，与半夏相伍增强燥湿化痰之功；炙甘草益气和中，调和诸药。因人参补气之力太强，故本案中以太子参代之。本病病位虽在脾胃，但"肝常有余、脾常不足"为小儿生理病理特点，若肝失疏泄，气机郁滞，横逆犯胃，脾失健运，胃失受纳，则精微不化，水反为湿，谷反为滞，水湿内聚，湿浊中阻，气机不畅，纳谷日减，可致厌食；化源不足，气血渐虚，严重者可致疳证。故方中配伍了四逆散，以取其疏肝理脾、调畅气机之意，使肝气条达，肝胃调和，有助于脾胃运化。临床上选方精练、用药平和，同时兼顾小儿病理生理特性，在辨治厌食症时方能获效。

## 6. 小儿汗病（脾胃积热）

彭某，男，3岁。

初诊：2021年10月10日。

主诉：反复多汗 3 月余。

患儿于 3 个月前开始出现汗出增多，以头部及背部汗出为主，活动后尤甚，汗出沾湿衣物，夜间易哭闹，寐则汗出，手足心热，眠一般，纳差，口臭明显，大便干结，小便黄。舌质红苔白腻，脉滑数。

中医诊断：小儿汗病（脾胃积热）。

西医诊断：多汗证。

患儿以头部及背部汗出为主，手足心热，口臭明显，大便干结，小便黄，为胃肠积滞不化，郁而生热，积热蒸腾，迫津外泄所致；热邪灼伤阴液，阴虚则火旺，虚火亦迫津外泄，阴虚火旺则手足心热，扰及心神则夜眠不佳，夜间易哭闹，寐则汗出；舌质红苔白腻、脉滑数为食积内热之象。四诊合参，本病属脾胃积热，治宜清热消积、除湿导滞、收敛止汗。方药如下：

| | | | |
|---|---|---|---|
| 山药 15g | 薏苡仁 15g | 陈皮 5g | 法半夏 5g |
| 黄芩 5g | 黄连 5g | 生地黄 10g | 醋鳖甲 10g |
| 鸡内金 5g | 炒白术 10g | 茯苓 5g | 姜厚朴 5g |
| 浮小麦 25g | 煅牡蛎 15g | 地骨皮 5g | 糯稻根 10g |
| 五味子 5g | 百合 10g | 五指毛桃 10g | |

7 剂，水煎服，日 1 剂。

二诊：2021 年 10 月 15 日。

服药后夜间汗出明显减少，夜间哭闹减少，食欲、睡眠改善，日间活动后仍见头部及背部汗出，舌红苔白微腻，脉滑。方证同前，守原方继服 5 剂，2021 年 10 月 20 日随访，诸症完全缓解。

【体会】

小儿由于生理病理特点与成人不同，在汗证的发病及证候特点上也有别于成人，小儿汗证往往自汗、盗汗并见，临床无须过分强调儿童自汗、盗汗的区别，从虚实论治汗证更符合实际。正如《景岳全书》所谓："小儿元气未充，腠理不密，所以极易汗出……自汗盗汗各有阴阳之症，不得谓自汗必属阳虚，盗汗必属阴虚。"此外，元代儿科医学家曾世荣编著的《活幼心书》中从阴阳、气血、虚实出发，倡导脏腑辨证，认为小儿汗证虚多实少。

然而《黄帝内经》提出"气有余便是火"，阳气偏盛，阴不制阳，迫津液外泄，同样可出现汗证。小儿脾常不足，若平素饮食肥甘厚腻，可致积滞内生，热积于阳明，食滞于胃腑，循经蒸腾，迫液外泄；或肥甘化生湿热，蕴阻脾胃，湿热郁蒸，外泄肌表而致汗出，此为实证、里证。

本患儿脾胃功能尚未健全，体禀"纯阳"，调护失当，饮食失调，恣食肥甘，胃肠积滞不化，导致郁而生热，积热蒸腾，迫津外泄则汗出。此为肠胃湿热郁遏，循经蒸腾于上，迫液外泄，亦非虚汗，法当清解。方中黄芩、黄连清泄三焦火热而以清脾胃积热为主，生地黄清热凉血，鳖甲滋阴潜阳，陈皮、厚朴、半夏行气化湿，糯稻根、地骨皮、煅牡蛎、浮小麦、五味子、百合滋阴清热、收敛止汗，山药、白术、茯苓益气健脾，诸药合用，共奏清热消积、除湿导滞、滋阴清热、益气敛汗之功。由此可见，临床见到小儿汗证应首先分清虚实表里，方可对证下药，不能见到汗多就用大剂量敛汗药物，容易导致病因未除，症状不去，徒治无功。

### 7. 小儿汗病（中焦湿热，脾肾气虚）

官某，男，7 岁，学生。

初诊：2021 年 9 月 19 日。

主诉：汗多 1 月余。

患儿一月前因饮食过量逐渐出现汗量增多，以头部明显，常湿透衣服，衣服湿透后又出现四肢凉，故来求诊。刻下症：多汗，头颈尤甚，一天换 3～4 套衣服，腹胀，口臭，纳食不香，夜寐不安，四肢怕冷。大便秘结，小便黄，夜尿 1 次。舌红，苔白略厚，稍黄。

中医诊断：小儿汗病（中焦湿热，脾肾气虚）。

西医诊断：多汗症。

小儿脾常不足，若饮食过度，损伤脾胃，水液运化失司，湿滞内生，郁而生热，湿热蕴蒸，迫津外泄，故见汗多；积滞内停，腑气不通，故见腹痛，便秘，睡卧不宁；湿热内蕴，故见尿黄。脾肾素虚，水湿难以温化，故又加重中焦湿热。治以清热祛湿、消积导滞、补益脾肾，以甘麦大枣汤为基础化裁，遣方如下：

| | | | |
|---|---|---|---|
| 黄芩 10g | 白芍 10g | 陈皮 5g | 炙甘草 5g |

| 法半夏 10g | 麸炒白术 15g | 茯苓 5g | 山药 20g |
| 薏苡仁 15g | 浮小麦 50g | 牡蛎 10g | 盐桑椹 10g |
| 莲子 15g | 麦冬 5g | 独脚金 10g | 糯稻根 20g |
| 大枣 5g | 熟地黄 10g | | |

7剂，水煎服，日1剂。

二诊：2021年9月26日。

诉全身出汗减轻，腹胀、口臭、胃口均好转。效不更方，继续守前方服用7日。嘱其注意保暖，汗出勿当风。

治疗2周后自汗愈，纳食、便下均好转，仍稍怕冷。继续中药调服，以健脾益肾为法，固其根本，调和阴阳，则自汗不再复发。

【体会】

本案例为小儿脏腑阴阳失调，中焦湿热、脾肾气虚而致多汗。小儿脾胃素弱，后天又易失调，或过饥过饱，寒热不调，日久脾胃受伤，运化失职，生血之源匮乏，心失所养，故而汗液外泄；又患儿脾肾素虚，阳气不足以调摄津液，故而漏汗。

《素问·评热病论》曰："人所以汗出者，皆生于谷，谷生于精"。脾胃易受饮食所伤，食滞阳明，浊气不降，清气不升，可导致中气郁而化热，迫津外出。《灵枢·经脉》曰："足阳明之脉……温淫汗出"，汗出阳明，是热灼津液外泄而为汗。又《温病条辨》曰："汗也者，合阳气阴精蒸化而出者也……盖汗之为物，以阳气为运用，以阴精为材料"。本案患儿正是病由此机，故见多汗、腹胀、口臭、纳食不香、大便干结等脏腑阴阳失调之症，治疗以清热祛湿、消积导滞、补益脾肾为法，以甘麦大枣汤为基础方，随证化裁。

首诊方中以大剂量浮小麦养心益气敛汗，炙甘草温中补虚，大枣补脾胃调营卫，三味合用，甘温平和，补而不滞，温而不燥，稳固心气；以此为调，再以黄芩、法半夏、薏苡仁、茯苓清热祛湿；生牡蛎、糯稻根收敛固涩止汗；独脚金、山药、陈皮、白术健运脾胃；汗久阴虚，又以莲子清心，白芍敛阴，麦冬滋阴，熟地黄、桑椹益肾。诸药合用，可清热祛湿、消积导滞、补益脾肾，遵此法调治2周汗愈。

甘麦大枣汤出自《金匮要略》，原治脏躁，余用以治疗小儿自汗是取其异病同治。汗为心之液，心之所藏，在内者为血，在外者为汗，阴阳偏胜则病汗证。另外汗证须辨明部位，本案患儿头汗明显，头为"诸阳之会"，湿邪郁闭于内，失于宣散，热不得外越，循经上蒸，迫津外泄，导致头颈汗多。同时，汗证辨病须谨守阴阳总纲，《素问·阴阳别论》曰："阳加于阴谓之汗"，治疗应求阴阳调和。

# 十一、皮肤病证

### 1. 瘾疹（血热生风，寒热错杂）

肖某，女，39岁，设计师。

初诊：2021年9月12日。

主诉：皮肤瘙痒2年，加重1年。

患者2年前皮肤出现黑色素沉着，从颈部逐渐发展至大腿后，右腿尤甚，伴瘙痒，出现风团，呈丘状，红肿，手抓或遇热后加重，经西医治疗服药无效。平素脚踝以下畏寒，寝食正常，无口干口苦，无头晕、头痛、腰酸等，喜温饮，二便正常，夜尿1次。舌红苔白，脉浮数。LMP：2021年8月16日，量多，色鲜，少量血块，无痛经，经前乳房胀痛，经期间腰酸胀。

中医诊断：瘾疹（血热生风，寒热错杂）。

西医诊断：慢性荨麻疹。

患者先天禀赋不足，加之外感之邪侵袭，营卫失和，外不得透达，内不得疏泄，则易生风化热，可致风团而痒，故风团鲜红、灼热，遇热则皮损加重；荨麻疹多年导致气虚血瘀，阳气郁闭，难达肌表四末，冲任之脉亦失濡养，导致经行血块，舌红苔白，脉浮数。四诊合参，当属中医"瘾疹"范畴，治疗当以祛风渗湿、清热凉血解毒为法，遣方如下：

| | | | |
|---|---|---|---|
| 附片15g | 醋龟甲20g | 砂仁18g | 黄柏20g |
| 炙甘草12g | 防风12g | 桑白皮25g | 百合15g |
| 山药25g | 白术15g | 茯苓12g | 蛇床子10g |
| 蒺藜10g | 白鲜皮10g | 白芷10g | 独活10g |
| 连翘10g | 北柴胡15g | 紫苏叶10g | 荆芥15g |
| 薄荷10g | 黄芩15g | 苦参10g | 生地25g |

玄参 10g　　　　陈皮 5g　　　　薏苡仁 30g　　　黄芪 30g

7 剂，水煎服，日 1 剂。

二诊：2021 年 9 月 26 日。

服药后皮肤瘙痒减轻，色素沉着处明显消退，LMP：2021 年 9 月 20 日，月事如前，经前有乳房胀痛，余同前述。继前方去附片、黄柏、生地等，加土茯苓、黄连、牡丹皮以加强清热燥湿、凉血、泻火解毒之功，6 剂。

三诊：2021 年 10 月 1 日。

皮肤瘙痒减轻，皮肤表面仍凹凸不平，黑色素沉着略减退，余同前述。继前方加黄芪，组方玉屏风散，以益气固表，增强免疫力，另加薏苡仁利水消肿健脾，6 剂。

四诊：2021 年 11 月 22 日。

诸症明显改善，皮肤瘙痒痊愈。LMP：2021 年 11 月 21 日，量多、色鲜、有血块，白带呈豆腐渣样，伴外阴瘙痒，无异味，二便正常。继前方加减 7 剂，水煎服，日 1 剂。

以上方加减继服 2 个月，皮肤光滑如前，诸症痊愈。

【体会】

慢性荨麻疹属中医学"瘾疹"范畴。瘾疹之病名首见于《素问·四时刺逆从论》，曰："少阴有余，病皮痹瘾疹"。《医宗金鉴·外科心法要诀》云："此证俗名鬼饭疙瘩，由汗出受风，或露卧乘凉，风邪多中表虚之人。"《诸病源候论》云："邪气客于皮肤，复逢风寒相折，则起风瘙痒疹。"又云："夫人阳气外虚则多汗，汗出当风，风气搏于肌肉，与热气并，则生疿瘰。"可见风寒、风热之邪搏于肌肤，最易引发本病。

慢性荨麻疹虽然发生于皮肤体表，但有诸外必本于诸内，有诸内必形于诸外，慢性荨麻疹的发病与肺、脾关系密切。脾主肌肉，肺主皮毛，开窍于口鼻咽喉，慢性荨麻疹变应原主要通过吸入、食入、注射和皮肤直接接触等方式进入机体，这些部位均为肺、脾所主区域，肺、脾成为外邪入侵首犯之脏；肺脾功能反常，气机升降失调，导致机体气血运行不畅，从而发生病理变化。

慢性荨麻疹的诸多证型中风热证尤为常见。风为阳邪，其性开泄，具有疏通、透泄之性，特点是升发、向上、向外，故风邪侵袭肌表，可使肌腠疏松。肺为华盖，肺位居上，外邪入侵首先犯肺。风为百病之长，当肺卫失司，腠理不密，风邪极易夹热入侵。风邪善行而数变，热微则痒，从而造成荨麻疹起病急、发无定处、风团瘙痒之象。肺为气机升降之枢纽，脾为生气之源，气虚则脾胃运化无力，生气乏源，气虚更甚，脾气不足，无力运化，升清降浊功能失常，可导致水湿内停；湿为阴邪，其性黏滞，湿邪为病，再加之气虚，从而导致慢性荨麻疹缠绵难愈，易于反复。

治疗实证者以疏风清热，或清热利湿、凉血解毒祛邪为主；虚证者以益气养血、固表扶正为主；虚实夹杂者扶正祛邪并用。方中防风、黄芪、白术组方玉屏风散，可益气固表；用荆芥、紫苏叶、蒺藜、白芷等辛香轻浮宣闭之药，达到祛邪外出的功效；同时，慢性荨麻疹久病耗气伤阴，为防止解表药发散太过加重耗气伤阴，以地黄、玄参滋阴润燥；苦参、蛇床子、黄柏、地肤子清热燥湿、祛风止痒；附片、砂仁、龟板、甘草组方潜阳丹，治疗阳气不潜，虚阳外浮。诸药合用，共奏祛风渗湿、清热凉血解毒、调和营卫之功。

余认为对于调整机体内部失调或紊乱，中医在这方面优势明显，通过辨证论治，虚则补之，实则泻之，乱则和之，达到调整阴阳气血、祛除致病因素的目的，使阴阳平衡，气血调和，疾病自然而愈。

## 2. 瘾疹（血热风燥）

欧某，男，38 岁，警察。

初诊：2021 年 9 月 11 日。

主诉：反复皮疹多年，再发 1 周。

患者反复发作皮疹多年，1 周前因食用海鲜后出现周身皮疹，自行服用"地氯雷他定"后皮疹稍消退，但停药则复现。刻下症：周身红疹，部分成片，瘙痒甚，以上身多见，搔破流水，皮肤干燥，口干，唇色红，双目稍干涩，晨起鼻塞。纳食一般，眠差，大便稍干，小便正常，无汗出。脉浮弦细数，舌红无苔。

中医诊断：瘾疹（血热风燥）。

西医诊断：荨麻疹。

患者周身红疹，部分成片，乃血热主之，血热则口干、唇色红；风邪挟燥行于皮肤腠理，故见皮肤干燥、瘙痒甚；风燥及目，故见双眼干涩。治以清热凉血、祛风止痒，遣方如下：

| | | | |
|---|---|---|---|
| 茯苓 15g | 山药 30g | 防风 15g | 蒺藜 15g |
| 砂仁 15g | 甘草片 10g | 黄芩 10g | 北柴胡 15g |
| 炒莱菔子 10g | 苦参 10g | 荆芥穗 10g | 陈皮 5g |
| 黄芪 20g | 独脚金 5g | 五味子 10g | 麸炒枳壳 10g |
| 白鲜皮 15g | 牡丹皮 10g | 荷叶 30g | 桂枝 15g |
| 辛夷 15g | 莲子 20g | 羌活 10g | 苍术 15g |
| 芡实 15g | 蛇床子 10g | 生地黄 30g | 附片 15g |

共 7 剂，水煎服，日 1 剂。附片先煎 1 小时。

二诊：2021 年 9 月 18 日。

疹退，皮肤仍干燥。酌加北沙参、麦冬、石斛滋阴润燥，余守前方。

三诊：2021 年 9 月 23 日。

服药 2 周效渐显，最后治以养阴润燥而告愈，随访不再复发。

【体会】

患者周身皮疹，上身甚，部分成片，色红，乃血热主之；瘙痒甚，皮肤干燥，为血热风燥之证。本例系荨麻疹，中医学称之"痦瘰""瘾疹""风疹块"等名。《医宗金鉴》称："由汗出受风，或露卧乘凉，风邪多中表虚之人，初起皮肤作痒，次发扁疙瘩，形如豆瓣，堆累成片……"。西医学认为是过敏体质的一种变态反应。

据本例患者系皮腠虚，受风而发疹，风蓄而化燥，影响营血，所以治疗以清热凉血、祛风止痒为法。方中生地黄、黄芩、牡丹皮清热滋阴凉血；蛇床子、苦参、白鲜皮性苦寒，走皮肤，凉血止痒；又予防风、荆芥穗、蒺藜祛风止痒；羌活、苍术、芡实、荷叶化湿止痒；茯苓、山药、陈皮、砂仁、独脚金、莱菔子温固脾胃；又患者素来反复皮疹，病程已久，正气损耗，故予附子、桂枝助阳，黄芪益气，以托疹外出；以北柴胡和解表里；又以五味子、莲子宁心安神，枳壳破气消积化痰，辛夷通鼻窍，甘草调和诸药。诸药合用，共奏清热凉血、祛风止痒之效。

本案病程日久，虽辨为血热风燥，仍予桂附温阳之品，彰显"正气为本"，乃治疗皮肤顽疾之关键也。

### 3. 湿疮（湿热蕴结）

麦某，男，60 岁，退休工人。

初诊：2021 年 5 月 30 日。

主诉：反复皮肤湿疹 10 余年，加重 1 年。

患者素喜饮酒、嗜厚味，形体肥胖，10 余年前开始逐渐出现下肢皮肤湿疹，痒甚，常于湿热雨天发作，甚或全身皮肤可见散在斑丘疹，其形似癣，或成片，搔后皮肤破溃流黄水。自行饮用"祛湿茶"、外用"皮炎平"等药物后仍反复发作，故求诊中医。刻下症：下肢皮肤散在斑丘疹，瘙痒，四肢沉重，易困倦。纳一般，口臭，大便烂臭，小便黄。舌红，苔薄黄腻，脉弦滑。

中医诊断：湿疮（湿热蕴结）。

西医诊断：慢性湿疹。

患者素喜饮酒，并嗜厚味，多年来湿重而下肢常起湿疹，每年暑湿季节发作甚，历时已久，乃脾弱生湿，郁而化热，蕴于肌肤，故发为湿疹、瘙痒。治以阳明、太阴为主，因阳明、太阴同主肌肉，用清热祛风化湿之品，使邪有外出之路。治法为清热祛湿、祛风止痒，遣方如下：

| | | | |
|---|---|---|---|
| 泽泻 50g | 白术 20g | 赤芍 10g | 猪苓 15g |
| 甘草片 10g | 桂枝 10g | 茯苓 20g | 黄芪 50g |
| 防风 15g | 独活 15g | 川牛膝 10g | 石菖蒲 15g |
| 玄参 15g | 砂仁 15g | 芡实 15g | 白鲜皮 20g |
| 生地黄 25g | 牡丹皮 10g | 蛇床子 10g | 苦参 15g |
| 野菊花 15g | 防己 15g | 地肤子 15g | 姜厚朴 20g |
| 草果 10g | 槟榔 10g | | |

共 7 剂，水煎服，日 1 剂。

二诊：2021 年 6 月 13 日。

湿疮消退大半，困倦、四肢沉重、口臭好转。继续予前方，量稍减，泽泻、黄芪改 30g。守此方继续中药加减治疗 3 月余。

三诊：2021 年 10 月 30 日。

上述症状好转，瘙痒、皮疹基本消退。继予自拟方"皮 2 方"加减治疗。

## 【体会】

《诸病源候论》曰:"瘑疮者,由肌肤虚,风湿之气折于血气,结聚所生";《疡科心得集》又云:"血风疮……乃风热、湿热、血热交感而成";《医宗金鉴·外科心法要诀》认为湿疹的病机是"由湿热内搏,滞于肤腠,外为风乘,不得宣通"。治宜清热祛湿、祛风止痒,方药予五苓散加减,重用泽泻。泽泻性寒,味甘淡,功效利水渗湿,重用可使湿热之邪从二便清;合桂枝、猪苓、茯苓、白术、防己、槟榔,奏利水渗湿、温阳化气之功;又重用黄芪,益气利水,增强利水之力;白鲜皮、生地黄、牡丹皮、蛇床子、苦参、野菊花、地肤子、赤芍、玄参清热凉血祛湿,为治疗湿疹要药;防风、独活祛风解表,砂仁、芡实健脾胃,姜厚朴行气燥湿,草果燥湿温中,石菖蒲化湿和胃、防药伤中,川牛膝引药下行,甘草调和药性。诸药合用,以利水渗湿为主,清泻湿热,消疹止痒。

凡湿邪致病有重浊、黏滞、趋下的特点,余认为,广东气候温热潮湿,粤地多湿热体质,湿邪难祛,可重用泽泻使湿邪从下而清,同时重用黄芪,以补代攻,气机动,湿自行。

## 4.黧黑斑(气机失畅,精血不荣)

刘某,女,46岁,教师。

初诊:2021年2月14日。

主诉:面部褐色斑片1年余。

患者诉近一年来面部逐渐出现褐色斑片,面色暗沉,要求增强体质,改善肤质,美白祛斑,遂求诊。刻下症:双侧颧部皮肤见褐色斑片,面色暗沉,平素月经量少,经前乳胀,经期腹痛,经血夹块,纳呆倦怠,喜叹息,夜卧不安。面部色斑,舌淡、苔薄白。既往有乳腺增生病史。

中医诊断:黧黑斑(气机失畅,精血不荣)。

西医诊断:黄褐斑。

四诊合参,属"黧黑斑"范畴,证属气机失畅、精血不荣。患者年近"七七",精血不荣,故见面部褐色斑片,面色暗沉,平素月经量少;肝气不舒,气机失畅,经血瘀滞,故经前乳胀,经期腹痛,经血夹块,喜叹息;肝木克土,故纳呆倦怠;舌淡、苔薄白为气机失畅、精血不荣之象。治疗以梳理气机、调补肝肾为法，予自拟方"美容消斑汤"加减，遣方如下：

| | | | |
|---|---|---|---|
| 百合 15g | 当归 10g | 黄芩 10g | 玄参 15g |
| 紫草 15g | 酒女贞子 20g | 桂枝 10g | 白芷 15g |
| 制何首乌 15g | 炒酸枣仁 15g | 枸杞子 15g | 盐益智 10g |
| 酒萸肉 15g | 生杜仲 15g | 党参 10g | 柴胡 10g |
| 生白芍 10g | 黑芝麻 10g | 生山楂 15g | 山药 25g |
| 茯苓 15g | | | |

共 7 剂，水煎服，日 1 剂。

二诊：2021 年 2 月 21 日。

经量较前增加，疲劳减轻。续前方，共 7 剂。

三诊：2021 年 5 月 28 日。

面色较前明亮，黧黑斑稍淡，其余症状明显好转。续前方，共 14 剂。随访 3 个月后，面部色斑减退，诸症缓解。

【体会】

患者年近"七七"，已值肾虚及太冲脉衰少之年，月事失常似在情理之中。面部黄褐色斑块为肾虚所致，与肾之气化不足有关。褐色可视为黑之略浅者，黑乃水之色，而肾主水，如其气化失常，水色上泛则见面部色斑。故其本在肾，治重补肾。

由于色素斑消退甚难，非长疗程难奏效，对其治疗"谨守病机"非常重要。《诸病源候论》曰："面黑皯者，或脏腑有痰饮，或皮肤受风邪，皆令血气不调，致生黑皯。五脏六腑、十二经血，皆上于面。夫血之行，俱荣表里……故变生黑皯。"风邪客于皮肤，痰饮在内浸渍脏腑，或肝肾亏虚使得气血不能上荣于面，均可导致黧黑斑。

本例病机以气机失畅、精血不荣为主，治疗过程中以北柴胡、白芍梳理气机；用当归、山楂养血活血消斑；又肝肾同源，用何首乌、女贞子、枸杞子、益智仁、山茱萸、山药、黑芝麻补肾养肝，肝血充足，以助疏泄功能正常；佐以党参、山药健脾益气，桂枝、杜仲温肾助阳，以防滋腻太过；酸枣仁安神助眠，百合清心安神，茯苓宁心安神以助眠。全方共奏梳理气机、调补肝肾之效。

纵观本例黄褐斑的治疗过程，体现了中医"无瘀不成斑""有斑就有瘀"的思想。临床上，在疏肝理气解郁的同时兼顾补益肝肾，同时加用活血药，在治疗黄褐斑时常获显效。

### 5. 肺风粉刺（湿热蕴结）

彭某，女，14 岁，学生。

初诊：2020 年 12 月 20 日。

主诉：反复面部起疹 3 年，加重 1 月余。

患者 3 年前面部出现疹子，以后逐渐增多，间断外用"皮炎平软膏"，效果不显，近 1 月皮疹逐渐增多。患者平素嗜食辛辣油腻之品，性情急躁，月经时有错后。刻下症：脸部皮肤油脂分泌较多，前额、面颊可见密集性炎性丘疹及小脓疱，部分区域可见扩张之毛囊口，局部红肿、瘙痒。口干口苦，偶有口臭，四肢沉重。月经延后，夹血块。纳一般，眠可，大便偏干，小便黄。舌红，苔薄黄稍腻，脉弦滑。

中医诊断：肺风粉刺（湿热蕴结）。

西医诊断：痤疮。

患者饮食不节，嗜食辛辣，致使肠胃积热，复感风邪，引动湿热，上蒸于面，发为本病；患者正值青春期，生机旺盛，又长居岭南湿热之地，热与湿结，则反复发作；热盛肉腐，则见脓疱；郁结不通，故经期错后、夹血块；热盛伤津，则可见大便干；肝经热盛，则可见烦躁易怒；舌质红，苔稍黄腻，脉弦滑，亦为湿热蕴结之征。治以清热解毒、凉血利湿，遣方如下：

| | | | |
|---|---|---|---|
| 北柴胡 15g | 炒菜菔子 10g | 荆芥 10g | 陈皮 5g |
| 熟地黄 30g | 五味子 10g | 牡蛎 30g | 麸炒枳壳 10g |
| 紫苏叶 10g | 白鲜皮 15g | 麸炒白术 20g | 白芷 10g |
| 薏苡仁 50g | 牡丹皮 10g | 荷叶 30g | 桂枝 15g |
| 蒲公英 15g | 醋莪术 15g | 郁金 15g | 干益母草 15g |
| 威灵仙 15g | 茯苓 15g | 山药 35g | 防风 15g |
| 蒺藜 15g | 砂仁 15g | 甘草 10g | 黄芩 10g |

7 剂，水煎服，日 1 剂。嘱其饮食宜清淡，勿过食辛辣、肥甘厚味之品。

二诊：2020 年 12 月 27 日。

诉面部油脂较前减少，前额、面颊丘疹及脓疱红肿消退，仍见痘印。在前方基础上，予自拟方"皮2方"加减，去蒲公英、黄芩等苦寒之品，加党参30g、当归15g、川贝10g、白芷10g、白及15g，7剂，水煎服，日1剂。嘱其饮食宜清淡，勿过食辛辣、肥甘厚味之品。

三诊：2021年1月4日。

面部皮疹及痘印减轻，月经按时，无夹血块。目前以调节脾胃为主，予自拟方"脾2方""脾3方"加减：党参30g，砂仁5g，白术15g，谷麦芽各30g，云苓20g，陈皮6g，薏米15g，淮山20g，莲子15g，白扁豆25g，炙甘草10g，菊花10g，银花10g，鸡蛋花10g，茉莉花10g，木棉花10g，土茯苓10g，干益母草15g，白芷10g，白及15g等。7剂，水煎服，日1剂。间或调治3个月后，痤疮、痘印皆消退，面色荣润。

【体会】

本案例为湿热蕴结，复感风邪，引动湿热，上蒸于面，发为肺风粉刺。结合舌脉，可辨为湿热蕴结证。青春期患者，饮食多不节制，生活亦不规律，初发时体质较为壮实，阳气充盛，常以实证、湿热证为主。湿热搏结，阻滞气机，气滞则脉络瘀阻，血行不畅。《素问·生气通天论》曰："汗出见湿，乃生痤痱……劳汗当风，寒薄为皶，郁乃痤。"认为湿邪内聚于皮肤腠理，易阻遏阳气，甚至郁结化热化火，生成疮疖、痱子，表明湿邪过重、郁结化热是痤疮发病机制之一。《诸病源候论》记载："面疮者，谓面上有风热气生疮，头如米大，亦如谷大，白色者是。"指出痤疮的病因多与肺脏受外邪风热有关。故治疗以清热解毒、凉血祛湿为法。方中蒲公英、黄芩性苦寒，清热解毒，为消痈肿疮疡要药；荷叶清热、升阳，使水湿得以鼓动；重用薏苡仁、山药、麸炒白术，意在利水渗湿健脾，同时防苦寒太过而伤脾胃；益母草、莪术活血逐瘀，使瘀结散而疮痛消。初诊后面部疹子及脓疱消退，仍见痘印，乃瘀阻皮下，故予酌减蒲公英、黄芩等苦寒之品，改予白芷、白及等消除痘印。三诊面部痤疮、痘印均明显好转，故转予调理脾胃为主。

余认为，痤疮的病因病机以脏腑实热为主，湿、热为重要的病理产物，以肺胃蕴热常见，日久则易致脾虚湿盛、痰瘀内结等，内伤外感合而发病。本案结合现代人的生活方式，以清肺胃、祛湿热、调脾胃等治法，从中医整体观、辨证论治角度治疗痤疮，疗效显著。

### 6. 蛇串疮（肝胆湿热，气滞血瘀）

梁某，女，41岁，农民。

初诊：2021年2月22日。

主诉：左侧肋部皮疹、刺痛1周。

患者1周前出现左侧肋部皮疹，色红，伴水泡、丘疱疹，呈簇拥状，如串珠。自行予外用药物，未见好转，反日渐增多，故来求诊。刻下症：左肋皮疹、疱疹新旧夹杂，部分结痂，疹处红肿热痛，背部同一脊神经支配处亦见新发红斑、丘疱疹。伴口苦，口黏，肋下刺痛，左侧背痛，小便不利，大便干结，两日未解。疲倦乏力，纳差，夜间因疼痛睡眠受阻，舌红，苔薄白，脉弦。

中医诊断：蛇串疮（肝胆湿热，气滞血瘀）。

西医诊断：带状疱疹。

本案患者肝胆湿热郁结，熏蒸于皮肤而成蛇串疮；肝经湿热，故口苦、口黏；湿热蕴肠，故大便干结，近两日未解；左肋下刺痛为肝经气血不畅，气滞血瘀所致，弦脉为肝胆病变的主脉。治疗以清热利湿、疏肝活血为法，拟龙胆泻肝汤加减，遣方如下：

| | | | |
|---|---|---|---|
| 黄连5g | 黄芩10g | 甘草5g | 龙胆15g |
| 北柴胡15g | 冬瓜子30g | 姜厚朴10g | 柏子仁20g |
| 黄柏10g | 生地黄30g | 醋香附10g | 玄参10g |
| 牡丹皮15g | 土茯苓15g | 当归5g | 醋延胡索15g |
| 金钱草15g | 泽泻30g | 白芍30g | |

7剂，水煎服，日1剂。

二诊：2021年3月1日。

患处大部分疱疹已萎缩、结痂，疼痛明显减轻，口干、口黏好转，二便通畅，仍觉左肋刺痛。酌加郁金、青皮理气活血止痛，续服7剂而愈。

【体会】

本案例为肝胆湿热、气滞血瘀型蛇串疮，《医宗金鉴》论及病因病机，曰："俗名蛇串疮，若腰胁生之，系肝火妄动。"方中龙胆草为君药，泻肝胆实火，清肝胆湿热；黄柏、黄连、黄芩协助君药泻肝胆湿热，又泻三焦热毒，为臣药；泽泻清利湿热，使湿热从小便出；肝主藏血，肝经有热，本易耗伤阴血，用苦寒燥湿容易再耗其阴，故用生地黄、当归、玄参、白芍滋阴养血，白芍又能柔肝止痛，以使标本兼顾；牡丹皮凉血消斑；柴胡既引诸药入肝经，又能疏泄郁滞之肝气；柏子仁、冬瓜子润肠通便，金钱草利小便；香附、延胡索行气活血止痛。全方合用，共奏清热利湿、疏肝活血之功。

本病多发生于胸胁部，在临床多数医家认为此病为湿热火毒阻滞气机、流窜经脉所致，在治疗中多用清热苦寒之品。辨证上仍以肝胆湿热证居多，且容易遗留神经痛，故临床治疗过程中以清肝胆湿热及行气活血止痛为首要，"邪毒不除，其病难消"，但须注意燥湿之药本易伤阴，故临证常酌加滋阴之品。

### 7. 黧黑斑（肝郁气滞，肾阴亏损）

刘某，女，43岁，公务员。

初诊：2021年7月4日。

主诉：面部黄褐色斑2年余。

患者诉近2年来颜面部出现黄褐色斑，无痒痛，日晒、熬夜后加重，曾自行使用外用祛斑产品，无明显好转。患者平日性格暴躁，月经前后不定期，经量偏少，色暗，经前乳房胀痛，纳眠差。刻下症：两颧部可见黄褐色斑片，边界不清，表面光洁无鳞屑。稍胸闷，易急躁，口干咽燥，腰膝酸软，偶感潮热。纳一般，眠差，入睡难，大便稍干，小便调。舌质黯红，苔白，脉弦。

中医诊断：黧黑斑（肝郁气滞，肾阴亏损）。

西医诊断：黄褐斑。

本病患者平日性格暴躁，多由肝气郁结，郁久化热，灼伤肾阴，肾阴亏损，致颜面失和而发病。肝气郁结，冲任失调，故月经先后不定；肝经痹阻，故乳房胀痛；木乘脾土，故纳呆；肾阴亏损，虚火上炎，故见口干咽燥；肾阴不足，故见腰膝酸软；阴阳失调，阴不敛阳，故见潮热；虚火扰神，故眠差；脉象弦为肝郁气滞、肾阴亏损的表现。治疗以行气疏肝、滋阴润燥为法，遣方如下：

| | | | |
|---|---|---|---|
| 北柴胡15g | 醋龟甲20g | 醋鳖甲10g | 生地黄20g |
| 枸杞10g | 栀子5g | 醋香附10g | 丹参10g |

| 益母草 15g | 炒酸枣仁 20g | 酒黄精 15g | 麦冬 15g |
| 太子参 10g | 珍珠母 30g | 茯苓 10g | 牡蛎 30g |
| 白芷 10g | 白及 10g | 白术 15g | 白芍 5g |
| 白蒺藜 10g | | | |

7剂，水煎服，日1剂。

二诊：2021年7月12日。

首诊后面部黄褐斑变淡，斑块面积较前缩小，但仍心烦，经前乳房胀痛。仍属肝郁气滞血燥，守方治疗，方药制成膏方，加强滋养肾阴作用。遣方如下：

| 柴胡 100g | 白芍 100g | 当归 300g | 茯苓 150g |
| 甘草 50g | 栀子 100g | 丹参 300g | 香附 100g |
| 益母草 150g | 白芷 100g | 白僵蚕 100g | 白及 100g |
| 牡丹皮 100g | 白术 100g | 酒黄精 100g | 女贞子 100g |
| 鸡血藤 100g | 盐桑椹 100g | 桂枝 5g | |

以麦芽糖等煎膏调服，每次服用1勺，每日早晚服用。

三诊：2021年10月16日。

患者面部皮肤基本正常，大斑块消退，效果显著。至今仍间断服用膏方，以巩固疗效。随访时面部肤色总体亮泽，色斑不再复发。

【体会】

本案例为肝郁气滞、肾阴亏损证黧黑斑。患者年过四十，肝肾之阴耗损过度，肝气有余，化为肝火，肝火又加重肾阴损耗而成此候，发为黧黑斑。《外科证治全书·面部证治·面尘》谓之："面尘，面色如尘垢，日久煤黑，形枯不泽，或起大小黑斑，与皮肤相平。"又如《外科正宗》云："黧黑斑者，水亏不能制火，血弱不能华肉，以致火燥结成斑黑，色枯不泽。"本案患者肝气郁滞，肾阴亏损，气血不足，肾阴虚不能制火，以致火燥结成黑斑。肝气太过，郁结成火，肾阴本虚，救之不力，杯水车薪，反被灼损，故气血亏虚为黧黑斑的病机关键，治宜行气疏肝、滋阴润燥。

首诊方以大队滋阴药物壮水之主，方中龟甲、鳖甲、生地黄、麦冬力专滋阴；黄精、枸杞滋补肝肾；柴胡、香附行气疏肝；太子参益气养阴；牡蛎、珍珠母平肝潜阳；茯苓、白术健脾益气；白芍柔肝敛肝；"气行则血行""血为气之母"，故治疗上在治气的同时，还兼顾气与血的关系，酌加益母草、丹参活血调经、化瘀消斑；选用白芷、白芍、白术、白蒺藜、白及美白消斑，旨在"以色治色"。全方合用，行气疏肝，滋养肾阴，活血消斑。

白色属金，肺主之，黑色属水，肾主之，肺为水之上源，肾为水之下源，肾水不足之为病可肺肾同治，故色白之药可辨证用于治疗面尘之疾，有"以色治色"之意。余以白术、白芷、白及、白蔹、白蒺藜、白僵蚕、白附子、白丁香类白色药物配方使用，常可达美白消斑之效。

## 8. 斑秃（肝肾不足）

周某，男，48岁，银行职员。

初诊：2021年9月26日。

主诉：脱发增多5年余，加重伴斑片状脱发1月。

患者近5年来脱发量增多，每日脱发100根以上，近1月来工作劳累，发现头皮多处斑片状脱发区，大小不等，伴眠差，腰酸，精神疲倦，眩晕耳鸣，故求诊。刻下症：头皮见大小不等脱发区，精神疲倦，眩晕耳鸣，腰膝酸软，眠差多梦，大便可，夜尿1～2次。舌红，苔少，脉弦细。

中医诊断：斑秃（肝肾不足）。

西医诊断：脱发。

四诊合参，本病属中医学"斑秃""鬼剃头"范畴，证属"肝肾不足"。缘患者素来劳倦，肝肾渐虚，肝肾不足则精血不能上荣，故出现头发脱落；精神疲倦，眩晕耳鸣，腰膝酸软，眠差多梦，夜尿频多，舌红、苔少、脉细数，皆是肝肾不足之象。治疗以滋补肝肾、补血益精为法，遣方如下：

| | | | |
|---|---|---|---|
| 生地黄 20g | 五指毛桃 10g | 丹参 10g | 炒酸枣仁 15g |
| 麦冬 10g | 远志 15g | 首乌藤 20g | 阿胶 5g |
| 白术 10g | 茯苓 15g | 黄精 10g | 甘草 5g |
| 覆盆子 15g | 枸杞 15g | 盐女贞子 15g | 醋龟甲 15g |
| 五味子 15g | | | |

14剂，水煎服，日1剂。

二诊：2021年10月10日。

患者服药后斑秃处已有稀疏新发长出，腰酸、耳鸣较前好转，夜尿减少，诉胃纳稍差。予前方酌加山药20g、砂仁10g健运脾胃，防药滋腻，余同前，续服14剂。

三诊：2021年10月24日。

新发较前浓密，诸症好转。继续调服3月余，以巩固疗效。

服药后随访，斑秃处新发已盛，与病前无异，脱发减轻，发色较前润泽，无诉其余不适。

## 【体会】

本案为"斑秃""鬼剃头""油风"，证属肝肾不足。《外科正宗·油风》指出："油风，乃血虚不能随气荣养肌肤，则毛发根枯，脱落成片，皮肤光亮"，《类经》又云："肾主水，肾藏精，肾藏髓，精髓同类，故肾合骨。发为精血之余，精髓充满，其发必荣"，认为发之荣枯与肾之精气盛衰关系密切。《灵枢·阴阳二十五人》记载："血气皆少则无毛，有则稀枯悴"。患者病程日久，肝肾渐虚，精血不荣而为此病，治以滋补肝肾、补血益精为法。

首诊方中以生地黄、黄精、枸杞、女贞子、醋龟甲、五味子、覆盆子等补肝肾、益精血；又以远志、首乌藤、酸枣仁安神助眠；五指毛桃、麦冬益气养阴；白术、茯苓健脾助运；丹参活血化瘀，阿胶养血益阴；甘草调和药性。全方合用，共奏滋补肝肾、补血益精之效。

发为血之余，肾之外候，肾藏精，精化血，精血旺盛则毛发粗壮而润泽，精血不足则毛发多白且易脱落。肝主疏泄与藏血，可贮藏血液、调节血量，并促进血液的运行输布；肝血不足，无以滋养头发，则发枯脱落。正如《金匮要略》云："夫失精家……发落，脉极虚芤迟"，进一步提出毛发生长与精血的关系密切。《诸病源候论·虚劳精血出候》也提出："肾藏精，精者，血之所成也。"精血相互资生、相互转化，肾精充足则肝血化生有源，毛发始坚。

# 十二、其他病证

### 1. 盗汗（少阳枢机不利，营卫不和）

廖某，女，41岁，工人。

初诊：2021年8月21日。

主诉：盗汗8年。

患者于8年前无明显诱因下出现夜间睡眠中多汗，以头颈部多汗为明显，失眠，难以入睡，夜间易醒来，伴疲乏，偶有头晕，怕冷，吹风受凉易感冒，纳食尚可，口干、口苦，大便干，小便尚调，舌淡红苔薄白，脉弦细。

中医诊断：盗汗（少阳枢机不利，营卫不和）。

西医诊断：盗汗。

患者口苦、口干为少阳郁热之征；夜寐之时，阳气入阴，与郁热相合，内扰阴分，逼津于外，故而盗汗；患者头晕，夜寐不佳，为肝阳上亢、热扰心神所致；平素怕冷，吹风受凉易感冒，为卫气不固。四诊合参，本病当属少阳枢机不利、营卫不和，治宜和解少阳、调和营卫，方药如下：

| | | | |
|---|---|---|---|
| 北柴胡15g | 黄芩10g | 法半夏10g | 牡丹皮5g |
| 浮小麦60g | 生地黄10g | 枸杞子10g | 猪苓10g |
| 栀子10g | 炒酸枣仁15g | 石菖蒲15g | 砂仁15g |
| 珍珠母35g | 合欢皮10g | 浙贝母10g | 黄连5g |
| 茯苓10g | 牡蛎40g | 远志15g | 首乌藤30g |

7剂，水煎服，日1剂。

二诊：2021年8月28日。

患者诉服上述处方后，夜间盗汗现象明显好转，睡眠亦改善，无口干、口苦。继续守前方随症加减，调理一个月后诸症均好转。

## 【体会】

《三因极一病证方论·自汗证治》对自汗、盗汗作了鉴别："无问昏醒，浸浸自出者，名曰自汗；或睡着汗出，即名盗汗，或云寝汗。若其饮食劳役，负重涉远，登顿疾走，因动则汗出，非自汗也。"《丹溪心法·自汗》曰："自汗属气虚、血虚、湿、阳虚、痰。"《丹溪心法·盗汗》曰："盗汗属血虚、阴虚。"余认为，自汗、盗汗亦各有阴阳之证，不得谓自汗必属阳虚，盗汗必属阴虚也。正如《素问·阴阳别论》曰："阳加于阴，谓之汗"，正常汗出的机理在于阴阳协调，若少阳枢机不利，阴阳失和，亦可致汗出异常。又有"阳出于阴则寤，阳入于阴则寐"，入睡时阳气由阳入阴，由表入里，到半表半里处时，若少阳枢机不利，阳气不能顺利入阴，门户开合不利，可出现自汗症状。

盗汗多属阴虚之证，治疗常用滋阴清解之法，然余从和解少阳入手，效如桴鼓，实属另辟蹊径、成功运用经方的范例。本案患者口苦、口干为少阳郁热之征，夜寐之时阳气入阴，与郁热相合，内扰阴分，逼津于外，故而盗汗，正好切合少阳枢机不利、营卫不和之病机。小柴胡汤是《伤寒论》的经典名方，《伤寒论》第96条云："伤寒五六日，中风，往来寒热，胸胁苦满，嘿嘿不欲饮食，心烦喜呕，或胸中烦而不呕，或渴，或腹中痛，或胁下痞硬，或心下悸、小便不利，或不渴、身有微热，或咳者，小柴胡汤主之。"该方组成为柴胡、黄芩、人参、半夏、甘草、生姜、大枣，具有寒温并用、攻补兼施、散中有收、升中有降的用药特点，有疏利三焦、调达上下、宣通内外、和畅气机、调和营卫、健运脾胃之功。小柴胡汤虽无敛阴止汗之药味，然治病之理，远在见汗止汗之上，该方和解少阳，从而达到调整气机、畅达阳气的目的，最终使阴阳相和，盗汗则止。临床上应用本方时，可以遵古但不要泥古，应充分把握疾病的病因病机，方能取得临床疗效。

## 2. 小儿汗病（营阴亏虚）

王某，女，2岁。

初诊：2021年5月9日。

主诉：自汗、盗汗3月余。

患儿3个月前曾患外感发热之证，西医以抗生素治疗后上感愈，但出现自汗、盗汗，汗出沾湿衣物，夜间易哭闹，夜寐则汗出，手足心热，纳呆，睡眠不宁，口唇红，大便稍干，小便稍黄。舌红，苔白，食指络脉稍红。

中医诊断：小儿汗病（营阴亏虚）。

西医诊断：多汗症。

四诊合参，本病属中医"小儿汗病"范畴，证属"营阴亏虚"。缘幼儿前有外感之证，治疗恐药性太过，外感愈但肺卫不固，因而出现自汗、盗汗；又汗本于阴，汗出无度则阴液不足，故而出现阴虚之证，如夜间哭闹、唇红、便干便黄等。治疗当以滋阴止汗、益气固涩、调和营卫为主，遣方如下：

| | | | |
|---|---|---|---|
| 山药 20g | 薏苡仁 20g | 芡实 10g | 醋龟甲 10g |
| 百合 10g | 醋鳖甲 5g | 大枣 5g | 陈皮 5g |
| 浮小麦 30g | 生地黄 10g | 小通草 5g | 五指毛桃 10g |
| 牡蛎 15g | 黄连 5g | 炒山楂 5g | 紫苏叶 5g |
| 砂仁 5g | 地骨皮 5g | | |

3 剂，水煎服，日 1 剂。

二诊：2021 年 5 月 16 日。

初诊后诉出汗明显减少，虚热退，故酌减清热之黄连、生地，加玉屏风、桂芍调和营卫，服用 3 剂后愈。

【体会】

《素问·阴阳应象大论》曰："阴在内，阳之守也；阳在外，阴之使也"，体现在本案则为营阴亏虚，不能滋养卫阳，卫阳失济而不固。治疗当以滋阴止汗、益气固涩、调和营卫为主。方中浮小麦性味甘凉，重用以益气除热止汗，合龟甲、鳖甲滋阴潜阳，生地黄滋阴清热，黄连泻火坚阴，地骨皮清虚热，共奏清热滋阴之效；又予牡蛎、五指毛桃益气固涩止汗；又幼儿脾胃娇嫩，故予山药、大枣补益脾气，砂仁、炒山楂、陈皮健脾消食；紫苏叶行气宽中；佐以薏苡仁、芡实、小通草补脾利水祛湿，防滋阴太过而损伤脾胃；百合既补肺气，又可宁心。诸药合用，共奏滋阴止汗、益气固涩之效。

幼儿年龄尚小，脏腑娇嫩，脾胃常有不足，故临床强调用药宜注重健脾消食，防食滞。

### 3. 手汗证（心肾阳虚，肺卫不固）

兰某，男，25 岁，牙医。

初诊：2021 年 8 月 16 日。

主诉：反复自汗多年，手汗半年。

患者素来多汗，汗质黏稠、色清，无异味，伴畏寒怕风。近半年手掌亦出现汗下过多，因其职业为牙医，工作期间须长期佩戴乳胶手套，苦于手汗浸渍而频繁更换手套，影响工作，曾服用自主神经功能调节药物，效果甚微，故求诊中医。刻下症：多汗，汗出质黏、色清，无臭味，平素畏寒怕风，虽暑热天气仍着长袖外套，入诊室后即诉空调过冷。自觉疲惫，颈项痹痛，纳可，眠差，入睡较困难，偶心悸，口干，舌暗淡，少苔，脉弦细。

中医诊断：汗证（心肾阳虚，肺卫不固）。

西医诊断：自主神经功能紊乱。

本案患者素有肺卫不足而易汗出，日久不愈。汗为心之液，汗多则气随汗脱，久之则阳气虚弱而致心肾阳虚、肺卫不足之证，故见畏风寒甚，酷暑而着厚衣。又手太阴肺经、手少阴心经、手厥阴心包经循行手掌侧，心阳亏虚，肺卫不足，经气易外泄，故见手汗。治疗当以益气温阳固表为法，拟方桂枝加附子汤合肾气丸加减，遣方如下：

| | | | |
|---|---|---|---|
| 炙甘草 10g | 党参 20g | 鸡内金 20g | 麸炒白术 18g |
| 干姜 5g | 枸杞 10g | 山茱萸 10g | 浮小麦 50g |
| 煅牡蛎 20g | 附片 20g | 桑椹 10g | 五倍子 10g |
| 桂枝 15g | 大枣 10g | 五味子 10g | 煅龙骨 20g |
| 白芍 10g | | | |

共 7 剂，水煎服，日 1 剂。

二诊：2021 年 8 月 23 日。

首诊后患者出汗减少，怕冷稍好转，眠好转。续前方服用 7 剂，嘱其勿运动过量，避免暴汗而气随液脱。

三诊：2021 年 8 月 30 日。

患者躯体出汗明显减少，畏寒怕风好转，手掌仍有汗出，偶心悸。前方酌减收敛之药，酌加心经、心包经引经药。龙骨、牡蛎减至15g，炙甘草加至20g，另予细辛3g、炙麻黄3g，以温化心阳、通阳复脉。

守此法继续治疗1月，患者汗出愈，手汗已消，可正常工作。但置身空调环境过久仍觉周身寒冷，畏寒、怕风甚于常人，故继续予温通心肾法治疗3月余，诸症消失，嘱间或中药调服，不分时节。

**【体会】**

本案例为素体心肾阳虚、肺卫不固之汗证，患者因近半年开始工作，心理压力使然，导致手汗加重，影响工作。《伤寒论》第20条曰："太阳病，发汗，遂漏不止，其人恶风，小便难，四肢微急，难以屈伸者，桂枝加附子汤主之。"本案患者汗出已久，素体阳虚，又遇工作之心因变化，致汗出不止，手汗甚；卫阳虚，故畏寒；肌腠不能固密，营阴随之外泄，故见口干。治疗当以益气温阳固表为法，拟方桂枝加附子汤合肾气丸加减。

首诊方中桂枝汤调和营卫、解肌祛风；附子温经复阳、固表止汗，阳复表固，汗出自止；酌加益气敛阴止汗之品，如甘麦大枣汤，用大剂量浮小麦合炙甘草、大枣，甘温益脾，和中养心；五味子、五倍子敛阴收涩；龙骨、牡蛎益气敛液固摄；患者素体肾阳亏虚，故予附子、干姜、桂枝温助肾阳；又虑其汗久，营阴亏虚，故予山茱萸、桑椹、党参、白术、白芍益气坚阴。全方合用，奏益气温阳固表之效。二三诊后患者汗出减少，但仍有手汗、心悸，故此时以温化心阳、通阳复脉为主，少佐细辛、炙麻黄等引经药。随证调治4月余，诸汗收，诸证蠲而告愈。

《黄帝内经》云："阳加于阴谓之汗。"指出汗是阳气蒸化津液出于体表而产生。张仲景《伤寒论》中虽然无汗证之病名，但是不乏汗出异常条目，临证可类比而治。究其病机，可见营卫不和、阳明热盛、阳明腑实、湿热郁蒸、少阳枢机不利、火郁、阳虚漏汗等，余总结汗证的病因病机总属气血乏源、阴阳失调及气血不畅，临证多见虚实夹杂、阴阳失调之候。实者以祛邪为主，不能滥用收敛固涩之品，邪去汗自止；虚者以敛汗收涩为重，随证治之。

### 4. 自汗（阴虚火旺）

范某，女，43岁，技术员。

初诊：2021 年 6 月 19 日。

主诉：自汗 6 年。

患者于 6 年前开始出现多汗，初起时为手足多汗，一直未予理会。近 3 年来身上亦见多汗，活动后明显，严重时衣服湿透，甚是困扰，伴口干多饮，怕热，偶有心悸，眠差，曾在当地诊所服用玉屏风散，但效果不佳，精神一般，纳可，二便尚可。舌红苔少，脉细数。

中医诊断：自汗（阴虚火旺）。

西医诊断：多汗症。

患者手足及身上汗出，活动后明显，为表虚不固、腠理开泄而致汗出；口干，怕热，舌红苔少脉细数，为阴虚火旺，虚火上炎，煎灼津液而见症；心悸、失眠为热扰心神、阴阳失调所致。四诊合参，本病当属阴虚火旺，治宜滋阴清热、固表止汗，方选当归六黄汤加减，方药如下：

| 黄芩 10g | 当归 10g | 生地黄 10g | 熟地黄 10g |
| 五味子 15g | 乌梅 10g | 丹参 5g | 黄柏 25g |
| 浮小麦 50g | 陈皮 5g | 附片 20g | 五指毛桃 15g |
| 防风 10g | 黄连 5g | 地骨皮 15g | 甘草片 15g |

7 剂，水煎服，日 1 剂。

二诊：2021 年 6 月 26 日。

服药后汗出明显减少，口干改善，仍睡眠欠佳，偶有心悸。守前方去乌梅、防风，加酸枣仁 15g、合欢皮 15g，再服 7 剂后基本告愈，服前方巩固疗效。

【体会】

中医认为自汗、盗汗均为人体阴阳失衡、腠理不固而致。自古以来，多将自汗与盗汗分而治之，然明代张介宾在《景岳全书·杂证谟·汗证》中明确指出自汗、盗汗"亦各有阴阳之证，不得谓自汗必属阳虚，盗汗必属阴虚也。"

当归六黄汤出自《兰室密藏·自汗》，曰："治盗汗之圣药也，当归、生地黄、熟地黄、黄柏、黄芩、黄连（各等分），黄芪（加倍），以上为粗末，每服五钱，水二盏，煎至一盏，食前服，小儿减半服之。"功能滋阴泻火、固表止汗，治疗阴虚火旺的盗汗。其中当归补血，血足可以抑制心火过旺，生地、熟地补肝肾而滋阴，三药合用滋阴补血，共为君药；阴液不足火热内生，故臣以黄连清心泻火，合以黄柏泻火除烦，清热以坚阴液；汗出过多容易导致卫虚不固，倍用黄芪为佐，益气固表。本方养血滋阴、泻火除烦、益气固表通用。

本案例患者素体亏虚，气血不足，故而自汗出；动则伤气，故而汗出甚；女性"年四十而阴气自半"，阴虚则火旺，火旺则阴液不守，蒸越外出，故见以自汗出为主的诸种阴虚火旺表现。治宜滋阴清热、固表止汗，故选方当归六黄汤加减。方中还加入附片，取其辛热之味，以防诸药寒凉损伤人体阳气；浮小麦益气、除热、止汗；患者眠差，加用酸枣仁养心安神，兼敛阴止汗。全方共奏养血滋阴、泻火除烦、益气固表之功效，临证每获奇效。余认为，临床上自汗亦可有阴虚，凡遇到自汗、盗汗共存，或单独出现自汗及盗汗者，通过辨证，只要符合阴虚火旺证型，即可运用当归六黄汤加减进行论治，均可收到较好的疗效。

### 5. 红蝴蝶斑（热毒炽盛，阴虚火旺）

余某，女，36岁，销售人员。

初诊：2021年1月17日。

主诉：反复面部红斑伴乏力5年余。

患者于5年前出现面部红斑，伴疲倦乏力，高热，遂前往外院住院诊治，其间诊断为系统性红斑狼疮，予对症治疗后病情好转，出院后予中西治疗，现口服强的松50mg，每日1次。刻下症：精神一般，自觉发热，疲倦乏力，面部蝶形红斑，四肢关节肌肉酸痛，无黏膜溃疡，口干口苦，手足心热，夜寐不安，纳一般，小便调，大便硬。舌红绛，苔黄腻，脉弦滑数。

2020年10月15日血常规：白细胞$2.7×10^9$mol/L，ANA：1：3200，ds-DNA阳性，C3、C4降低，尿常规无异常。

中医诊断：红蝴蝶斑（热毒炽盛，阴虚火旺）。

西医诊断：系统性红斑狼疮。

四诊合参，本病当属中医学"红蝴蝶斑"范畴，证属"阴虚火旺"。缘病程日久，导致气阴两虚，以肾阴虚为主；阴虚日久化热，热毒外溢肌肤，则见面部蝶形红斑，口干欲饮；舌红绛，苔黄腻，脉弦滑，均为热毒炽盛、阴虚火旺之证。治疗以滋阴补肾、清热解毒为法，遣方如下：

| | | | |
|---|---|---|---|
| 白茅根 15g | 防风 15g | 炒莱菔子 10g | 板蓝根 10g |
| 花粉 10g | 北柴胡 15g | 砂仁 15g | 炙甘草 5g |
| 金银花 15g | 蔓荆子 10g | 醋延胡索 15g | 白术 15g |
| 石膏 5g | 桑白皮 20g | 石斛 10g | 陈皮 5g |
| 桑叶 10g | 白花蛇舌草 15g | 牡丹皮 10g | 生地黄 10g |

共 7 剂，水煎服，日 1 剂。

二诊：2021 年 1 月 24 日。

患者疲倦乏力较前减轻，口干、手足心热等症状好转，大便调，未诉不适。改以调补脾肾为法，用药改为黄芪、太子参、炒白术、茯苓、防风、鸡血藤、川芎、白花蛇舌草、秦艽、丹参、首乌藤、炙甘草、黄精、麦冬等，共 7 剂，水煎服，口 1 剂。

【体会】

本案为系统性红斑狼疮复发活动期的中药治疗，患者症见全身无力，四肢关节肌肉疼痛，夜寐不安，口干口渴，手足心热，舌红绛，苔黄腻，脉弦滑数，辨为热毒炽盛、阴虚火旺之证。热毒炽盛，故见发热；热扰心神则烦躁、夜寐不安；热毒壅滞，气血不畅，不通则痛，故见四肢关节肌肉疼痛；热盛伤阴，则口干口渴，手足心热；该患者热邪耗气伤津，故见全身乏力；舌脉乃本证之象。急则治标，方以生石膏大清气分之热；佐以天花粉、白茅根清热泻火，兼以生津止渴；辅以板蓝根、白花蛇舌草清热解毒；妙以石斛养胃肾之阴，护耗伤之津液，更有"先安未受邪之地"之意；金银花、桑叶清解热毒，又有"透热转气"之妙；蔓荆子、防风疏风散热。全方共奏气血两清、解毒护阴之功。

二诊患者热象消退，仍感乏力，考虑病程日久，必累及脾肾，故予调补脾肾、活血通络为法。方以太子参、炙甘草补益脾气，以黄芪、炒白术健脾益气；以茯苓健脾而渗湿、利尿消肿，以防风、秦艽祛风通络，鸡血藤、首乌藤养血通络，川芎、丹参活血通络，以黄精补益脾肾，以麦冬滋阴清热。全方以补气为主，化生阴阳而达脾肾双补、阴阳两调、活血通络之效。

系统性红斑狼疮的中医治疗，急性期以清热凉血为主，缓解期则以扶正培本为法，强调整体观念。

## 6. 消渴（脾肾亏虚）

黄某，女，46岁，销售经理。

初诊：2021年12月16日。

主诉：发现血糖升高伴小便次数增多2年。

患者2年前发现血糖升高，长期服用二甲双胍控制血糖（具体剂量不详），自诉血糖控制良好；小便次数增多，伴头部隐痛，头昏沉感，自觉四肢麻木，口干、口苦，喜温饮，平时易腹泻、疲倦，腰酸，胃纳欠佳，睡眠差，多梦易醒，醒后难以入睡，每晚夜尿1～2次，量多，无尿频、尿急或尿痛，无多饮，为中药调理前来求诊。舌苔淡白，脉沉细。

2021年12月16日门诊指尖血糖：5.90mmol/L（空腹）。糖化血红蛋白7.0%。

中医诊断：消渴（脾肾亏虚）。

西医诊断：2型糖尿病。

患者久病，正气耗伤，脾肾受累。脾为后天之本，脾虚则气血生化不及，精微不能濡养清窍，故而出现头昏沉感、头部隐痛；四肢肌肉无以濡养则四肢麻木、易疲劳；脾虚则津液不能上呈，故口干、口苦而喜热饮；脾虚则运化失司，故胃纳差、易腹泻；肾为先天之本，脾肾互为滋养，脾虚则肾精无以补充，肾主骨，肾虚则易腰酸软；心肾不交则心神不宁，故而易醒多梦；肾主水，肾虚则津液气化失司，故而小便次数增多；苔淡白、脉沉细均为脾肾亏虚之象。治以健运脾肾，以自拟方"消渴方"加减治之：

| | | | |
|---|---|---|---|
| 枸杞子20g | 五味子10g | 桑椹15g | 茯苓20g |
| 三七8g | 丹参15g | 川芎8g | 女贞子20g |
| 牛膝10g | 延胡索15g | 砂仁10g | 白芷15g |

6剂，日1剂，水煎服。

二诊：2021年12月29日。

复诊时空腹血糖5.2mmol/L，口干、腹泻好转，四肢仍麻痹，睡眠好转，胃纳可，二便调。在原方的基础上加莪术、益母草、当归尾、醋香附等行气活血之品，并加肉桂以温补肾阳，6剂，水煎服，日1剂。

## 【体会】

2型糖尿病占糖尿病人群的90%以上，治疗目标主要是控制高血糖、防止并发症。中医学注重整体观、综合调理，在此类慢性病的治疗中积累了丰富的经验。

消渴是由于先天禀赋不足，复因情志失调、饮食不节等原因所导致，阴虚为本，燥热为标，故清热润燥、养阴生津为本病的治疗大法。本案例选用自拟方"消渴方"加减，以补益肾阴为主，兼以健脾，其中枸杞子、桑椹、女贞子滋补肝肾，丹参凉血化瘀，茯苓、砂仁健脾、醒脾，牛膝载药下行入肾。复诊时考虑患者病程日久，易合并瘀血，故在原方基础上加用行气活血的药物，以达到气行则血行的目的；而加用肉桂则可温补肾阳，以达到阳中求阴之效。

糖尿病长期存在的高血糖可导致各种组织损害，特别是眼、肾、心脏、神经的慢性损害、功能障碍。患者已出现四肢麻痹等周围神经症状，须警惕可能出现的其他并发症。

## 7. 消渴（肾阴亏虚）

王某，女，66岁，退休职工。

初诊：2021年10月16日。

主诉：口干、口苦、口酸6年，加重3年。

患者6年前开始出现口干、口苦、口酸，伴恶心，3年前因右肺中央型肺癌于2018年2月1日行"右上肺叶切除＋纵隔淋巴结清扫术"，术后化疗，以上症状有加重伴出汗多，平素多饮、多食、多尿，消瘦，喜叹息，纳眠可，喜温饮，大便溏，日一行，小便频。舌红少津，苔薄黄，脉细数。

既往史：①甲状腺功能减退症；②2型糖尿病；③高血压；④冠心病；⑤子宫全切除术后。

中医诊断：消渴（肾阴亏虚）。

西医诊断：2型糖尿病。

患者病程日久，肝肾日渐不足，肾精亏耗，虚火内生，上燔心肺则多饮；热灼津伤则口干、口苦；中灼脾胃则胃热消谷，故而多食而消瘦；肾失濡养，开阖固摄失权，则水谷精微直趋下泄，随小便而排出体外，故尿多；气阴亏虚表现为口渴引饮，能食与大便溏稀并见，舌质红，少津，苔薄黄，脉细数。证属肾阴亏虚、阴虚火旺，治疗当以滋阴生津、清热润燥、健脾益气为法，遣方如下：

| | | | |
|---|---|---|---|
| 鸡内金 15g | 枳实 15g | 净山楂 15g | 姜厚朴 15g |
| 白术 15g | 茯苓 25g | 党参 20g | 炒酸枣仁 15g |
| 醋鳖甲 20g | 陈皮 10g | 葛根 20g | 盐女贞子 20g |
| 墨旱莲 20g | 麦冬 20g | 车前子 15g | 泽泻 15g |
| 天冬 10g | 浮小麦 50g | 地骨皮 10g | 酒肉苁蓉 10g |
| 酒黄精 10g | 砂仁 15g | 苦杏仁 5g | |

7剂，水煎服，日1剂。

二诊：2021年11月6日。

服药后口苦、口酸缓解，仍有口干、出汗，偶有夜尿。前方去净山楂、炒酸枣仁、醋鳖甲，加天花粉、茵陈、干石斛、山药、补骨脂，以滋阴生津、补脾益肾，7剂，水煎服，日1剂。

三诊：2021年11月16日。

口苦、口酸、出汗明显好转，仍口干、口淡，偶有头晕头胀，夜尿次数减少。前方去枳实、车前子，加五味子、桂枝，以增强益气生津、收敛固涩之功，7剂，水煎服，日1剂。

患者坚持服药2月余，诸症缓解，配合服用膏方巩固疗效。

【体会】

消渴的病机特点是"下虚上燥"，病变在肺、胃、肾，基本病机为阴津亏耗，燥热偏盛，以阴虚为本，燥热为标，两者互为因果，阴愈虚则燥热愈盛，燥热愈盛则阴愈虚。《景岳全书·三消干渴》曰："凡治消之法，最先辨虚实，若察其脉证，果为实火致耗津液者，但去其火则津液自生，而消渴自止。若由真水不足，则悉属阴虚，无论上、中、下，急宜治肾，必使阴气渐充，精血渐复，则病必自愈。若但知清火，则阴无以生而日渐消败，益以困矣。"汉代张仲景《金匮要略》载有"渴欲饮水不止""渴欲饮水，口干舌燥。"《医学心悟·三消》说："三消之症，皆燥热结聚也。""治上消者，宜润其肺，兼清其胃""治中消者，宜清其胃，兼滋其肾""治下消者，宜滋其肾，兼补其肺"，可谓深得治疗消渴之要旨。方中麦冬、天花粉滋阴润肺，石斛、天冬益胃生津，熟地黄、肉苁蓉、黄精补肾益精润燥，墨旱莲、女贞子、醋鳖甲养阴血、补肝肾。

消渴病日久，病情失控，则阴损及阳，热灼津亏血瘀，导致气阴两伤，阴阳俱虚，络脉瘀阻，经脉失养，脏腑器官等受损。消渴病虽有在肺、胃、肾的不同，但常常互相影响，如肺燥津伤，津液失于敷布，则脾胃不得濡养，肾精不得滋助；脾胃燥热偏盛，上可灼伤肺津，下可耗伤肾阴；肾阴不足则阴虚火旺，亦可上灼肺胃，终致肺燥胃热肾虚，故"三多"之症常可相互并见。消渴会导致多种慢性并发症，时间越久治疗难度随之增加，因此对无并发症者要积极预防，即所谓"治未病"，而对有并发症者则应积极治疗。

## 8. 多寐（痰湿困脾）

崔某，男，15 岁，学生。

初诊：2021 年 5 月 22 日。

主诉：睡眠过多 3 年。

患者于 3 年前开始出现睡眠过多，日间常常不受控制睡着，例如课堂上及进餐时均会突然睡着，伴睡眠打鼾，进餐时偶有愣神发作，手中碗筷掉落，短时间内可自行恢复意识，紧张时有不自主吐弄舌及肢体动作过多表现。患儿形体肥胖，喜甜食，平素困倦乏力，纳食可，二便尚调。舌淡红苔白腻，脉滑。外院 24 小时动态脑电图未见异常。

中医诊断：多寐（痰湿困脾）。

西医诊断：睡眠障碍。

患儿形体肥胖，喜甜食，导致脾胃过度运作，耗伤脾胃之气，出现形有余而气不足。加之活动量少，静坐学习为主，"久坐伤肉"，脾主肌肉，四肢肌肉长期失于运展，脾胃失其所主，久则致脾胃虚弱。患儿多寐、身重、困倦，均为痰湿困脾，上扰清窍，清窍被浊邪所蒙的症状；舌淡红苔白腻、脉滑均为痰湿内停之佐证。四诊合参，本病属痰湿困脾，治宜祛湿化痰、开窍醒神，方药如下：

| | | | |
|---|---|---|---|
| 泽泻 60g | 白茅根 10g | 炒鸡内金 10g | 石韦 20g |
| 党参 30g | 川牛膝 15g | 甘草片 10g | 北柴胡 15g |
| 黄芩 10g | 法半夏 10g | 枳壳 15g | 浙贝母 5g |
| 薏苡仁 60g | 砂仁 15g | 白术 20g | 威灵仙 15g |
| 蜜麻黄 10g | 姜厚朴 10g | | |

7 剂，水煎服，日 1 剂。

二诊：2021 年 5 月 29 日。

服药后患儿精神状态明显改善，诉近日鼻塞、流涕，畏风怕冷，为合并有外感风寒。守前方加桂枝、防风、辛夷各 10g，再服 7 剂。

三诊：2021 年 6 月 12 日。

服药后睡眠过多明显减少，课堂上犯困减轻，但紧张时仍有肢体动作过多表现。守前方继续服用 7 剂。

后予上方加减、配合膏方调治 2 月，随访患儿诸症明显改善，精神状态佳。指导其父母注意监督患儿少吃零食、甜食，多参加体育锻炼、增强体质。

**【体会】**

多寐是指不分昼夜，时时欲睡，呼之即醒，醒后复睡的病证。多寐会导致精神涣散，神智疲惫，注意力不集中等症状，给患儿日常生活带来严重的不良影响。对于本例患儿而言，明显影响日常学习，导致成绩下降，苦恼万分。目前辨治多寐以心为重点，认为多寐病机关键在湿、浊、痰、瘀困滞阳气，心阳不振；或阳虚气弱，心神失荣。然而本患儿形体肥胖，嗜食肥甘厚腻之味，脾胃过度运作，耗伤脾胃之气，出现形有余而气不足；加之不重视体育锻炼、劳逸结合，常常静坐学习为主，"久坐伤肉"，脾主肌肉，四肢肌肉长期失于运展，脾胃失其所主，久则致脾胃虚弱。"诸湿肿满，皆属于脾""脾为生痰之源"。脾胃主运化水湿，脾胃虚弱，水湿失于运化，聚而成湿，停而成痰。

诊治本病应从脾胃着手。多寐发病与脾胃关系最为密切，与心、肾、脑等脏腑相关。《杂病源流犀烛·痰饮源流》提出："其为物则流动不测，故其为害，上至颠顶，下至涌泉，随气升降，周身内外皆到，五脏六腑俱有。"痰湿为阴邪，其具有流动之性，可随气上下，上可侵犯清窍，下可流溢四肢。痰湿犯于清窍，清窍为浊邪所犯，神机失聪，发为多寐。故朱丹溪在《丹溪心法·中湿》提出："脾胃受湿，沉困无力，怠惰好卧。"并列举"凡肥人沉困怠惰是湿热，宜苍术、茯苓、滑石"等治法。《脾胃论·脾胃胜衰论》云："如脉缓，病怠惰嗜卧，四肢不收，或大便泄泻，此湿胜，从平胃散。"其对湿盛多寐表现有具体描述，并认为平胃散是治疗湿盛多寐的良方。

本患儿脾胃虚弱，无力运化水湿，停而为痰为湿；痰湿横溢，上扰清窍，清窍被浊邪所蒙，则昏昏欲睡。余治疗本病以健脾化痰、开窍醒神为法则，方中党参、白术、砂仁益气健脾运湿，断绝痰湿之源；泽泻、薏苡仁渗湿利水；半夏、厚朴行气化湿、和胃降逆，同时配合理气、消食和胃之味，则诸症自除。

### 9. 肺癌（肺肾阴虚）

王某，女，66 岁，退休工人。

初诊：2021 年 8 月 16 日。

主诉：肺癌术后干咳 3 月余。

患者于半年前出现干咳少痰，伴胸痛不适，无发热、气促，曾在当地医院就诊，诊断为肺恶性肿瘤，遂于 2021 年 4 月 24 日行肺癌根治手术，术后仍有反复干咳，迁延不愈，咳剧时影响睡眠，曾四处就诊均疗效不佳，经他人介绍，遂来求诊。症见精神疲倦，伴手足心热，腰膝酸软，易汗出，纳呆，眠差，大便干结，小便清长，夜尿 1～2 次。舌边尖红，苔少，脉细。

中医诊断：肺癌（肺肾阴虚）。

西医诊断：肺癌术后。

患者年事已高，机体功能下降，加之肺部肿瘤、手术损耗过度，脏腑功能日渐虚弱，肺阴不足，故见干咳；肾阴不足，故手足心热，腰膝酸软；阴不潜阳，故自汗多；舌尖稍红、苔少为肺肾阴虚之象。治当补益肺肾、润肺止咳，遣方如下：

| | | | |
|---|---|---|---|
| 鸡内金 15g | 枳实 15g | 净山楂 15g | 姜厚朴 15g |
| 白术 15g | 茯苓 25g | 党参 20g | 炒酸枣仁 15g |
| 醋鳖甲 20g | 陈皮 10g | 葛根 20g | 盐女贞子 20g |
| 墨旱莲 20g | 蛤蚧粉 3g | 麦冬 20g | 天冬 10g |
| 浮小麦 50g | 地骨皮 10g | 酒肉苁蓉 10g | 酒黄精 10g |
| 砂仁 5g | 苦杏仁 5g | | |

水煎服，日 1 剂，共 7 剂。

二诊：2021 年 8 月 23 日。

服药后咳嗽明显减少，诉轻微上腹部胀满感。守前方加山药 20g，砂仁调整为 20g。

三诊：2021 年 11 月 28 日。

患者守前方服药 3 月余，咳嗽及其余诸症基本消失，纳食增加，嘱按期复诊。

【体会】

肺癌在中医学中归属于"咳嗽、息积、痰饮、肺痿、肺积、咯血"等范畴。《医宗必读·积聚》曰："积之成也，正气不足，而后邪气踞之"。余景和在《外证医案汇编·乳岩》明确指出："正气虚则成岩。"沈金鳌在《杂病源流犀烛·积聚癥瘕痃癖痞源流》曰："邪积胸中，阻塞气道，气不宣通，为痰，为食，为血，皆得与正相搏，邪既胜，正不得而制之，遂结成形而有块。"以上均说明了正虚邪侵是肺癌产生的重要因素。因素体虚弱、正气不足，肺感外邪而导致肺功能失常，肺肃降不利而痰凝气滞，血脉瘀阻，痰瘀胶结成毒，日久形成肿块。病程日久，则虚、痰、瘀、毒同为病理产物且相互为病，表现出各种特异性症状，故肿瘤病证复杂，治疗难度大。另外，肺内癌肿一旦生成，必会耗伤体内气血津液以自养；而且手术、放疗、化疗亦会损伤气血。肺癌病位在肺，病性属本虚标实，病机总属正虚邪结，正虚和邪实互为根本，形成恶性循环，且贯穿于肺癌始终，即"正虚邪亦盛，邪盛正愈虚"，因正虚和邪实在不同的阶段临床表现不同，诊治时应重视"因虚致癌，因癌致虚"病机的动态演变。

本案例治疗方中蛤蚧有补肺益肾、纳气平喘、助阳益精之效；醋鳖甲、天冬、麦冬、葛根滋阴润燥、润肺止咳，葛根兼升脾阳；盐女贞子、墨旱莲、黄精滋补肾阴，肉苁蓉补肾助阳，阴阳兼顾；陈皮、厚朴理气和胃，枳实破气消积，可防滋阴药腻滞留恋；鸡内金、山楂、砂仁消食和胃，白术、茯苓、党参补益脾气，脾胃共调，使水谷之精吸收充分，以培后天之本；浮小麦、地骨皮清虚热兼止汗；炒酸枣仁宁心安神。诸药合用，共奏补益肺肾、润肺止咳之效。

余认为肺癌根深坚固，应酌情选用虫类药物等血肉有情之品，其补益精血、元气（阳）和化痰解毒、软坚散结等作用均比一般的草本类药物更加专精。《本草问答·卷上六》记载："动物之攻利尤甚于植物，以其动物之本性能行，而又具有攻性。"方中蛤蚧"味咸，性平，入肺、肾经，补肺气，益精血……助阳道"（《本草纲目·鳞部·蛤蚧》）。

总之，肺癌属疑难杂症，多缠绵难愈，愈后凶险。究其病因，或病邪峻厉，或正气不足，或阴阳失调，寒热错杂，虚实夹杂，变化多端。临证施治不能局限于西医诊断之某肿瘤之病名，应以辨证为要，辨证清晰，立法严谨，灵活用药，方能奏效。

### 10. 乳岩、水肿（脾虚湿盛）

林某，女，55 岁。

初诊：2015 年 2 月 26 日。

主诉：左侧乳腺癌术后近 50 天，引流液不止。

患者于 2015 年 1 月 6 日行"左侧乳腺癌改良根治术＋腋下淋巴清扫"，术后恢复尚可，术后 7 天拔除引流管出院。出院后术区反复积液，于当地医院行抽吸、置管，术后近 50 天引流液的量每天仍在 80mL 左右，且数次堵塞引流管，经介绍 2 月 26 日来诊。刻诊：左上肢肿胀疼痛，按之稍凹陷，左上肢上举稍受限，神疲乏力，时有胸闷、心悸、胸胁部刺痛，心情抑郁，无疼痛、发热、红肿，无恶心呕吐等不适，饮食较差，睡眠一般，大便偏稀溏，舌淡红边有齿印，苔白腻，脉细。

中医诊断：乳岩、水肿（脾虚湿盛）。

西医诊断：乳腺癌术后。

患者主诉术后积液反复，胸闷心悸，心情抑郁，倦怠，纳差便溏，舌淡红边有齿印，苔白腻，脉细。表现为脾运化失司，肝失条达，气机郁滞则血液运行不畅，水液代谢障碍。治疗以健脾利水为主，兼以疏肝理气，遣方如下：

| | | | |
|---|---|---|---|
| 薏苡仁 30g | 甘草 10g | 白术 15g | 山药 25g |
| 砂仁 10g | 陈皮 8g | 茯苓 20g | 党参 15g |
| 黄芩 15g | 白芍 30g | 延胡索 15g | 木香 10g |
| 郁金 15g | 姜半夏 10g | 柴胡 10g | 香附 10g |
| 路路通 20g | 当归 10g | 薄荷 10g | 黄芪 20g |

7 剂，水煎服，日 1 剂。

二诊：2015 年 3 月 5 日。

服药 7 剂治疗，胃纳改善，心情稍舒展，胸闷心悸较前好转，积液吸收较慢。考虑积液的发生以脾虚为本，脾虚则失于运化，水液输布异常，水湿痰饮停聚而成积液，遂易泽泻汤以加强益气健脾、利湿泄浊之功，用药如下：

白术 60g      泽泻 150g

3 剂，水煎服，日 1 剂。

三诊：2015 年 3 月 10 日。

患者自述服上方两剂后引流液即减至 15mL，因引流液吸收过快，担心引流管被堵塞，遂赴原手术医院作专科检查，今日来诊告知，原主管医生确认中医药治疗后"效佳"，守前方续服 10 剂。

四诊：2015 年 3 月 19 日。

患者诉药后引流量日渐减少，近 3 天引流量减至 1～2mL，触诊未及波动感，皮瓣贴合良好，换药后拔除引流装置，纳差，舌淡红边有齿印，苔薄白，脉细。考虑患病日久，耗伤元气，在上方基础上加健脾益气补肾之品以固护正气，具体如下：

| | | | |
|---|---|---|---|
| 白术 30g | 泽泻 50g | 薏苡仁 20g | 甘草 10g |
| 山药 20g | 砂仁 5g | 陈皮 8g | 茯苓 20g |
| 莲子 15g | 党参 30g | 葛根 20g | 黄精 10g |
| 覆盆子 15g | 山茱萸 15g | 益智仁 15g | 淫羊藿 15g |
| 黄芪 30g | | | |

7 剂，水煎服，日 1 剂。

五诊：2015 年 3 月 26 日。

触诊无异常波动感，彩超下未见明显低回声区，创面愈合良好，精神、胃口好转。继续守健脾补肾、祛湿化浊之法巩固治疗 3 月，嘱患者加强营养，适当功能锻炼，慎起居，避风寒，调节情志，并定期复查。随访追踪半年，诉前述症状未有复发。

【体会】

《素问·至真要大论》说："诸湿肿满，皆属于脾。"《素问·经脉别论》云："饮入于胃，游溢精气，上输于脾，脾气散精，上归于肺，通调水道，下输膀胱，水精四布，五经并行。"皆阐述了脾乃津液运化之地，脾气旺盛，则津液运化有常，输布调畅；脾气虚损或脾失健运，则津液运化失常，水津不布，水湿或水饮停聚成痰。本病患者乳腺癌日久，正气虚耗，津液运化无力，聚于脉络成痰成核。手术作为其首选治疗方法，损伤脉络和脾胃，使津液运化之源和通道均受损害，水饮停聚成痰，聚于乳络，形成多种并发症。治疗上以益气健脾、利水渗湿为主要原则，效如桴鼓。

本案例初诊时投以疏肝健脾之剂，缓解了胸闷心悸、情志抑郁、纳差便溏，对于脾虚湿盛之积液未能收到立竿见影之效；后以泽泻汤为主方，加强健脾利水渗湿之功，能针对性地消除体内水饮之邪，改善临床症状，药简效佳。

余临床运用经方泽泻汤治疗痰饮之症，颇有心得。泽泻汤为医圣张仲景所创立，首载于《金匮要略·痰饮咳嗽病脉证并治第十二》，曰："心下有支饮，其人苦冒眩，泽泻汤主之。"用于治疗心下支饮。原方中重用泽泻五两利水渗湿，引水从下排出，以治其标；用白术二两，健脾行水，使痰饮不得生，以治其本。两药相伍，一重在祛湿，使已停之饮有所出路；一重在健脾，使水湿得以正常运化。两者共治痰饮，从而使水液代谢正常，邪有山路，积液能消。

后期并用健脾益肾、祛湿解毒之法，以期扶正不留邪，祛邪不伤正，从而抑制肿瘤生长，减少复发转移，延长患者生存时间，提高患者生活质量。

综上，根据患者所处疾病和治疗的不同阶段以及身体状况灵活调整用药，不拘一格，方能获效。

## 11. 噎膈（湿热中阻，痰热腑实）

黄某，男，47 岁，个体户。

初诊：2021 年 5 月 9 日。

主诉：吞咽困难，呕吐痰涎 1 月余。

患者症见胃脘胀满，吞咽困难，食则呕吐痰涎，经影像、胃镜检查确诊为食管上段鳞癌。经放疗，总剂量达 64gy，吞咽功能较前略有好转，能进食半流质食物，但仍有胃脘胀满。刻下症：食欲减退，胃脘胀满，吞咽困难，恶心偶作，食多则呕吐痰涎，胸骨后隐痛，伴口干口苦，大便秘结，小便短赤，眠差。舌红，苔黄厚腻，脉沉弦数。

中医诊断：噎膈（湿热中阻，痰热腑实）。

西医诊断：食管恶性肿瘤。

本案属于中医学噎膈范畴，证属湿热内蕴、痰热腑实。缘患者平素喜食腌制之品，又肥甘厚味饮食无度，导致湿热蕴膈，气滞痰浊日聚成壅，拥堵脘管，故见吞咽困难；湿热中满，故脘腹胀满；湿随气逆，故呕吐痰涎；又因噎膈既成，予以放射治疗，放疗为火毒，虽积块略消，但阴阳失衡，热结肠胃，津液耗伤，腑气不通，故见口干口苦，胃脘胀满，大便秘结，小便赤涩；舌脉皆为湿热中阻、痰热腑实之象。治以泻热通腑、健脾化痰、行气消积，遣方如下：

| | | | |
|---|---|---|---|
| 生大黄 10g | 厚朴 10g | 芒硝 10g | 枳实 10g |
| 麦冬 15g | 生地 15g | 半夏 12g | 茯苓 10g |
| 苏叶 12g | 生麦芽 30g | 鸡内金 30g | 甘草 6g |
| 泽泻 40g | | | |

7 剂，水煎服，日 1 剂。

二诊：2021 年 5 月 16 日。

服药后大便可下，腹胀稍减，口苦减轻，仍见吞咽困难、口干。考虑患者湿热邪除，中病即止，又《脉因证治·噎膈》有云："血液俱耗，胃脘亦槁，治宜润养津液，降火散结"，《四明心法·膈证》亦云此病"其肠胃必枯槁干燥……是胃阴亡也。"故腑通之后应滋养阴液、和顺胃气，同时化瘀散结，用药如下：

| | | | |
|---|---|---|---|
| 旋覆花 10g | 代赭石 15g | 陈皮 6g | 法半夏 10g |
| 炒枳壳 10g | 紫苏梗 10g | 三棱 10g | 莪术 10g |
| 南沙参 15g | 麦冬 15g | 玉竹 15g | 炙甘草 5g |

14 剂，水煎服，日 1 剂。

三诊：2021 年 5 月 30 日。

药后患者吞咽困难明显好转，进食畅顺，大便通畅，无口干口苦之弊，但见身困乏力，胃口稍欠。故予益气养阴为法，前方去旋覆花、代赭石、三棱、莪术，改予生黄芪 30g、山慈菇 30g、黄精 15g、佛手 10g、鸡血藤 20g，继续服用 14 剂。

服药后诸症蠲，吞咽、消化、排便顺，无痰涎、口干等。继续以益气养阴为法，间或调治半年，随访患者复健尚可，日常生活、活动如常。

【体会】

本案为食管癌放疗后湿热中阻、痰热腑实之证，属中医"噎膈"范畴。患者平素喜食腌制之品，又肥甘厚味饮食无度，导致湿热蕴膈，气滞痰浊日聚成壅，拥堵脘管，《医宗必读·反胃噎膈》曰："大抵气血亏损，复因悲思忧患，则脾胃受伤，血液渐耗，郁气生痰，痰则塞而不通，气则上而不下，妨碍道路，饮食难进，噎塞所由成也。"故见吞咽困难；叶天士又言："气滞痰聚日拥（壅），诸阳莫展，脘管窄隘，不能食物"。故首诊治疗以泻热通腑、健脾化痰、行气消积为法。

首诊方中大黄、芒硝泻热通便，重用泽泻加强泻热之力；厚朴、枳实、苏叶行气宽中、消积化滞；辅以麦冬、生地滋阴润燥；麦芽、鸡内金消食导滞；甘草调和药性。投药后肠腑通，湿热除，仍见吞咽困难、口干，考虑其本为正气亏损，胃阴不足，切不可过于攻伐，泻热当守度，故二诊转而滋养阴液、和顺胃气，予南沙参、麦冬、玉竹养阴增液；旋覆花、代赭石、枳壳、紫苏梗降气和胃；陈皮、法半夏燥湿化痰；莪术、三棱破血消癥；甘草调和为使。全方用药缓和有度，扶正祛邪并用，避免攻伐太过而自损有余。三诊察其症状好转明显，呈正气日渐复愈之象，此时吞、消、便乃通，无留寇之虑，故转了益气养阴为法，当机匡扶正气，予生黄芪、黄精益气养阴，山慈菇清热解毒、化痰散结，佛手疏肝理气、和胃止痛、燥湿化痰，鸡血藤活血补血。服药后诸症蠲，继续调服半年。

噎膈既成，西医学常用放射治疗，放疗为火毒，虽积块得消，但易出现热结肠胃、津液耗伤、腑气不通之证。急则治标，临证当先通泻脏腑，但须防止泻下太过，同时注意匡扶正气，因《金匮翼·膈噎反胃统论》曰："噎膈之病，大都年逾五十者，是津液枯槁者居多"，食管为胃之上口，纳谷进食之通道，其特性同胃，属阳明燥土，以润为降，故治当注意益胃阴；又《济生方·噎膈》曰："其为病也，令人胸膈痞闷，呕逆噎塞……阴阳平匀，气顺痰下，膈噎之疾，无由作矣"，故治疗亦要和顺胃气；又《素问》曰："正气存内，邪不可干""邪之所凑，其气必虚"，因肿瘤耗气嗜血伤阴，损伤正气，故应扶正祛邪，后期注重益气养阴。本病发展过程中证型可数变，临证须辨明。

后 记

# 从医路上，感恩有您

（转自 2018 年 11 月 22 日"蒋丽霞医师"公众号）

从医 34 年，有幸获得"邓铁涛中医医学奖"以及"广东省名中医"荣誉称号，得益于多年以来两位恩师的谆谆教导。

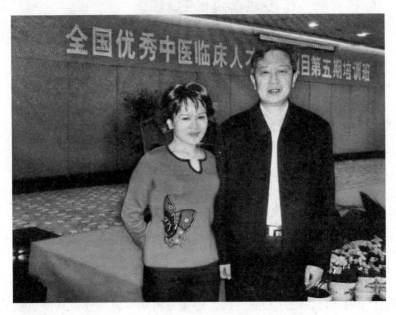

第一位是熊继柏老师——现在的国医大师，我当年的大学老师。从 1979 年我步入湖南中医学院殿堂起，熊老就担任我的《内经》老师。自 1984 年我大学毕业后，每逢在诊治中遇到问题总能得到老师指导，且有机会赴长沙百草堂跟诊，及有幸受邀与老师同台授课。

第二位是孙光荣老师——现在的国医大师，我当年研修班的班主任，2004 年我有幸被国家中医药管理局遴选参加了为期 3 年的"全国优秀中医临床人才研修班"，孙老担任我们的班主任。孙老的中医"中和"观，根植在我日后的临床防治疾病的思想中，也让我在后来的学习工作中增加了一位时常耳提面命、答疑解

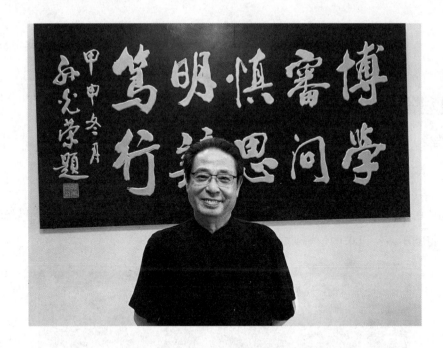

惑的恩师。

这些年，两位老师用药如神、屡起沉疴，让我收益颇丰。

## （一）学术思想、技术特色、临床应用

根据"人行坐动转，全仗元气""久病必有瘀"以及"治病之要诀，在明白气血"，提出以气虚血瘀证理论为基础，以祛瘀通络治法为切入点，用药突出活血化瘀和补气相结合，治疗心血管病、疼痛专科病、乳腺病、高血压病及帕金森等内科疾病，取得满意的疗效。

老师强调审因论治、因证制方，认为"凡遇是症，必细心研究，审气血之荣枯，辨经络之通滞"，在研究老师方药的基础上，本人创立了以祛瘀通络固本法为代表的院内经验方共5种（冠1方、冠2方、颈椎方、心方、降压方），在治疗心脑血管疾病气虚血瘀证方面开辟了新的有效途径，并形成了鲜明的益气活血学术思想和临证风格，在辨治疼痛专科病、妇儿科病、老年病、肝病、危重疑难杂症时，以气虚血瘀证理论为基础，以祛瘀通络法为切入点，临床上屡获奇效。曾接诊一因皮肤生疮后出现面部水肿、腹胀、小便量少的患者，于某三甲医院行

肾穿刺示系膜增殖性肾小球肾炎，予强的松、环磷酰胺、利尿剂、先锋铋、肝素钠、尿激酶素等治疗，水肿消退后反复发作，前后住院5次，尿蛋白＋～＋＋＋。虑其随水肿减退，久病成瘀，加之激素应用后湿热、瘀血易生，遂用党参、黄芪、益母草、生地、山茱萸、枸杞子、茯苓、白花蛇舌草等，共奏健脾益气、活血通络、利湿解毒之功，服用数月病情得以控制。

在主持《疏肝祛瘀消癖颗粒剂治疗未婚妇女乳腺增生病的临床研究》省基金项目时，发现肝郁血瘀证占未婚妇女乳腺增生病的78%，与瘀血阻络、湿热上蒸所致的雄激素源性脱发有血瘀阻络的相似病机，疏通经络、调和气血、清热散瘀是治疗这类疾病的关键，继而主持开展了"大椎穴为主梅花针叩刺联合药物治疗男性雄激素源性脱发的临床研究"省基金课题。前者采用疏肝祛瘀消癖方疗效达82%，遂研制颗粒制剂，批量观察取得了显著疗效，本人作为项目负责人荣获了市、区科技进步二、三等奖；后者通过叩刺大椎穴，配合生发穴通阳益气活血，提高了临床疗效，缩短了病程。至今该项目研究已进行了4年，相关研究经总结后已在国家级期刊发表论文2篇（①《梅花针叩刺与西药结合治疗男性雄激素源性脱发的临床研究》发表于《广州中医药大学学报》2016，33（4）：498—501；②《大椎穴为主梅花针叩刺联合药物治疗男性雄激素源性脱发临床观察》发表于《新中医》2014，46（3）：176—179）。经过近几年的研究及临床实践，受到了患者的普遍认可，不断有患者慕名而来，影响较大。目前省内外多家兄弟单位通过在杂志所发表的论文，以及在多个继续教育项目中了解到本课题的"简、便、廉、验"优点后，针对脱发这种常见的皮肤病，主动与我们取得联系沟通，并在临床推广运用，创造了良好的经济效益和社会效益。2016年7月19日在顺德区中医药学会举办的"中医适宜技术技能展示"中，获"顺德区中医药传统技术大比武活动优秀项目"。

孙光荣老师首倡中医"中和"学术思想。"中和"贯穿其临证观、未病观与养生观。"中和思想"→"中和辨证"→"中和组方"是孙老临床辨治的学术系统。老师强调以人为本，防重于治；强调形与神俱，和谐平衡；强调天人合一，效法自然，契合了"预防为主、防治结合"这一顺应时代发展的医学模式。遵老师诊疗和养生"中和"为要的思想，余临床上注重中医治未病思想的运用，对于有明显季节性的疾病，常可先时而治，预防为主，往往能事半功倍。对秋冬常发哮喘病，在夏季就积极预防，"冬病夏治"，疗效确切；对流感、过敏性鼻炎等春季多发病，则采取"春病冬防"的原则，通过建议患者增强体质、适当锻炼来积极预防，真正做到未病养生、防病于先、欲病施治、防微杜渐和已病早治、防止传变。

作为学科带头人，余率先在区内开展了中医体质辨识，积极探讨针对"欲病"及中医偏颇体质状态的干预方案，2012 年主持开展的"社区慢性阻塞性肺疾病患者中医药干预前瞻性对照研究"工作，被列为广东省社会发展领域科技计划项目课题（项目编号 20120318049），获得广东省科学技术厅立项批准（粤科社字〔2012〕124 号），成为医院首次获得的省部级科研项目立项。该研究根据慢性阻塞性肺疾病的最主要的中医辨证分型，合理设计基本治法方药，选用确切有效的道地草药补充，配合穴位敷贴效仿三伏天灸，早期干预慢性阻塞性肺疾病患者，达到治疗及控制发作的目的，撰文《社区慢性阻塞性肺疾病患者中医药干预前瞻性对照研究》发表在《中医药导报》2016，22（6）：79—82，拟为临床决策提供有价值的循证医学证据，探讨为社区控制慢性阻塞性肺疾病提供了一整套中医药干预 COPD 技术规范。课题合作单位以开办学习班的形式向社区和基层进行推广，在社区的使用普及率达 80%，取得了较好的临床疗效及口碑，在提高中医药防病治病水平方面取得了实效，明显减少了社区慢性阻塞性肺疾病患者的急性加重期的发作次数，提高了患者生活质量，降低了治疗费用，节约了社区卫生服务的医疗成本。

在治疗的同时，我常常告诉患者一些简单易行的保健方法，如"发常梳，齿常叩，耳常摩，面常搓"，让患者自己操作，起到防患于未然的作用。再比如说，盆腔炎性疾病（PID）可局限于某一个部位，也可同时累及几个部位，出现子宫内膜炎、输卵管炎、输卵管卵巢脓肿和盆腔腹膜炎，及时治愈 PID，杜绝 PID 的反复发作，从而防治 PID 后遗症的发生，就能防止不孕症、异位妊娠、慢性盆腔痛等后遗症的发生。临床上针对 PID 的女性最有可能在月经来潮 7 天内症状发作的特点，采用在月经期给患者进行盆腔理疗，获效甚显，充分发挥"治未病"思想在临床上的指导作用。

积极开展"中和"养生防病等宣教工作。近五年来，每年都作为项目负责人开展省中医药继续教育项目：①中医治未病理论在心脑血管疾病预防中的应用（编号：2014864401001）；②中医经典学术思想在临床上的应用（编号：2015862209002）；③中医养生原理和运用（编号：2016864401002）；④内科疾病的中医防治经验（编号：2017862209001）；⑤内科疑难病的中医诊治新进展（编号：2018862209001）。

撰写《从心脑血管疾病防治谈中医治未病思想》一文发表在《继续医学教育》。受广东省保健协会、广东省中医药学会、广东省中西医结合学会邀请，赴广州、深圳等讲授治未病在基层医院的实践、从治未病谈高血压及心脑血管疾病的防治等专题，使中医药治未病的理论研究和技术水平在实践中得到不断丰富和发展。所负责的医院中医药工作在顺德区处于领先水平，初步形成了中医特色明显、技术适宜、形式多样、服务规范的治未病预防保健服务体系框架，中医药服务的活力得到了进一步增强。2010 年 10 月被省中医药局列为顺德首家省中医治未病健康工程试点单位，2012 年 2 月被国家中医药管理局批复成为国家治未病健康工程试点单位，2014 年 1 月中医科被评为"顺德区临床重点专科"，2016 年 12 月作为唯一一家镇街综合医院被顺利评定为"佛山市十三五重点专科"。

老师常言"六欲七情，为道为患"，在诊疗过程中遵循"生理－心理－社会"的现代医学模式，结合情志因素对疾病的影响，善用疏肝解郁柴胡类中药辨治并配合言语安慰治疗，实现身心一体化诊疗，"医病医心"。

中医学文献中有着极为丰富的医学心理学思想，心理因素在疾病产生、发展、治疗和预后中具有重要作用。医生为患者治病，不仅应重视疾病之本身，还应重视人的整体，身心两治，疗效方能显著。随着社会的进步，疾病谱也在发生很大的变化，以前的生物医学模式很难解决现在的身心疾病。人心理活动的产生来源于先天和后天，具有自然属性和社会属性，许多疾病需要在"生物－心理－社会"医学模式指导下全面治疗。

医务人员应具备良好的医德和治病救人的责任心，以及相当高的文化素养。在诊疗过程中，运用心理学知识和社会学知识，因人而异，辨证施治，特别是在面对身心疾病如高血压、更年期综合征、月经不调等疾病时，应注重言语的安慰治疗，让患者在药物调节身体的同时，心理上也得到医治，身心同治往往能取得更好的疗效。例如在治疗时应了解患者上代身心情况、家族史，了解患者本人生活经历、文化程度，判断患者性格和气质，结合患者年龄以及健康状况立法组方，使药方对证，同时尽可能详细地进行心理治疗。"凡未诊病者，必问尝贵后贱，尝富后贫，始乐后苦……必问贵贱，封君败伤，及欲侯王。"遵先哲在医学活动中自发地分别对待社会不同阶层、不同经历、不同境况的患者，根据差异性所决定其心理和影响其生理上的不同，再分别进行心理治疗。

在遣方用药上也应根据不同处境、不同体质、不同气质的患者进行处理，制定治疗法则。如太阴之人其卫气涩，运行不畅，处方考虑泻其阴；少阴之人胃小肠大，不易摄血，须仔细调理，防止阳气伤败；太阳之人用药应注意防止耗脱其阴，要微泻其阳，以养其神；少阳之人应实其内在阴经，泻其在外阳络，注意养气等。临床上善用疏肝解郁柴胡类中药辨治，每能效如桴鼓。

早些年间，在我诊治的患者当中，曾有一位女士，因"胃出血"行手术治疗后，间有右上腹胀闷不适。有日与人发生口角后，心情抑郁，当夜即出现呃逆频作，以半夜（子时）至天明（卯辰）发作明显，影响睡眠、饮食、工作，感胃脘胀满，疼痛连胁，口干、口苦、嘈杂、嗳气，于医院检查纤维胃镜提示"胆汁反流性胃炎"，采用多种方法治疗均罔效，遂要求中医治疗。刻诊：上述症状仍存在，舌质暗红、苔黄、脉弦。《沈氏尊生书·胃痛》曰："胃痛，邪干胃脘痛也……唯肝气相乘为尤甚，以木性暴，且正克也。"肝气失于疏泄，横逆犯胃，致脾胃升降失调而出现呃逆等肝胃不和之症。半夜至天明为阴中之阳，"子时一阳生，一阳者少阳也"，少阳之气升发不利，木失条达之性，抑郁犯胃，故子辰至卯辰病情更甚。证属肝胃不和、胃气上逆，当予柴胡类中药疏解肝胆、补气和胃，并配合言语安慰治疗，达到身心同治的目的。方用《伤寒论》小柴胡汤加味，处方：柴胡12g，黄芩10g，半夏10g，党参10g，甘草6g，生姜10g，大枣4枚，丹参15g，枳实10g，3剂，水煎服。上方服一剂，呃逆减轻，三剂而瘥，后来以逍遥丸善后。临床上，在具备扎实医疗技术的基础上，掌握渊博知识，对患者因势利导，循循善诱，逐步改善患者体质和心理上的劣势，才能转弱为强，妙手回春。

老师对疑难、危重急症的诊治有独特的见解。熊继柏老师常说"中医的生命力在于临床"，倡导"熟读中医经典，立足临证实践"，善于使用经方治疗疑难杂证。在老师方药对证的指导思想下，余临床使用经方治疗疑难杂证，做到用药灵活，守方而不拘泥于方，如应用经方麻黄汤治疗发热，瓜蒌薤白白酒汤治疗冠心病心绞痛，小青龙汤治疗肺心病，桂枝汤治疗病态窦房结综合征，小柴胡汤治疗胆汁反流性胃炎所引起的呃逆，小陷胸汤治疗上腹痛，桂枝加附子汤治疗多汗证等，均取得良好的临床疗效。同时，对乳腺病、月经不调、不孕、小儿高热、久治不愈溃疡、皮肤病等群众常见病、多发病的治疗加以观察总结提高，在院内拟定了颇有疗效的经验方剂逾 50 种。

临床注重博采众长，择益而从，处方用药崇尚实效。在临床工作中，根据糖尿病周围神经病变、多发性硬化、症状性癫痫等发病特点，选用加减木防己汤治疗糖尿病周围神经病变，桂枝甘草龙骨牡蛎汤治疗神经精神疾病等，均取得较好疗效。

## （二）薪火相传，生生不息

老师"大医精诚"的仁心，丰富的教学、临床经验成为我从医生涯的指路明灯。

### 1. 勤于科研，精益求精，验学俱收

主编、编著并出版医学著作三部，在国家或省级学术刊物上发表专业论文数十篇（多篇荣获国际、国内中医学术交流优秀论文奖以及市自然科学优秀学术论文奖，所撰写的两篇临床医案被国家中医药管理局作为优秀医案收入专辑）。运用中医四大经典中的方药，治疗胆汁反流性胃炎所引起的呃逆、病态窦房结综合征等病，处方时能药证相合，效如桴鼓，从而总结出《经方临床应用一得》《病态窦房结综合征治验》等临床体会（《中华临床医学研究进展》收录，获优秀论文奖），以及《以中药为主治愈胆结石、胆囊炎并发高渗性非酮性糖尿病昏迷》《激素配伍中药缓解系膜增殖性肾小球肾炎一例》等实例材料报告。同时，深感《调整阴阳是中医治则的核心》（发表在《国际中医药临证精华》，获优秀论文奖）。注重金元四大家心理疗法思想对临床的指导意义，对患者进行身心两治，疗效显著。

积极开展科研工作，作为主要成员参加并完成省级科研项目 7 项，独立承担省、市科研项目 6 项，全部顺利结题，其中一项主持开展的省基金项目课题

（A102142）荣获 2005 年顺德区科技进步二等奖、佛山市科技进步三等奖。2012 年作为课题负责人申报的《社区慢性阻塞性肺疾病患者中医药干预前瞻性对照研究》课题，被列为广东省社会发展领域科技计划项目课题。2013 年作为课题负责人申报的课题，被列为 2013 年建设中医药强省立项资助科研课题，已通过鉴定。作为广东省自然科学基金项目、科技厅科技项目、医药卫生科技项目评审专家，广东省医学会医疗事故技术鉴定专家，广东省医药评标委员会专家，佛山市医药卫生科技项目评审专家库成员，曾多次参加上级有关科研课题立项评审及成果鉴定等工作。

### 2. 学而不厌，诲人不倦，力促中医药事业发展

从医以来坚持学习，于 2002 年晋升正高，成为当时本地最年轻的主任中医师之一。2003 年经选拔、考试被遴选为首批国家中医药管理局"优秀中医临床人才研修项目"培养对象，进行了为期 3 年的学习，并先后多处进修学习，参加国内外学术交流活动及全科医师培训，先后获评顺德"2012 年度全科医学培训工作先进学员"、首届"省名中医师承项目"师承指导老师、佛山唯一一位第一期"全国优秀中医临床人才"。

担任省名中医师承项目导师、广州中医药大学及广州医学院从化学院兼职教授，认真执行三级医师查房制度，指导辨证论治，解决医疗方面的疑难问题。在承担省科技厅科研课题项目时，让学生同课题参与单位（广东省中西医结合医院、广州呼吸疾病研究所）一道探讨研究，在早期干预、防治 COPD 方面提供了依据，彰显了学术价值，在加强行业交流、提高中医药防病治病水平方面取得了实效。从事教学科研工作时，不但独立解决本专业的复杂疑难技术问题，还作为"佛山市十三五重点专科"及顺德重点中医内科专科学科带头人，组织、指导开展本专业的各种诊疗技术项目，在传统优势、人才基础、影响范围、周边形势、专科潜力等方面进行科学论证，不断学习医学新经验、新技术、新医学模式，确定中医专科专病建设方向，制定出为期 3 ～ 5 年的中医专科设置规划，并依据规划拟定分阶段实施方案，发挥了中医治疗慢性病、疑难杂症的优势。

组织科室成员开展科研工作，努力打造一支高素质中医药人才队伍。多次率学员参加省市各级学术研讨会及讲座，不断提高学术水平。近两年来"省名中

医师承项目工作室"的继承人书写了 720 篇跟师学习笔记、20 篇经典学习心得、140 篇经典学习笔记、60 篇学习心得（月记）、100 份医案，为推动地方中医药事业的发展起到了很好的传、帮、带作用，在培养中医专业人才方面取得了明显成效。

担任世界中医药学会联合会古代经典名方临床研究专业委员会常务理事，世界中医药学会联合会痰证专业工作委员会常务理事，世界中医药学会联合会名医传承工作委员会理事，广东省中西医结合学会中医治未病专业委员会顾问，广东省中医药学会中医膏方专业委员会副主任委员，广东省自然医学研究会中医膏方专业委员会副主任委员，广东省中西医结合学会高血压专业委员会副主任委员，广东省保健协会中医治未病专业委员会副主任委员，广东省临床医学学会中医自然医学专业委员会副主任委员等。曾多次受邀主持国内外专业学术会议，进行专业学术讲座及治未病防治知识讲座，在医学行业交流中发挥了积极作用。受佛山市卫生健康局及顺德中医药学会之邀，为佛山市"大医精诚"中医药传统技术大比武、主题演讲比赛以及广东省中医药传统技术大比武活动顺德区初赛担任专家评委，在顺德多个单位及镇街医院讲授基层医院常见肝病中西医结合诊疗新进展、中医防病养生知识，受邀参加区卫生健康局拍摄的《中医养生＋健康一生》——中国公民中医养生保健素养宣传片。连续 8 年作为项目负责人申报并获批开展省中医药继续教育项目，近年来举办中医省、市继教项目、本专业学术报告及讲座 57 场次，吸引了周边地区的医务人员参加学习。经常参加各种义诊活动及公益讲座，弘扬传播中医文化。

2016 年经区人才发展服务中心评定，享受"顺德区名师工作室入室专家工作综合补贴"，获评"顺德区医学领军人才"。荣获广东省名中医、省三八红旗手荣誉称号，获邓铁涛中医医学奖。